"十二五"普通高等教育本科国家级规划教材

 国家卫生和计划生育委员会"十二五"规划教材
全国高等医药教材建设研究会"十二五"规划教材

全国高等学校教材
供医学检验技术专业用

# 临床输血学检验技术

主　编　胡丽华

副主编　王学锋　阎　石

编　者（以姓氏笔画为序）

王　琳（华中科技大学同济医学院）

王学锋（上海交通大学医学院）

白连军（中国医学科学院北京协和医院）

严力行（浙江省血液中心）

李志强（上海交通大学医学院）

张循善（安徽医科大学）

周吉成（广西医科大学）

赵树铭（第三军医大学）

胡丽华（华中科技大学同济医学院）

宫济武（北京医院）

秦　莉（四川大学华西临床医学院）

钱宝华（第二军医大学）

阎　石（中国医学科学院血液学研究所）

穆士杰（第四军医大学）

秘　书　陈凤花（华中科技大学同济医学院）

人民卫生出版社

**图书在版编目（CIP）数据**

临床输血学检验技术/胡丽华主编.—北京：人民卫生出版社，2015

全国高等学校医学检验专业第六轮暨医学检验技术专业第一轮规划教材

ISBN 978-7-117-20228-2

Ⅰ.①临⋯ Ⅱ.①胡⋯ Ⅲ.①输血-血液检查-医学院校-教材 Ⅳ.①R446.11

中国版本图书馆 CIP 数据核字（2015）第 017792 号

| 人卫社官网　www. pmph. com | 出版物查询，在线购书 |
| 人卫医学网　www. ipmph. com | 医学考试辅导，医学数据库服务，医学教育资源，大众健康资讯 |

临床输血学检验技术

主　　编：胡丽华

出版发行：人民卫生出版社（中继线 010-59780011）

地　　址：北京市朝阳区潘家园南里 19 号

邮　　编：100021

E - mail：pmph @ pmph. com

购书热线：010-59787592　010-59787584　010-65264830

印　　刷：北京汇林印务有限公司

经　　销：新华书店

开　　本：850×1168　1/16　印张：15

字　　数：402 千字

版　　次：2015 年 3 月第 1 版　2025 年 1 月第 1 版第 19 次印刷

标准书号：ISBN 978-7-117-20228-2/R·20229

定　　价：39.00 元

打击盗版举报电话：010-59787491　E-mail：WQ @ pmph. com

（凡属印装质量问题请与本社市场营销中心联系退换）

# 全国高等学校医学检验专业第六轮暨医学检验技术专业第一轮规划教材　修订说明

我国高等医学检验教育始于20世纪80年代中期,经过近30年的发展,至今已有上百所院校开设了医学检验普通本科及高职本科专业。全国高等学校医学检验专业原卫生部规划教材自1989年首次出版以来,经过五轮教材的修订和25年全国广大院校实际教学的使用,对医学检验教育各个亚学科体系逐渐形成和发展起到积极的促进作用,极大地推动了我国高等医学检验教育的发展。

2012年,教育部颁布了新的《普通高等学校本科专业目录》,原有的五年制医学检验专业(归属临床医学与医学技术类,授予医学学士学位),统一调整为四年制医学检验技术专业(归属新单独设立的医学技术类,授予理学学士学位)。因此,医学检验专业的学科内涵发生了根本的转变,在培养过程中更加注重技术属性。

为了顺应医学教育综合改革的发展趋势,推动我国医学检验技术专业的发展和学科建设,针对四年制医学检验技术专业人才的培养目标和培养模式,贯彻四年制教育思想,体现适合四年制教学需求的课程体系建设,教育部高等学校教学指导委员会医学技术类专业教学指导委员会、全国高等医学院校医学检验专业校际协作理事会、全国高等医药教材建设研究会、人民卫生出版社在全国广泛调研的基础上,共同决定成立全国高等学校医学检验技术专业教学教材建设指导委员会,并根据教育部确定的四年制医学检验技术专业教学标准,启动全国高等学校医学检验专业第六轮暨医学检验技术专业第一轮规划教材的编写修订工作。

**本轮教材的修订和编写特点如下:**

**1. 创新教材体系,促进学科发展**　本套教材兼具医学检验专业第六轮教材修订与医学检验技术专业首轮教材编写的双重任务,成为切实推进医学检验高等教育学科发展方向、体现四年制课程体系与教学方法的改革成果、着力培养医学检验技术类人才的重要抓手与载体。教材的创新建设,在满足当前教学需求的同时,承担起推动整个学科发展的重要作用。

**2. 明确培养目标,突出专业特色**　为适应新一轮教育改革、国家经济发展和社会需要,医学检验技术专业的培养目标是旨在培养品德高尚、基础扎实、技能熟练、素质全面的德、智、体、美全面发展的应用型医学检验专门人才。因此,针对新的培养目标,本套教材的编写充分借鉴了国内外精品教材按检测项目、检测技术为主线的编写模式,充分体现本专业基本理论、基本知识和基本技能,在不遗漏重要知识点的基础上,摈弃既往教材编写中求多求全的痼疾,突出"医学检验技术专业"的学科特色。同时,通过创新编写模式与优化内容编排,加强对学生自主学习与创新能力、解决问题能力的培养。

**3. 坚持编写原则，确保教材质量**　在整套教材编写的过程中，始终坚持本科教材"三基、五性、三特定"的编写原则，始终坚持科学整合课程、淡化学科意识、实现整体优化、注重系统科学、保证点面结合的编写理念，以确保教材编写质量。同时，为配合学制改革与学时压缩，进一步精简教材字数，突出重点，强调理论与实际相结合。

**4. 优化编写团队，树立精品意识**　技术类专业人才的培养，既需要学校教师的理论讲授，又需要临床一线专家的实践经验。因此，本套教材在编写队伍的组建上，不但从全国各高等院校遴选具有长期从事医学检验教学的一线教师，同时还注意吸收医院检验科具有实践经验的临床专家参与编写，在确保教材理论概念清晰的同时，使内容更加贴近临床检验实践。

**5. 完善配套教材，提升数字出版**　为满足教学资源的多样化，实现教材系列化、立体化建设，本轮理论教材均配有丰富的网络增值服务及配套的学习指导与习题集，大部分核心课程还配有相应的实践指导，方便教师教学与学生自主学习。

**6. 加强版式设计，提升阅读兴趣**　本套教材通过设置丰富多样的编写模块，大开本、双色排版方式，以及便于记录随堂笔记的页边空白等，在方便教学的同时提高学习效率、提升阅读体验。尤其是理论教材中的章前问题、章后小结，实践指导中的自主创新性试验，学习指导与习题集中的学习目标等，将各专业知识融会贯通。

本套医学检验技术专业教材共有 10 种理论教材和 17 种配套教材。为满足教学需求，本次将寄生虫学相关的检验技术并入《临床基础检验学技术》，并增加《临床医学概要》。本套教材均为"十二五"普通高等教育本科国家级规划教材、国家卫生和计划生育委员会"十二五"规划教材，并将于 2015 年春季陆续出版发行。希望全国广大院校在使用过程中能够多提供宝贵意见，反馈使用信息，以逐步修改和完善教材内容，提高教材质量。

## 理论教材目录

| 序号 | 书名 | 主编 | | 副主编 | | | |
|------|------|------|------|------|------|------|------|
| 1 | 临床生物化学检验技术 | 尹一兵 | 倪培华 | 刘新光 | 陈筱菲 | 徐克前 | 左云飞 |
| 2 | 临床微生物学检验技术 | 刘运德 | 楼永良 | 王　辉 | 孙自镛 | 吴爱武 | |
| 3 | 临床免疫学检验技术 | 李金明 | 刘　辉 | 邵启祥 | 王　辉 | 吴俊英 | |
| 4 | 临床血液学检验技术 | 夏　薇 | 陈婷梅 | 王霄霞 | 岳保红 | 覃　西 | |
| 5 | 临床分子生物学检验技术 | 吕建新 | 王晓春 | 周　钦 | 黄　彬 | 钱　晖 | |
| 6 | 临床基础检验学技术 | 许文荣 | 林东红 | 李　山 | 郑　磊 | 丁　磊 | |
| 7 | 临床输血学检验技术 | 胡丽华 | | 王学锋 | 阎　石 | | |
| 8 | 临床检验仪器与技术 | 樊绮诗 | 钱士匀 | 贺志安 | 郑峻松 | 郑　芳 | 姜晓峰 |
| 9 | 临床实验室管理 | 杨　惠 | 王成彬 | 潘世扬 | 李　艳 | 张莉萍 | |
| 10 | 临床医学概要 | 陈尔真 | 刘成玉 | 府伟灵 | 蔡建辉 | | |

## 实验指导目录

| 序号 | 书名 | 主编 | 副主编 | |
|------|------|------|------|------|
| 1 | 临床生物化学检验技术实验指导 | 倪培华 | 赵云冬 | 梅传忠 |
| 2 | 临床微生物学检验技术实验指导 | 楼永良 | 邵世和 | 张玉妥 |
| 3 | 临床免疫学检验技术实验指导 | 刘　辉 | | |
| 4 | 临床血液学检验技术实验指导 | 陈婷梅 | | |
| 5 | 临床分子生物学检验技术实验指导 | 王晓春 | 赵春艳 | 王志刚 |
| 6 | 临床基础检验学技术实验指导 | 林东红 | 刘成玉 | 吴晓蔓 |
| 7 | 临床输血学检验技术实验指导 | 胡丽华 | | |

## 学习指导与习题集目录

| 序号 | 书名 | 主编 | 副主编 |
|------|------|------|------|
| 1 | 临床生物化学检验技术学习指导与习题集 | 陈筱菲 | |
| 2 | 临床微生物学检验技术学习指导与习题集 | 吴爱武 | 罗　红 |
| 3 | 临床免疫学检验技术学习指导与习题集 | 王　辉 | |
| 4 | 临床血液学检验技术学习指导与习题集 | 王霄霞 | |
| 5 | 临床分子生物学检验技术学习指导与习题集 | 钱　晖 | 郑　芳 |
| 6 | 临床基础检验学技术学习指导与习题集 | 丁　磊 | |
| 7 | 临床输血学检验技术学习指导与习题集 | 张循善 | |
| 8 | 临床检验仪器与技术学习指导与习题集 | 郑　芳 | |
| 9 | 临床实验室管理学习指导与习题集 | 王成彬 | 杨　惠　李　艳 |
| 10 | 临床医学概要学习指导与习题集 | 刘成玉 | |

　　输血医学是医学领域中由多个学科交叉发展起来的一门新兴学科,是围绕将献血者血液输给患者进行救治这一中心,进行研究、开发、应用,从而保证临床输血安全和治疗效果的一门学科。近年来,随着相关的免疫学、分子生物学、遗传学、病毒学、低温生物学、临床医学等学科的进展,输血医学有了突飞猛进的发展。

　　本教材总结了以往输血医学的教学经验和不足,在内容编排上力求更便于教学,从血型系统、血型检测、血液成分的制备与保存、临床输血以及临床输血实验室质量管理等方面进行了详细阐述,把基础理论、实验方法和临床应用三者紧密结合,既体现了"三基"(基本理论、基本知识、基本技能)、"五性"(思想性、科学性、先进性、启发性、适用性)、"三特定"(特定对象、特定要求、特定限制),又突出了"更新、更精、更深"。本教材特别强调理论与实践的结合,注重培养学生的创新思维和实践能力。每章开头列出问题,每章末附有本章小结,以培养学生的临床思维能力和自学能力。

　　本教材以培养实用型人才为目标,结构严谨、层次分明、重点突出、概念准确、简明实用,不仅是高等医药院校医学检验技术专业的本科教材,而且也适用于医疗专业的教学,还可作为输血科以及全国各级血站工作人员的专业指导用书。

　　尤其值得强调的是,本教材编写过程中参阅了大量国际输血协会(ISBT)、英国血液标准委员会(BCSH)、美国血库协会(AABB)等国际专业机构新近发布的血型系统、输血指南及发表的相关文献,包括免疫血液学的新进展、血液辐照等输血新技术的应用以及临床输血的新观念等,力求反映当前国际输血医学发展的最新动态和新理论、新技术。

　　由于编写时间有限,书中难免存在不足之处,敬请各位专家和广大读者批评指正。

胡丽华

2015 年 1 月

# 目　录

# 第一章

## 绪　论

通过本章学习,你将能够回答下列问题:

1. 输血医学的定义是什么?
2. 输血医学发展史上发生了哪些重要事件? 对其发展有何重要意义?
3. 目前输血医学的主要领域及发展趋势有哪些?
4. 什么是患者血液管理? 它的基本理念有哪些?
5. 什么是血液预警系统?

## 一、输血医学的定义

输血医学(transfusion medicine)是由多学科交叉发展起来的一门新兴学科,它是围绕将献血者血液输给患者进行救治这一中心,进行研究、开发、应用,从而保障临床输血安全和有效的一门学科。随着与输血相关的临床医学、免疫学、分子生物学、病毒学、遗传学、细胞生物学、低温生物学等学科的相互交叉与融合,输血医学不断拓展新的领域,在近年内得到了迅速发展。特别是 20 世纪 80 年代人类免疫缺陷病毒(human immunodeficiency virus,HIV)的发现,确认输血是 HIV 传播的重要途径之后,输血的安全性已成为当今输血医学面临的重大挑战之一。

## 二、输血医学发展史

在生物学和医学创立发展前,人类在打猎和战争中发现伤员往往会从伤口流出血液,大量的出血常导致伤员迅速死亡。因此,古代人把血液看得十分神秘,也认识到血液对于人的生命是非常重要的。

### (一) 血液循环的发现

1616 年,英国医学家 Harvey 用动物实验阐明了血液在体内的循环方向。1628 年,他发表论文阐述了循环系统,描述"心脏像一个泵,它的收缩产生了脉搏,将血液挤压到动脉,血液再顺着血管流回心脏。血液由此在体内完成了一次循环。"该系统的发现为经静脉注入液体和药物的可能性提供了理论依据。随后有人尝试经静脉将药物注入实验狗。这一系列的试验为以后的研究奠定了一定的基础。

### (二) 动物血输给人

1665 年,牛津大学科学家 Lower 完成了首例动物间输血试验,他将一条濒临死亡的犬的静脉与另一条健康犬的动脉连接起来,实验犬输血后被救活了。这些试验使科学家开始设想动物与人之间的输血。1667 年法国科学家 Denis 将羊血输入 1 名 15 岁男孩的静脉,该患者输血后未见不良反应。此后 Denis 又为 9 名精神病患者进行类似的异种血输血治疗,1 名 34 岁的行为异常精神病男性患者第二次输血后发生了典型的溶血性输血反应,导致该患者死亡。这一事故使英法两国决定禁止输血治疗,使得输血研究从此停滞了150 余年。

### (三) 人血输给人

1818 年英国产科医生 Blundell 首次进行了人-人输血。受血者为 1 名癌症患者,输血后患者病情暂时有明显改善,但在 2 天后死于癌症。此后 Blundell 为产后出血患者和其他患者进行输血取得了明显的疗效,共进行了 10 次输血,有 5 次获得成功,但由于未能解决抗凝及输血装置的改进等一系列问题,19 世纪末的输血疗效并不确定。

### (四) 血型的发现

输血发展史上里程碑式的进展是 1900 年奥地利维也纳科学家 Landsteiner 发现一些人的血清能凝集其他人的红细胞,确认红细胞有 A、B、C(以后更名为 O) 和 AB 不同的血型,使得输血治疗建立在科学的理论基础之上。在红细胞 ABO 血型系统发现后,又陆续发现了一系列其他血型系统,包括 P、M 和 N 等,其中最重要的是 1939 年发现了 Rh 血型系统(Rh blood group system)。Landsteiner 和 Wiener 用恒河猴红细胞免疫猪和兔子获得血清,此抗血清和此前不久接受同型血发生输血反应的 O 型血妇女的血清均能凝集 85% 白种人血液样品中的红细胞,但不能凝集其余 15% 人血液样品的红细胞,从而确认此为新发现的红细胞抗原系统,称为 Rh 系统。

### (五) 抗凝剂保养剂的应用

在抗凝剂应用之前,输血必须在血液采集后立即进行。Belgium 和 Argentina 报告了柠檬酸钠的抗血液凝固作用,此后 Lewisohn 确定了柠檬酸钠起抗凝作用的适当浓度,这一进展使得建立血库、保存血液备用成为可能。1943 年第二次世界大战时,Loutit 和 Mollison 研制了 ACD(柠檬酸-柠檬酸钠-葡萄糖)配方,可使血液在血库保存 3 周。这一配方一直沿用至今。

### (六) 输血器材的应用

在当时的输血实践中,采血、输血一直应用带橡胶塞的玻璃瓶,应用这些输血器材不仅不方便,而且可引起热原反应。1952 年,Walter 和 Murphy 报告了用聚乙烯树脂制备密闭输血器材的开发研究结果。在实际应用中证实塑料输血器材具有许多优点,包括容易适应不同的需求、在沉淀或离心后可在密闭条件下分出血浆等,因此塑料器材很快取代玻璃瓶并使血液成分分离成为可能。同时第二次世界大战对血液制品的需求推动了血液制品分离技术的开发。Cohn 和他的同事开发和应用低温乙醇法制备血浆蛋白制品。白蛋白、免疫球蛋白和凝血因子制品的生产和应用使血液成分疗法达到了新的高度。

随着临床输血实践的增多,在输血治疗过程中不断出现了一些输血不良反应和致命事故,这对输血技术的进一步发展提出了新的挑战。而一系列与输血相关学科的深入发展,为安全输血提供了理论和实践基础。首先是血型学、血液免疫学和病毒学的深入发展,把现代输血引向更加安全的轨道;各种血液代用品和生长因子的出现使输血难以根除的免疫问题和输血传播疾病的困扰得以缓解;大力提倡成分输血,既提高了输血疗效又降低了输血风险。从 20 世纪 50 年代起,现代输血医学是医学与工程技术科学的结合,以最终达到临床最大限度地安全、有效输血为目的,其作为医学科学中一门新的分支学科已经形成,并不断发展。

## 三、输血医学的主要领域及发展趋势

随着输血医学基础研究的不断深入与扩展以及临床输血医学实践的大量积累,临床对输血指征的掌握将会越来越严格,不适宜的输血将会大大减少。

### (一)免疫血液学

免疫血液学(immunohematology)是现代输血医学的重要领域之一。广义的血型是指血液各成分以抗原为表现形式、由血型基因所决定的遗传性状,是血液系统的一种遗传多态性,不仅包括红细胞血型,还包括血小板血型、白细胞血型等。狭义的血型一般是指红细胞血型。到目前为止国际输血协会确认的红细胞血型系统有 33 个,随着研究工作的进一步深入,可能会发现并确认更多新的血型系统。白细胞血型抗原大致可分为 3 类:①红细胞血型抗原如 ABH、$Le^a$、$Le^b$、$Jk^a$、$Jk^b$、K、k 等;②白细胞特有的血型抗原如人类中性粒细胞抗原(human neutrophil alloantigen, HNA);③人类白细胞抗原(human leukocyte antigen, HLA)。HLA 是白细胞与其他组织细胞共有的抗原。血小板血型抗原在临床输血治疗中具有重要作用,主要有两大类,一类是与其他细胞或组织共有的抗原,称血小板相关抗原,主要为 ABO 血型系统以及 HLA-Ⅰ类抗原;另一类则为人类血小板抗原(human platelet antigen, HPA),存在于血小板膜糖蛋白上。免疫血液学的理论和技术广泛应用于输血医学、移植医学及法医学等领域。

### (二)安全输血

输血风险引起了全世界对输血传播疾病的极大关注,世界卫生组织(World Health Organization, WHO)为输血安全提出三大战略:无偿献血、严格筛查血液和临床合理用血。全球发起了从"源头"上解决血液安全问题的呼吁,也就是提倡将无偿献血作为临床用血的来源。这是保证安全输血的前提和基础,无偿献血者血液安全性高于有偿献血者 5~10 倍。重复献血者的血液更为安全,所谓重复献血者(或称低危献血者)是指至少献过三次血并保持每年献血一次的人。目前许多发达国家已实现全面的无偿献血体制,为保证血液安全做出了重要贡献。在我国,今后要进一步解决的工作重点在于组建和扩大无偿献血者的骨干队伍,特别是提高重复献血者比例等问题。

尽管血液经过严格程序的筛查、检测等处理,但依然存在发生输血传播疾病及其他输血不良反应的可能。医学科学发展到今天,无菌技术已经广泛应用于输血医学,从血液采集到血液成分分离制备,均使用一次性无菌血液采集袋和分离袋;目前广泛应用的全自动血液成分分离机采集的成分浓度高,纯度高,并能较好地防止细菌污染等;医学检测技术的不断发展,使病原体检测水平明显提高,现在世界各国普遍采用免疫学方法检测血液中各种病原体的抗原或抗体,并结合核酸扩增技术(nucleic acid amplification testing, NAT)直接检测血液中病原体核酸,这些措施已经使输血传播疾病的危险性大大降低。但随着我们对输血相关病原体的认识日益深化,除乙型肝炎病毒(hepatitis B virus, HBV)、丙型肝炎病毒(hepatitis C virus, HCV)和 HIV 外,还确认其他一些病原体也可经输血传播。目前世界各国正在研究如何进一步提高输血安全,不断开发和应用病毒灭活、白细胞过滤、血液辐照等输血新技术,不断提高病毒筛查技术灵敏度,缩短窗口期,大大降低输血传播疾病的危险性。

临床合理用血就是在输血前一定要明确输血适应证,只为确实有输血适应证的患者输血,避免一切不必要的输血。严格掌握输血适应证,充分权衡利弊,从开始决定给患者输血那一刻起,就必须选择合适的时间、正确的血液成分以及恰当的剂量,临床输血过程中的任何细小环节的疏忽都可能导致患者发生严重输血不良反应,甚至威胁患者生命。

### (三)临床输血规范化、信息化管理

近年来,国际输血安全工作重点已经由血站向医院临床输血方向转移,据统计,输注一单位血液感染 HCV 或 HIV 的危险性大约为 $1/10^6$,而错误输血的危险性为 $1/10^3$~

$1/10^4$,因医院输血管理和技术业务水平产生的输血反应和致死率危险性远远超过输血传播疾病。因此,目前解决临床输血安全性问题的主要措施就是要加强临床输血规范化、信息化管理。

1998 年颁布的《中华人民共和国献血法》、2000 年颁布的《临床输血技术规范》以及 2012 年颁布的《医疗机构临床用血管理办法》均对医疗机构输血科的建设和规范化管理作出了相应要求,使得临床输血工作有法可依、有章可循。各级医疗机构正在不断加强输血科的建设和管理,规范执业行为,推广科学用血、合理用血,杜绝血液的浪费和滥用;建立全面质量管理体系并进行持续改进,加强临床输血全过程包括分析前、中、后的质量控制,全面保障临床用血的质量和安全。临床输血前的免疫血液学检查(主要包括 ABO 和 RhD 血型鉴定、意外抗体筛查和交叉配血试验等)检测质量水平直接决定输血安全,高质量的检测能最大限度地降低输血风险。

由于输血信息量大,资料记录要求准确严格、信息系统性强、有可溯源性等特点,因此必须通过计算机化管理以提高管理质量和效率。现在已经有成熟的采供血软件应用于国内的血站管理,血液制剂采用条形码管理,大大地提高了管理的效率和质量,成为输血管理现代化的重要标志之一;而按照医院临床输血工作流程设计开发的临床输血信息管理系统,使得临床输血全过程管理系统化、可溯源,从而整体提高临床输血安全性。

### (四)输血新技术的应用

随着输血医学的进一步深入发展,分子生物学技术已广泛应用于输血医学的研究和实践中,如 HLA 分型、红细胞定型、血小板分型和病毒检测等。血液检测已可达到大规模、自动化、高通量,从而降低了检测成本、提高了检测质量;代血浆的开发和应用方面也取得了重大进展,在许多情况下也可以用晶体液和人工合成的胶体液代替血浆输注以维持血容量;新的输血器材如白细胞过滤器、辐照仪、血液单采机、自体血回输机等的应用,既提高了输血疗效、节约了血液资源,又保障了输血安全;基因重组细胞因子制品、骨髓与外周血干细胞、脐血等新一代血液成分制品的研究和应用,使输血有了更广阔的发展空间。输血医学已由最初的简单配血、发血逐步发展为集红细胞配型、白细胞配型、血小板分型、临床血液治疗等为一体的综合性学科。

### (五)循证输血医学

循证医学(evidence-based medicine,EBM)是一种利用现有的最佳的科学证据指导医学实践的方法,学者将其定义为"慎重、准确和明智地应用当前所能获得的最佳研究证据,同时结合临床医生个人专业技能,考虑患者的价值和愿望,将三者完美结合,制订出治疗方案。"将循证医学的基本方法运用在临床输血工作中即为循证输血医学(evidence-based transfusion medicine,EBTM),对保障输血安全、无偿献血者招募、血液采集制备检测和临床输血治疗等都有极其重要的影响。

将循证医学引入临床输血实践后,能够应用最科学有效、有医学文献支持的方法对患者进行个体化输血治疗,也能应用通俗易懂的方式确保医护人员、患者和决策者获得最佳信息。在临床输血实践中,应遵循科学的证据,决定最适合的血液制剂、最佳的治疗剂量和时间等,以达到最好的治疗效果。

### (六)血液预警系统

血液预警系统(haemovigilance system)最初由法国于 20 世纪 90 年代在欧洲建立,是一套对整个输血过程,即从血液及其成分的捐献到受血者输血的全过程进行监控的系统,是由一系列通过共同认可的程序,来完成对临床输血的指导与应用以及输血不良反应的报告、追踪、鉴定与处理的血液监控与管理系统,是安全输血中不可缺少的一部分,目的是为了预防输血后不良反应的发生和再发生。血液预警系统主要由血液质量确认体系、不良反应的监控以及应用流行病学和实验室资料进行评估等要素组成,基本作用是从数据分析中发现问题,从而为修改血液质量控制程序获得证据,提高输血安全性。建立血液预警系统,可加强输血规范管理,合理利用血液资源。目前世界上大多数国家都已经应用了该系统以监控献血和输血中的不良反应和突发事件。

### (七)患者血液管理

患者血液管理(patient blood management,PBM)是基于以循证医学为依据,以患者为中心,采用多学科的技术和方法,以达到减少或避免输异体血、改善患者预后、获得最佳病情转归的目的。实现患者血液管理的三大要素为促进自身造血、严格控制出血和失血以及促进机体对贫血的生理代偿。贫血、失血、输血都是患者不良预后的独立风险因素,三者密切相关,相互影响。患者血液管理的基本理念包括:①促进造血,纠正贫血,提高患者对失血的耐受力;②采用各种技术和方法最大限度地减少血液丢失;③优先考虑自体输血和血液替代治疗,合理安排术前预存自体血,术中实施回收式自体输血与稀释式自体输血等;④临床科学合理输血、实施限制性输血策略:对于确实需要异体输血的患者,应充分权衡输血利弊,严格掌握输血适应证,选择正确的血液制品、在恰当的时机、以合适的剂量输注给正确的患者,科学、合理用血,尽量减少不必要的输血,珍惜宝贵的血液资源。目前患者血液管理已经在美国、澳大利亚、荷兰等发达国家广泛应用。

输血医学是一门年轻的学科,通过一百多年来人类不断地摸索总结,输血医学取得了令人瞩目的飞跃式发展,已成为现代医学的重要组成部分。安全有效的输血已成为全社会和各级卫生行政部门关注的焦点,这既是我国输血事业面临的挑战,又是重大的发展机遇。随着输血事业被纳入正规化与法制化的轨道,我们深信,我国的输血事业与国际接轨已指日可待!

(胡丽华)

## 本章小结

本章阐述了输血医学作为独立学科的研究范围,通过发展史回顾了输血从简单的治疗性操作发展成一门新兴的医学学科的进程。免疫血液学、安全输血、临床输血规范化和信息化管理、血液预警系统、循证输血医学、患者血液管理等是输血医学的主要领域及发展趋势。

# 第二章

## 红细胞血型系统

通过本章学习,你将能够回答下列问题:

1. 红细胞抗原及抗体的特性与分类有哪些?
2. 红细胞抗原抗体反应的特点是什么?
3. 哪些因素影响红细胞抗原抗体反应?
4. 如何进行 ABO 血型鉴定?
5. 如何判定 RhD 阳性与阴性?
6. ABO 血型系统及 Rh 系统的临床意义是什么?
7. MN 抗原、抗体的特点有哪些? Mur 抗原的临床意义是什么?
8. 其他血型系统临床特点是什么?

　　20 世纪初,卡尔·兰德斯坦纳(Karl Landsteiner)发现了 ABO 血型,开启了免疫血液学的大门。在此后的研究工作中,通过红细胞和血清的直接凝集反应,发现了 MNS 和 P1PK 血型系统。20 世纪 40 年代中期,抗人球蛋白方法被确立,Rh、Kell 血型相继被发现,血型抗原抗体及其系统的研究进入了快速发展阶段。随着血型研究方法的不断进步,分子生物学技术的应用,血型研究领域得到了拓展,其研究成果在基础理论和实践应用上起到重要作用。发现人类红细胞血型系统具有划时代伟大意义,为输血安全和有效做出了重大贡献。

## 第一节　红细胞血型免疫学基础

　　发现与检出红细胞血型抗原,须与相应的特异性红细胞抗体相互作用并表现出阳性结果。红细胞抗原与抗体属于免疫学范畴,但又具有自身特点。本节主要阐述与红细胞抗原抗体反应相关的免疫学基础知识。

### 一、红细胞血型抗原

#### (一)抗原特性

　　抗原(antigen,Ag)是指能够刺激机体免疫系统产生免疫应答的物质,并能与相应的免疫应答产物在体内或体外发生特异性反应。人体对于三种抗原的刺激能够产生免疫应答:①同种抗原,是指人类本身不同个体所具有的抗原。如红细胞抗原、白细胞抗原、血小板抗原、血清蛋白抗原等。②异种抗原,是来自其他种属或微生物的抗原。如各种微生物、药物类半抗原、动物来源的抗血清或药物等。③自身抗原,是指每一个体本身所具有的抗原。正常情况下机体对自身抗原不进行识别,在物理性、化学性或生物性等因素影响下,可导致对自身抗原进行识别从而产生免疫应答,可引发各类自身免疫性疾病。

血型抗原是血液中每一种成分的遗传性状,并以抗原为其表现形式,包括红细胞血型抗原、血小板血型抗原和白细胞血型抗原等。红细胞抗原具有免疫原性和反应原性。免疫原性是指抗原能够刺激机体产生免疫应答和应答产物,即产生特异性抗体和免疫效应细胞。反应原性是指抗原与免疫应答产物能够发生特异性结合。同时具有免疫原性和反应原性的物质是完全抗原,只具有反应原性的物质是半抗原。多数蛋白质是完全抗原,多数多糖和类脂是半抗原,亦称为不完全抗原。半抗原与大分子蛋白质结合才具有免疫原性,如某些药物。

红细胞血型抗原是红细胞膜上的化学构型。决定抗原特异性的是抗原决定簇,即表位(epitope),抗原决定簇是呈立体排列的特殊化学基团,每一抗原可以有多个表位。人类红细胞抗原根据生化性质可以分为糖分子和多肽两类。抗原决定簇是糖分子的有:ABH、Lewis、Ii、P 等血型,它们亦称为组织血型抗原,因为这些抗原不仅存在于红细胞上,也广泛存在于人体的血管内皮细胞、初级感觉神经元、呼吸系统等上皮细胞,以及各种体液和分泌液中。组织血型抗原可以作为细胞分化成熟的标志,例如造血干细胞不表达 ABO 抗原;新生儿红细胞表达 i 抗原,成人则表达 I 抗原等。抗原决定簇是多肽的有:MNS、Rh、Kidd、Kell 等血型系统,其抗原化学组成是蛋白质、糖蛋白和脂蛋白,仅分布于红细胞或其他血细胞膜上。大多数血型抗原在出生时已经形成,但糖分子类抗原性较弱。

存在于体液中的可溶性红细胞血型抗原称为血型物质(blood-group substance),它与红细胞表面抗原既有联系也有区别。有的血型物质是红细胞合成的,有的血型物质非红细胞合成。例如 ABH 血型物质是由红细胞合成的,而 Lewis 抗原是由血浆中的血型物质吸附到红细胞表面从而表达该抗原。还有 Bg 抗原,实际上是白细胞抗原,有可能是从白细胞上脱落到血浆中,再吸附到红细胞上的。

### (二)血型抗原命名

20 世纪初陆续发现了红细胞血型,由于当时抗原数量少,仅用单一字母命名。后来仅使用字母且无规律的命名在一定程度上出现了混乱。1980 年,国际输血协会成立了"红细胞表面抗原命名工作组",后更名为"血型命名委员会"。该委员会整理了长期以来无规则命名形成的血型系统名称。1996 年该委员会确立了新的命名方法,使血型易于认读并且便于计算机识别。一种是全数字命名方法;一种是字母/数字命名方法。数字命名方法使用 6 位数字,前 3 位数字表示血型系统,后 3 位数字表示血型抗原特异性。例如 001001 表示 ABO 血型系统 A 抗原,该方法适合应用于计算机,一般临床很少使用。字母/数字命名方法是用 2~5 个大写字母表示血型系统,血型抗原用字母加数字表示。表型的记述方式用系统符号、冒号,再加上系统内抗原编号,不存在的抗原前加负号。红细胞血型基因和基因型均用斜体字表示。基因是用系统符号、星号、等位基因所编码的抗原数字来表示。

### (三)血型抗原分类

通过对红细胞血型抗原的整理,根据其生化特性、遗传学特性、血清学表现等特点将所有红细胞抗原归类于不同的血型系统、血型集合、高频率抗原组和低频率抗原组。

血型系统是由单一基因座位或多个紧密连锁基因座位上的等位基因编码的一组抗原所组成。基因为独立遗传,并描述了不同抗原之间的关系,是等位基因的产物。例如某一血型抗原频率在另一血型系统中各抗原间呈均匀分布,则说明这两种抗原在遗传上是独立的。控制这两种抗原的等位基因可以位于不同染色体,也可以在同一染色体,但座位不同。遗传时符合自由组合规律,即独立遗传。例如 Rh 血型系统抗原的分布频率在 A 型、B 型、O 型、AB 型间是相同的,说明这两种血型抗原分别属于两个血型系统。

到目前为止,已确认检出 33 个红细胞血型系统,抗原 300 余个。红细胞血型系统见表 2-1。

表 2-1 红细胞血型系统

| 序号 | 系统名称 | 系统简称 | 抗原数目 | 基因名称 | 染色体位置 | CD |
|---|---|---|---|---|---|---|
| 001 | ABO | ABO | 4 | *ABO* | 9q34. 2 | |
| 002 | MNS | MNS | 46 | *GYPA*, *GYPB*, *GYPE* | 4q31. 21 | CD235 |
| 003 | P1PK | P1PK | 3 | *A4GALT* | 22q13. 2 | |
| 004 | Rh | RH | 54 | *RHD*, *RHCE* | 1p36. 11 | CD240 |
| 005 | Lutheran | LU | 20 | *BCAM* | 19q13. 32 | CD239 |
| 006 | Kell | KEL | 35 | *KEL* | 7q34 | CD238 |
| 007 | Lewis | LE | 6 | *FUT3* | 19p13. 3 | |
| 008 | Duffy | FY | 5 | *DARC* | 1q23. 2 | CD234 |
| 009 | Kidd | JK | 3 | *SLC14A1* | 18q12. 3 | |
| 010 | Diego | DI | 22 | *SLC4A1* | 17q21. 31 | CD233 |
| 011 | Yt | YT | 2 | *ACHE* | 7q22. 1 | |
| 012 | Xg | XG | 2 | *XG*, *CD99* | Xp22. 33 | CD99 |
| 013 | Scianna | SC | 7 | *ERMAP* | 1p34. 2 | |
| 014 | Dombrock | DO | 8 | *ART4* | 12p12. 3 | CD297 |
| 015 | Colton | CO | 4 | *AQP1* | 7p14. 3 | |
| 016 | Landsteiner-Wiener | LW | 3 | *ICAM4* | 19p13. 2 | CD242 |
| 017 | Chido/Rodgers | CH/RG | 9 | *C4A*, *C4B* | 6p21. 3 | |
| 018 | H | H | 1 | *FUT1* | 19q13. 33 | CD173 |
| 019 | Kx | XK | 1 | *XK* | Xp21. 1 | |
| 020 | Gerbich | GE | 11 | *GYPC* | 2q14. 3 | CD236 |
| 021 | Cromer | CROM | 18 | *CD55* | 1q32. 2 | CD55 |
| 022 | Knops | KN | 9 | *CR1* | 1q32. 2 | CD35 |
| 023 | Indian | IN | 4 | *CD44* | 11p13 | CD44 |
| 024 | Ok | OK | 3 | *BSG* | 19p13. 3 | CD147 |
| 025 | Raph | RAPH | 1 | *CD151* | 11p15. 5 | CD151 |
| 026 | John Milton Hagen | JMH | 6 | *SEMA7A* | 15q24. 1 | CD108 |
| 027 | I | I | 1 | *GCNT2* | 6p24. 2 | |
| 028 | Globoside | GLOB | 1 | *B3GALT3* | 3q26. 1 | |
| 029 | Gill | GIL | 1 | *AQP3* | 9p13. 3 | |
| 030 | Rh-associated glycoprotein | RHAG | 4 | *RHAG* | 6p12. 3 | CD241 |
| 031 | Forssman | FORS | 1 | *GBGT1* | 9q34. 13 | |
| 032 | Junior | JR | 1 | *ABCG2* | 4q22 | |
| 033 | Lan | LAN | 1 | *ABCB6* | 2q36 | |

血型集合是指在血清学、生物化学、遗传学特性方面有相关性,尚达不到血型系统命名标准,归为血型集合。

目前不能归类到血型系统和血型集合的抗原,按照在人群中分布频率,归类到高频抗原组(901 系列)和低频抗原组(700 系列)。血型抗原频率 >90% 属于高频抗原组,血型抗原频率 <1% 属于低频抗原组。

### (四)血型抗原的剂量效应和位置效应

当控制某血型抗原的基因为纯合子时,红细胞上该抗原为双剂量,杂合子时为单剂量,这些血型系统的抗体与对应纯合子抗原的红细胞反应较强或只与纯合子抗原红细胞反应,这种现象称为"剂量效应"。具有剂量效应的血型系统包括 Rh(D 除外)、Kidd、Duffy、MNS 系统。剂量效应往往出现于共显性基因的情况,在 ABO 血型系统中,*AA* 和 *AO* 基因型之间、*BB* 和 *BO* 基因型之间,产生的抗原强度无明显差异,反映不出剂量效应。

位置效应指的是邻近基因之间的互相影响,分为顺式效应和反式效应:①顺式效应发生在同一染色体的基因之间,如 *cDE* 基因复合物产生的 E 抗原量比 *cdE* 基因复合物产生的 E 抗原量要少,系受同一染色体上 *D* 基因的影响;②反式效应发生在同源染色体上基因之间,如基因型为 *CDe/cde* 和 *Cde/cDe* 时,两者表型相同(CcDee),但后者产生的 D 抗原较前者弱,是一条染色体的 *C* 基因对另一条染色体上 *D* 基因的影响。

## 二、红细胞血型抗体

### (一)抗体的基本特性

红细胞血型抗体是机体受到血型抗原刺激后,B 细胞被活化、增殖,分化为浆细胞,产生能与相应抗原特异性结合、并引起免疫反应的免疫球蛋白,免疫球蛋白广泛存在于血液及体液中。

血型抗体(antibody,Ab)是免疫球蛋白(immunoglobulin,Ig)的一部分,血清蛋白电泳主要位于 γ 球蛋白区。免疫球蛋白在 60~70℃ 时可被破坏,并能被多种蛋白酶水解。

根据 Ig 重链 C 区抗原性不同,重链分为 γ、μ、α、δ、ε 五种,据此决定了 Ig 分为 IgG、IgM、IgA、IgD、IgE 五类。同一类的 Ig 根据重链 C 区的结构差异、二硫键位置及数量的不同,可进一步分为亚类。例如 IgG 分为 IgG1、IgG2、IgG3、IgG4 四个亚类,IgM 分为 IgM1、IgM2 两个亚类,IgA 分为 IgA1、IgA2 两个亚类,IgD 与 IgE 无亚类。与红细胞抗体有关的 Ig 主要有 IgG 和 IgM 及少量 IgA。各类 Ig 与输血相关的主要特点及性质如下:

IgG 约占血清 Ig 总量的 75%,是血液中最主要的免疫球蛋白。IgG 全部以单体形式存在,能通过胎盘,引起胎儿新生儿溶血病(hemolytic disease of the fetus and newborn,HDFN)。IgG3 激活补体的能力最强,其次是 IgG1。IgG 在出生后 3 个月开始合成,IgG3 半衰期约 7 天,IgG1、IgG2 和 IgG4 半衰期约为 23 天。由于 IgG 是单体,抗原结合价是 2。

IgM 约占血清 Ig 总量的 5%~10%,在血液中含量占第三位。IgM 是五聚体,五个单体之间由 J 链连接。含有巯基的试剂,如巯基乙醇(2-mercaptoethanol,2-Me)、二硫苏糖醇(dithiothreitol,DTT)能够破坏 J 链,从而破坏 IgM 类抗体,以此鉴别抗体性质。IgM 在胚胎末期开始合成,B 细胞受到抗原刺激后最早产生的抗体也是 IgM,半衰期约 5 天。IgM 是 ABO 血型系统的"天然抗体",最主要的生物学作用是能够激活补体,因此 ABO 血型不合输血可导致严重的溶血性输血反应,甚至死亡。

IgA 约占血清 Ig 总量的 15%,出生后 4~6 个月开始合成,分为血清型和分泌型。单体形式多存在于血液中,二聚体多为分泌型。IgA 不仅在免疫血液学中具有重要作用,同样在输血中也非常重要。如缺乏 IgA 的患者输入含有 IgA 的血液后,可发生严重过敏反应。

血液中 IgE 含量极少,不参与溶血反应,但参与输血引起的过敏反应。IgD 在血液中含量较少,与 B 细胞分化成熟有关,是 B 细胞重要的表面标志,与输血关系不大。

### (二)红细胞血型抗体分类

**1. 完全抗体**(complete antibody) 在盐水介质中能够直接凝集红细胞的抗体,又称为盐水抗体,其性质多数为 IgM 类抗体。除了凝集反应外,能出现沉淀、补体结合等可见反应者,亦称为完全抗体。

**2. 不完全抗体**(incomplete antibody) 与抗原(或红细胞)结合后,在盐水介质中未表现出可见的凝集反应,称为不完全抗体。不完全抗体多数为 IgG 类抗体,在盐水介质中致敏红细胞,需通过抗人球蛋白或其他介质使红细胞凝集。

**3. 天然抗体** 无明确的抗原刺激而天然存在的抗体。例如 ABO 血型系统,在没有经过输血、妊娠等免疫刺激,血液中就已经存在抗-A 和(或)抗-B,似乎天然产生。其实"天然抗体"也是机体对于某种抗原刺激所产生免疫应答的产物,其产生机制可能与环境中广泛存在的多种微生物、花粉、粉尘等有关,这些物质与某些血型抗原相似,通过隐性刺激机体产生了红细胞血型抗体。天然抗体多为 IgM 类,最佳反应温度为室温或低于室温,主要存在于 ABO、MNS、P1PK 等血型系统。

**4. 免疫抗体** 由已知抗原刺激所产生的抗体。一般通过输血、妊娠、注射三种途径接触同种异体抗原。血细胞是最佳抗原,输血又是最佳免疫途径,所以输血是最强的免疫刺激。受血者接受了与自己血型抗原不一致的血液,就有可能产生相应的抗体。免疫抗体多数是 IgG 类,最佳反应温度是 37℃,需要用非盐水介质方法检测。常存在于 Rh、MNS、Kell、Kidd 等血型系统。

**5. 规则抗体** 在全部血型系统中,只有 ABO 血型抗体的产生是有规律的,符合 Landsteiner 规则,即血液中规律地出现不针对红细胞 A 和(或)B 抗原的抗体,称为规则抗体。例如 A 型血液中有抗-B,B 型血液中有抗-A。因此 ABO 血型鉴定要做正反定型。

**6. 意外抗体**(unexpected antibody) 除 ABO 血型系统抗-A、抗-B 以外,其他血型系统的抗体产生不符合 Landsteiner 规则,即抗体的产生没有规律,称为意外抗体。以前称意外抗体为不规则抗体(irregular antibody)。部分 ABO 亚型出现的抗-$A_1$ 等抗体,也称为意外抗体。无输血史和妊娠史者血液中很少存在有临床意义的意外抗体。

**7. 同种抗体**(alloantibody) 同种属动物之间的抗原相互刺激产生的抗体。由于输血或妊娠,人类不同个体之间抗原接触所产生的抗体就是同种抗体。例如 Rh 阴性者接受 Rh 阳性血液,或者 Rh 阴性女性通过妊娠产生的抗-D,属于同种抗体。

**8. 自身抗体** 是指针对自身抗原产生的抗体,或者是外来抗原与机体内某些成分结合后产生的抗体。前者可导致自身免疫性疾病,如自身免疫性溶血性贫血,该自身抗体不仅可以破坏本身红细胞,也可以破坏输入的红细胞。

### (三)临床意义

无论何种红细胞血型抗体,不一定都具有临床意义。只有导致红细胞寿命缩短、溶血性输血反应及新生儿溶血病的抗体,才具有临床意义。抗体与红细胞在 37℃时不发生反应者,一般无临床意义,但不能一概而论。例如 MNS、P1PK 系统的抗体多数情况下无临床意义,少数情况可能导致输血反应或新生儿溶血病。抗体如果有临床意义,输血时应选择相应抗原阴性、交叉配血试验(抗人球蛋白方法)阴性的血液。抗体如果没有临床意义,输血时选择交叉配血试验阴性的血液即可。

## 三、红细胞抗原抗体反应

红细胞抗体与相应抗原无论是在体内或是在体外,均可发生反应,称为抗原抗体反应。

体外反应根据抗原性状、抗体类型及参与反应的介质不同,可表现为凝集反应、溶血反应、沉淀反应、中和反应等不同类型。体外试验的抗原抗体反应中,抗体多以血清的形式存在,又称为血清学试验。由于红细胞抗原抗体结合具有高度特异性,因此临床上采用已知的抗原或抗体检测未知的抗体或抗原,用于血型鉴定、抗体筛查和抗体鉴定、交叉配血等输血前各项检查。

### (一) 主要类型

**1. 凝集反应** 红细胞抗体与相应抗原反应,并使红细胞形成凝块,这一过程称为凝集反应。出现凝块是抗体与邻近的抗原决定簇结合,红细胞聚集形成可见凝集物,凝集是试验反应终点。完全抗体可以使带有相应抗原的红细胞直接发生凝集;不完全抗体多数情况不能使红细胞直接发生凝集。

输血前的各项免疫学检测主要采用凝集试验。凝集试验一般是抗原抗体在某种介质中进行反应,采用玻片法或试管法。近年来,一种新方法用于输血前检测的凝集试验,即微柱凝集试验。

**2. 溶血反应** 体外试验的溶血表现为红细胞破裂,血红蛋白释放到液体介质中,呈红色。抗体介导的溶血依赖补体活性,如果在缺乏补体活性的血清中反应,就不会发生溶血。如果将血清改为血浆,血浆中的抗凝剂螯合了血液中的 $Ca^{2+}$ 和 $Mg^{2+}$,补体不能被激活,也不会发生溶血。

在红细胞抗原抗体反应中,溶血也是阳性结果。因此用试管法进行血清学试验时,应首先观察液体上清液的颜色,切不可遗漏溶血现象而误判为阴性结果。

**3. 中和反应** 是检测血型物质常用的试验方法。将唾液等含有可溶性血型物质的体液与已知抗体的血清混合,若血清抗体效价明显降低或消失,表明该血型物质中和了抗体,间接证明唾液(体液)中存在某种血型物质。

### (二) 反应特点

**1. 高度特异性** 是抗原抗体反应最主要的特点。一种抗原只能与相应的抗体结合,而不能与其他无关抗体发生反应。抗原抗体结合要求在空间构型、化学成分上相匹配,即抗原决定簇与抗体(Ig)分子的超变区两者相互适应,通过化学键结合在一起。

**2. 可逆性** 抗原抗体结合要通过化学键,化学键由氢键、离子键、疏水键及范德华力构成。这种非共价键的结合是可逆性的表面结合,具有相对稳定性,但并不牢固,在某种条件下可达到动态平衡。抗原抗体复合物在一定条件下可以解离,解离后生物活性不变,称为抗原抗体反应的可逆性。影响抗原抗体复合物生成与解离的因素有两方面,其一是抗体亲和力,其二是环境因素。环境因素包括 pH 值、温度、孵育时间、反应介质的离子强度、抗原抗体比例等。

**3. 比例** 是指抗原抗体反应表现出可见结果,需要适当浓度和比例。如果抗原抗体比例适当,其结合最充分,能够相互交叉聚集形成网格状复合体,结果出现时间短,称为等价带。如果抗体过多表现为前带现象,抗原过多表现为后带现象。

### (三) 影响凝集反应的主要因素

影响红细胞凝集反应的因素较多,常见的因素如下:

**1. 温度** 温度对抗原抗体的结合影响很大。温度过高会使抗原抗体变性,过低则降低生物活性。所以抗原抗体反应需要最适温度。通常 IgM 类抗体在低温(4~27℃)时反应较强,此类抗体也称为冷抗体;IgG 类抗体在37℃时活性较高,也称为温抗体。在某一温度下具有最佳反应活性的抗体,在另一温度下也可以有反应活性。多数情况是在室温和37℃检测抗体活性。

**2. 离子强度** 红细胞膜上的唾液酸,使细胞带有大量负电荷,在生理盐水和血浆中被带有正电荷的阳离子云所覆盖,造成了红细胞相互排斥,使红细胞之间的距离至少为25nm,避免发生自发聚集。低离子溶液减少了红细胞周围的阳离子云,从而促进了带正电荷的抗体与带负电荷的红细胞发生反应。低离子溶液增加了抗体筛查和交叉配血试验的敏感性,应用较广泛。

**3. pH 值** 目前认为大部分血型抗体在接近生理 pH 值范围内反应最好。抗-D 最佳 pH 是7.0 左右,抗-M 最佳 pH 是5.5。

**4. 孵育时间** 抗原抗体反应达到平衡需要一定时间,所需时间视免疫球蛋白类型及反应条件而定。例如使用低离子溶液可减少孵育时间。一般在盐水介质中,37℃孵育30 分钟可以检出多数具有临床意义的抗体。对于活性较弱的抗体,可以适当延长孵育时间。

# 第二节 ABO 血型系统

ABO 血型系统是人类发现的第一个血型系统,也是临床上最重要的血型系统之一。ABO 血型不相容的输血会发生严重的输血反应,甚至导致患者死亡。

## 一、ABO 血型基因与遗传

### (一) ABO 血型基因

ABO 血型基因位于人类 9 号染色体。目前已经明确,ABO 血型系统受 3 个等位基因控制,分别是 *A* 基因、*B* 基因和 *O* 基因。*A* 基因和 *B* 基因是常染色体显性基因,*O* 基因是无效等位基因。*ABO* 基因不直接编码 ABH 抗原,其基因产物是糖基转移酶。转移酶将糖分子移接到前体物质上形成抗原。*A* 基因和 *B* 基因的区别只有 7 个核苷酸的不同,A 型和 B 型糖基转移酶有 4 个氨基酸不同。

ABO 亚型是由基因突变导致的,例如 $A_2$ 亚型,是由于缺失 1 个碱基,产生的转移酶分子在 C 末端多出了 21 个氨基酸。而更为罕见的顺式 AB,其基因编码产生的是嵌合酶,同时具有 A 型和 B 型糖基转移酶特点。

### (二) *H* 基因及 *AB* 基因作用

ABO 血型在红细胞表面只有两种抗原,一个是 A 抗原,另一个是 B 抗原。H 物质是 A 和 B 抗原的前体物质,H 物质的形成是受 *H* 基因控制。*H* 基因(基因型 *HH* 和 *Hh*)位于人类 19 号染色体,编码产生 L-岩藻糖基转移酶,在该转移酶作用下,在糖蛋白前体物质链末端半乳糖上连接 L-岩藻糖,形成 H 物质。*H* 基因频率 >99.99%。

*A* 基因产生的 N-乙酰半乳糖胺转移酶,将 N-乙酰半乳糖胺连接到 H 物质的半乳糖上,使之成为 A 抗原。*B* 基因产生的 D-半乳糖基转移酶,将 D-半乳糖连接到 H 物质的半乳糖上,使之成为 B 抗原。*O* 基因编码的糖基转移酶没有活性,也不能修饰 H 抗原,因此 O 型红细胞表面有大量 H 物质,而 $A_1$ 或 $A_1B$ 型者的红细胞,因大部分 H 抗原被转化为 A 和(或)B 抗原,所以 H 物质很少。*A* 基因产生的糖基转移酶多于 *B* 基因,A 型红细胞表面抗原数量亦多于 B 抗原数量。

### (三) ABO 血型遗传

ABO 血型遗传是常染色体显性遗传。根据遗传学原理,每个子代均可从亲代各得到一个单倍体,因此根据父母的血型可以推断子女的血型(表2-2)。

表 2-2 亲代与子代 ABO 血型遗传关系

| 亲代血型 | 亲代遗传因子 | 子代遗传因子 | 子代血型 |
|---|---|---|---|
| A × A | AO × AO | OO,AO,AA | O,A |
| | AO × AA | AO,AA | A |
| | AA × AA | AA | A |
| A × B | AO × BO | OO,AO,BO,AB | O,A,B,AB |
| | AO × BB | BO,AB | B,AB |
| | AA × BO | AO,AB | A,AB |
| | AA × BB | AB | AB |
| A × O | AO × OO | AO,OO | A,O |
| | AA × OO | AO | A |
| A × AB | AO × AB | AO,AA,BO,AB | A,B,AB |
| | AA × AB | AA,AB | A,AB |
| B × B | BO × BO | BO,OO,BB | B,O |
| | BB × BO | BO,BB | B |
| | BB × BB | BB | B |
| B × O | BO × OO | BO,OO | B,O |
| | BB × OO | BO | B |
| B × AB | BO × AB | AO,BO,BB,AB | A,B,AB |
| | BB × AB | BB,AB | B,AB |
| O × O | OO × OO | OO | O |
| O × AB | OO × AB | AO,BO | A,B |
| AB × AB | AB × AB | AA,BB,AB | A,B,AB |

现在很少用 ABO 血型进行亲子关系鉴定,当用 ABO 血型判定遗传关系时,应注意特殊情况,例如极罕见的顺式 AB 型。需要对家族血型进行分析及应用分子生物学技术,才能得出正确结论。

## 二、ABO 血型定型及亚型

### (一) ABO 血型定型

ABO 血型是根据红细胞是否具有抗原判定的。具有 A 抗原是 A 型,具有 B 抗原是 B 型,两个抗原都有是 AB 型,两个抗原皆无是 O 型。

ABO 血型系统与其他血型系统的不同之处在于,正常情况下,血液中持续存在 ABO 抗体,所以血型鉴定时必须进行正反定型。由于新生儿出生时尚未产生抗体,所以不必做反定型。ABO 定型必须以红细胞表达的抗原作为依据,不能以反定型是否检测出抗体作为定型依据。ABO 血型判定见表 2-3。

表 2-3 ABO 血型鉴定

| ABO 血型 | 红细胞抗原 | 血浆抗体 | 基因型 |
|---|---|---|---|
| A | A | 抗-B | A/A 或 A/O |
| B | B | 抗-A | B/B 或 B/O |
| AB | A,B | 无 | A/B |
| O | 无 | 抗-A,抗-B,抗-A,B | O/O |

某些试验操作条件、被检者生理因素或者病理因素可导致正反定型不符,具体问题要具体分析。

**（二）A 亚型**

主要以 A 亚型为例,阐述 ABO 亚型。

A 亚型最主要的血清学特征是红细胞抗原数量减少,红细胞与试剂血清表现为弱凝集或者无凝集,与抗-H 反应较强,某些人血清中有抗-$A_1$。

**1. $A_1$ 与 $A_2$**　$A_1$ 和 $A_2$ 是最早发现的亚型,而且是用血清学方法确认的、最重要的亚型。白种人中 $A_2$ 亚型约占 A 型的 20%,亚洲人中 $A_2$ 亚型少见。

$A_1$ 细胞与标准血清抗-A 及抗-$A_1$ 均发生凝集反应,而 $A_2$ 只与抗-A 发生凝集反应,与抗-$A_1$ 不发生凝集反应。因此使用抗-$A_1$ 即可鉴别 $A_1$ 与 $A_2$ 亚型。

$A_2$ 抗原数量比 $A_1$ 少,糖基转移酶的活性也较低。两者不仅在量上有差异,在质上也有区别,1% ~2% 的 $A_2$ 型和 22% ~26% 的 $A_2B$ 型个体有抗-$A_1$。从基因看,$A_2$ 基因在第 7 外显子 1059 ~1061 处有一碱基缺失,正是该碱基缺失,使糖基转移酶分子结构在 C 末端多出了 21 个氨基酸,使 $A_1$ 酶和 $A_2$ 酶的作用有所不同,产生抗原亦不同。

**2. 其他 A 亚型**

(1)共同特点:红细胞表面 A 抗原数量明显减少,红细胞与抗-A 反应后只出现弱凝集或者无凝集,可与抗-A,B 有不同程度的凝集。

(2)$A_3$:$A_3$ 型红细胞最大的特点是细胞与血清的反应呈混合视野凝集( mixed-field,mf),即 $A_3$ 细胞与抗-A 孵育后,出现数个明显小凝块,周围有较多的游离红细胞。大部分 $A_3$ 型人的血液中没有抗-$A_1$,偶有抗-$A_1$。$A_3$ 型红细胞表面 H 抗原较强,分泌型人的唾液中含有 A 血型物质。

(3)$A_{end}$:细胞与抗血清的凝集反应类似 $A_3$,有时表现为混合视野凝集,但是 $A_{end}$ 分泌型人的唾液中仅有 H 血型物质,无 A 血型物质。

(4)$A_x$:主要血清学特征是与多数源于 B 型血清的抗-A 不出现凝集反应,与 O 型人的抗-A,B 发生凝集;血液中常含有抗-$A_1$;分泌型人的唾液中有正常的 H 血型物质,A 血型物质很少;能吸收抗-A,放散能力强于 $A_1$ 细胞;血清中 A 糖基转移酶极少,多数情况不能被检出。

(5)$A_m$:与抗-A 和抗-A,B 不出现凝集反应,或者仅发生很弱的凝集;能够吸收抗-A,放散能力较强;分泌型人的唾液中含有 A 和 H 血型物质;血液中一般不含有抗-$A_1$;可检测到 A 糖基转移酶活性。

(6)$A_y$:其表型与 $A_m$ 相似,不同之处有:细胞吸收抗-A 后,其放散能力弱于 $A_m$;分泌型人的唾液中含有 A 血型物质较少,而 H 血型物质较多;血清中有微量 A 糖基转移酶。

(7)$A_{el}$:通常情况下不被抗-A 及抗-A,B 凝集,经吸收放散试验可证实细胞能够结合抗-A;分泌型人的唾液中只含有 H 血型物质,不含有 A 血型物质;血液中有抗-$A_1$;检测不到 A 糖基转移酶。

**（三）B 亚型**

白种人 B 亚型要少于 A 亚型,中国汉族 B 亚型较多见,以下介绍几种常见的 B 亚型,可与对应的 A 亚型进行比较。

(1)$B_3$:$B_3$ 型红细胞类似 $A_3$,与抗-B 孵育后,出现数个明显小凝块,周围有较多的游离红细胞,即呈混合凝集。$B_3$ 型红细胞表面 H 抗原较强,分泌型人的唾液中可检出 B 血型物质。

(2)$B_m$:一般与抗-B 和抗-A,B 均不发生凝集反应,只能通过更敏感的方法如吸收放散试验才能检测到;分泌型人唾液中含有和正常 B 型同样多的 B 血型物质;血清中不含有抗-B,可检测到 B 糖基转移酶活性。

(3)$B_x$:与抗-B 和抗-A,B 可出现较弱的凝集反应,血清中含有较弱的抗-B,分泌型人唾液中的 B 血型物质通常只能通过凝集抑制试验检出;血清中未能检出 B 糖基转移酶活性。

(4)$B_{el}$:与抗-B 和抗-A,B 不发生凝集反应,可通过吸收放散试验检出;分泌型人唾液中无 B 血型物质;血清中有时可检出弱的抗-B;血清中未能检出 B 糖基转移酶活性。

### (四)亚型鉴定

通常情况下是在进行 ABO 血型鉴定时,发现正反定型不符,或凝集强度较弱,再做进一步试验时发现亚型。

除常规试验外,正定型试验增加抗-H、抗-$A_1$、抗-A,B 血清;反定型增加 O 细胞、$A_1$ 细胞、$A_2$ 细胞等;还应进行吸收放散试验、基因检测等。

亚型鉴定的意义在于为受血者选择合适的血液。如果患者血液中没有抗-$A_1$ 等意外抗体,通常不必进行亚型鉴定。

## 三、ABO 血型系统抗体

### (一)ABO 抗体特点

ABO 抗体几乎存在于所有缺乏相应抗原的血清中。正常成人没有 ABO 抗体者极少见。新生儿抗体很少,检测出的抗体常是来自母体的 IgG,偶有在胎儿期自身产生的 IgM 类抗体。新生儿自出生后开始产生抗体,3~6 个月时可能被检出,5~10 岁时达到高峰,老年人抗体水平有逐渐减少的过程,但近来研究对老年人抗体减少有争议。ABO 抗体称为"自然产生"的抗体,是生活环境中 A 物质和 B 物质免疫的结果。

A 型或 B 型者的 ABO 抗体是以 IgM 类抗体为主,血液中也有少量的 IgG 和 IgA 类抗体。机体内各种分泌液和体液中的 ABO 抗体,多数是 IgA 类抗体。O 型人的抗-A,B 以 IgG 类抗体为主,由于 IgG 能够通过胎盘,所以 O 型母亲怀非 O 型胎儿可能发生新生儿溶血病。

妊娠或者输注了 ABO 不相容的血液,可刺激机体 ABO(IgG 类)抗体亲和力和效价增加,37℃的溶血活性增强,并且很难用 A 和 B 血型物质中和。

O 型者的抗-A,B 不是抗-A 和抗-B 的混合物,将 B 细胞与 O 型血清孵育后,其放散液不仅与 B 细胞反应,同样也与 A 细胞反应。如果将抗-A 与抗-B 混合,则无此种现象发生。提示抗-A,B 识别的是 A 抗原和 B 抗原上共同的表位。

A 亚型人中可有抗-$A_1$,$A_2$B 个体中产生抗-$A_1$ 的概率要高于 $A_2$ 个体。抗-$A_1$ 可干扰血型鉴定或者交叉配血试验,导致正反定型不符或配血不合。抗-$A_1$ 多数是 IgM 类抗体,最佳反应温度是室温或低于室温,多数情况没有临床意义。如果抗-$A_1$ 在 37℃与 $A_1$ 或 $A_1$B 细胞出现凝集,表明该抗体有临床意义,此时输血应选择 O 型红细胞,或者 $A_2$(或 $A_2$B)型红细胞。

### (二)ABO 抗体临床意义

ABO 不相容的输血可以引起溶血性输血反应,因而是临床最重要的血型系统。ABO 溶血是急性血管内溶血,严重者可发生弥散性血管内凝血、急性肾衰竭,甚至死亡。

ABO 抗体还可引起新生儿溶血病,在器官移植、造血干细胞移植等方面都有重要意义,参见相应章节。

## 四、特殊 ABO 血型

### (一) B(A)及 A(B)表型

在应用单克隆抗体进行血型鉴定中,发现高效价的单克隆抗-A 不仅可以与 $A_x$ 红细胞发生凝集反应,同时也可以与某些 B 型红细胞有弱凝集反应,即 B 细胞有微量的 A 抗原表达。此现象引起关注,经研究发现 B(A)血型为常染色体显性遗传,正定型红细胞和抗-B 试剂出现强凝集反应,和抗-A 试剂出现弱凝集反应( < + + ),并易散开。反定型血清能够凝集 $A_1$ 和 $A_2$ 细胞。使用分子生物学技术,发现基因突变使 B 糖基转移酶在 234 或者 235 氨基酸出现多态性,在起到 B 糖基转移酶作用的同时,还能转移 N-乙酰半乳糖胺,产生了少量的 A 抗原。目前发现的 B(A)型,多数是黑种人。

A(B)的产生机制则是血液中 H 糖基转移酶增多,导致 H 抗原增多,红细胞表面过多的 H 抗原使得 A 糖基转移酶合成了微量 B 抗原。

### (二) 顺式 AB

顺式 AB(cisAB)很少见。1964 年在一波兰家庭发现母亲是 $A_2$B 型,父亲是 O 型,两个子女均为 $A_2$B 型,之后又发现了同样的家庭。该基因能够产生一种嵌合酶,同时产生 A 抗原和 B 抗原。

常见的 cisAB 表现为 $A_2B_3$ 型,血清中可有抗-B 抗体。通常该血型 A 抗原表达要强于 B 抗原。细胞与 IgG 类抗-B 凝集反应强,与 IgM 类抗-B 凝集反应弱,甚至无凝集。cisAB 细胞与抗-H 反应呈强阳性,基本与 $A_2$ 细胞相同。分泌型人的唾液中有正常 A、少量 B 和大量 H 血型物质。

### (三) 获得性 B

发生于 A 型人,出现一过性正反定型不符。表现为患者或献血者红细胞有 B 抗原,血清中存在抗-B,该抗体不与自身细胞反应,分泌液中有 A 物质和 H 物质。20 世纪 70 年代发现该类患者无 B 糖基转移酶,90 年代应用分子生物学技术研究表明该类患者不含有 B 基因,从而明确了获得性 B 的性质。

获得性 B 一般出现于肠道细菌感染者,肠道细菌进入血液后,其脱乙酰基酶的脱乙酰作用,使 A 抗原转变为类 B 抗原的半乳糖,与抗-B 试剂反应表现为弱凝集。获得性 B 只表现在 A 型,细胞在正常 pH 介质中,与抗-B 出现凝集反应;当抗-B 血清 pH≤6.0 时,无凝集反应。单克隆试剂能否检出获得性 B 抗原,应在说明书中说明。

如果在血型鉴定中不重视反定型,又未能严格交叉配血,获得性 B 的受血者可能会因误判 AB 型而发生严重溶血性输血反应。

# 第三节 H 血型系统及 Lewis 血型系统

H 及 Lewis 血型系统的抗原结构与 ABO 血型系统相似,均由基因编码糖基转移酶,按照一定顺序和空间,连接寡糖,形成不同抗原。H 抗原为 ABO 血型抗原前体物质。

## 一、H 血型系统

### (一) 概述

H 血型系统 ISBT 命名字母符号是 H,其数字序号是 018,本系统只有 1 个 H 抗原(H1)。除了罕见的孟买血型(Oh)外,所有人红细胞表面都表达 H 抗原。H 抗原是 A 抗原和 B 抗原的前体物质,只有 H 抗原无 AB 抗原的红细胞是 O 型红细胞。红细胞 H 抗原数量与 ABO 血型相关,O 型红细胞 H 抗原数量最多,而 A 型、B 型红细胞上的 H 抗原绝大部分已被转化,H

抗原较弱。使用抗-H 试剂,红细胞上 H 抗原从强到弱排列顺序为:O > $A_2$ > B > $A_2$B > $A_1$ > $A_1$B。

偶见 $A_1$ 型、$A_1$B 型、B 型(极少见),正定型红细胞 AB 抗原表达正常,反定型除表达正常 ABO 抗体外,还与 O 细胞凝集,抗筛结果亦呈阳性。由于这类红细胞基本无 H 抗原,所以产生了抗-H。通常这种抗体很弱,最佳反应为室温或低于室温,多数没有临床意义。注意与孟买型及类孟买型鉴别。

### (二)H 基因及生化结构

H 抗原合成受 *FUT1* 及 *FUT2* 两个基因控制。*FUT1* 基因是 *H* 基因,*FUT2* 基因是 *Se* 基因,两个结构基因位于 19 号染色体,是紧密连锁的两个位点。两个基因均编码 α-2-岩藻糖基转移酶,*H* 基因编码的糖基转移酶作用底物是Ⅱ型糖链,主要将红细胞Ⅱ型寡糖前体链转化为 H 抗原;*Se* 基因编码的糖基转移酶作用的底物是Ⅰ型糖链,主要将分泌液Ⅰ型寡糖前体链转化为分泌型 H 抗原。*FUT2*(分泌基因)决定了分泌液中是否存在 ABH 物质,*FUT2* 酶在红细胞不表达,在唾液腺及泌尿生殖等组织中表达。非分泌型为 *se* 基因(隐性基因),所以用凝集抑制试验一般不能检出分泌液中的 H 物质。

### (三)H 抗原缺失表型

**1. 孟买型** 1952 年,该血型首先在印度孟买发现,因此命名为孟买型,记为 Oh。通过家系研究表明:孟买型携带的 *ABO* 基因可以遗传给子代,但因其自身缺乏 *H* 基因(基因为 *hh*)和分泌基因(基因为 *sese*),不能形成 H 物质,所以即使有 *ABO* 基因,也不能形成 ABO 抗原。

孟买型的血清学特征是:无 ABH 抗原,正定型被检红细胞与标准血清抗-A、抗-B、抗-A,B、抗-H 均无凝集,易误判为 O 型;唾液中无 ABH 物质;因血清中存在抗-A、抗-B、抗-H,所以与 A、B、O 细胞全部凝集;抗体在较宽的温度范围内(4~37℃)均有活性,能激活补体引发溶血性输血反应;血清和细胞均缺乏岩藻糖基转移酶;隐性遗传。孟买型的受血者只能输注孟买型的血液。

**2. 类孟买型** 该型个体缺乏 *H* 基因,其基因亦为 *hh*,但至少有一个 *Se* 基因。虽然红细胞上不能检测出 H 抗原,但有少量的 A 和(或)B 抗原,记为 Ah、Bh、ABh。

类孟买型血清学特征是:正定型被检红细胞与抗-H 无凝集反应,与抗-A、抗-B 弱凝集反应,甚至用吸收放散试验才能检出 A 和(或)B 抗原。因为类孟买型分泌液及血浆中含有Ⅰ型链 A 和(或)B 血型物质,红细胞从血浆中吸附 A 和(或)B 抗原,从而表达微弱的 A 和(或)B 抗原。唾液中含有少量的 ABH 血型物质。类孟买型血清中存在抗-H、抗-HI(或抗-IH)、抗-A 或抗-B。

## 二、Lewis 血型系统

### (一)概述

1946 年发现该血型抗体,并以该患者的姓氏命名。目前 ISBT 将 Lewis 血型命名为 LE,007。Lewis 血型有六个抗原,最重要的两个抗原是 $Le^a$ 和 $Le^b$,可有三种表型,即 Le(a+b-)、Le(a-b+)及 Le(a-b-)。血小板、内皮细胞、泌尿生殖系统及消化系统上皮细胞也表达 Lewis 抗原。Lewis 不是由红细胞合成,而是从血浆中吸附而来的,唾液中也含有 Lewis 抗原。

### (二)基因及生化结构

Lewis 抗原的合成依赖于 *Le* 基因(*FUT3*)及 *Se* 基因(*FUT2*)。*Se* 基因编码的糖基转移酶在前体物质Ⅰ型链末端加上岩藻糖,形成Ⅰ型链 H 抗原。在此基础上 *Le* 基因编码 α-1,4-*L*-岩藻糖基转移酶,该酶将一岩藻糖连接到Ⅰ型链次末端 *N*-乙酰葡萄糖胺上,形成 $Le^a$ 抗原。如果在 *Se* 基因编码的糖基转移酶作用下,在Ⅰ型链 H 抗原末端再加一岩藻糖,形成了 $Le^b$ 抗原。

### （三）Lewis 抗原

新生儿时期的红细胞很少表达 Lewis 抗原，用盐水直接凝集方法检测脐带血标本，大多数表现为 Le(a－b－)。若使用间接抗人球蛋白试验或者用无花果蛋白酶处理脐带血红细胞，50% 能检出 $Le^a$ 抗原。出生后不久，首先生成 $Le^a$ 抗原。由于 Se 酶的活性很低，$Le^b$ 抗原频率也很低，随着 Se 酶活性增高，可能表现为一过性的 Le(a＋b＋)。5~6 岁以后，Lewis 抗原表达与成人相同。

妊娠期间 Lewis 抗原量可能会减少，出现一过性 Le(a－b－)表型，甚至可能产生抗体。分娩后随着 Lewis 抗原的恢复，抗体逐渐消失。

红细胞为 Le(a＋b－)或者 Le(a－b＋)的唾液能够抑制抗-$Le^a$ 的活性，前者的抑制能力更强。另外在人的乳汁、尿液、消化液、羊水等可检测出 Lewis 抗原。

### （四）Lewis 抗体

Lewis 抗体多数为 IgM 类，一般没有明确的免疫刺激，是自然产生的抗体。Le(a－b－)的个体可能产生抗-$Le^a$、抗-$Le^b$ 及抗-$Le^{a+b}$。抗-$Le^{a+b}$ 既能凝集 $Le^a$ 阳性细胞，又能凝集 $Le^b$ 阳性细胞。红细胞表型为 Le(a－b＋)一般不产生抗-$Le^a$，因为唾液和血浆中含有少量的 $Le^a$ 抗原。

大多数 Lewis 抗体最佳反应温度是室温，37℃ 出现的凝集反应常弱于室温反应。用间接抗人球蛋白试验有时可检出 IgG 类抗体。Lewis 抗体一般没有临床意义，因为该抗体在 37℃ 很少有活性，另外供者血浆中 $Le^a$、$Le^b$ 抗原，以及供者红细胞表面 $Le^a$、$Le^b$ 抗原也会脱落释放到血浆当中，这些抗原能够中和患者的 Lewis 抗体，所以临床极少出现 Lewis 抗体引起的溶血性输血反应。对于有 Lewis 抗体的患者，选择 37℃ 交叉配血相合的血液即可，一般不需要检查供血者该抗原是否阴性。

尽管 Lewis 抗体比较常见，但该抗体不能通过胎盘，并且出生时抗原发育差，通常不发生新生儿溶血病。临床偶见该抗体是 IgG 类，且在 37℃ 具有活性，可能引起新生儿溶血病。

# 第四节　Rh 血型系统

Rh 血型系统在红细胞血型系统中序列号是 4，数字表示 004，符号表示 RH。Rh 血型抗体最初是从一名发生严重新生儿溶血病和溶血性输血反应的产妇血液中发现的，在随后的研究工作中确认了该血型系统。Rh 血型系统在临床上的重要性仅次于 ABO 血型系统。Rh 血型系统非常复杂，所含有的抗原数目最多，共 54 个，但临床最主要、最常见的仅有 5 个抗原，即 D、C、c、E、e。在输血医学中，根据红细胞是否存在 D 抗原，将 Rh 血型分为"Rh 阳性"和"Rh 阴性"两类。

## 一、*RH* 基因

在 20 世纪 90 年代初期，应用分子生物学技术之后，明确了 Rh 血型系统基因与遗传的分子基础，并确认 Rh 血型系统基因有两组，即 *RHD* 和 *RHCE*。没有相应的"d"基因，因此没有"d"抗原和"d"抗体。

*RH* 基因位于 1 号染色体，由 *RHD* 和 *RHCE* 两个紧密连锁的基因构成，*RHD* 编码 D 抗原，*RHCE* 编码 Cc 和 Ee 抗原，因此 CcEe 抗原可产生不同组合，如 CE、ce、cE、Ce。新的 Rh 复合物（新的抗原）产生基于基因突变、基因重排等，所以该系统非常之复杂。*RHD* 和 *RHCE* 基因方向相反，两个 3′端相邻，形成类发夹样结构，遗传物质较为容易进行交换，出现新的杂交基因，现已发现近 40 种 *RHD* 和 *RHCE* 基因重组方式。*RHD* 和 *RHCE* 基因之间交换产生

的杂合蛋白,会导致 *RHD* 基因中有部分 *RHCE* 结构,或者 *RHCE* 基因中有部分 *RHD* 结构,这些杂合蛋白的产物可能会表现为独特的抗原决定簇。

*RHD* 和 *RHCE* 基因结构相似,均有 10 个外显子和 10 个内含子,由 417 个氨基酸组成,只是两者编码的蛋白约有 35 个氨基酸不同。在欧洲人中,Rh 阴性通常只有 *RHCE* 基因,无 *RHD* 基因,而且多数人是 ce 抗原表型。而在亚洲人和非洲人中,部分 Rh 阴性者携带 *RHD* 基因,但该基因无功能(沉默),这些个体通常有 Ce 抗原。*RHCE* 基因产物 C 与 c 抗原在于第 103 位氨基酸不同,C 抗原是丝氨酸,c 抗原是脯氨酸。E 与 e 抗原差异在于 226 位氨基酸,E 抗原是脯氨酸,e 抗原是丙氨酸。

## 二、Rh 命名

### (一) Fisher-Race 命名法

1943 年提出该命名方法,又称为 CDE 命名法。该命名方法基于早期对 Rh 血型基因的认识。当时认为 Rh 血型有 3 个紧密相连的基因位点,每一个位点都有一个等位基因,即 *D* 和 *d*、*C* 和 *c*、*E* 和 *e*,3 个基因是以复合体形式遗传的。根据该理论 3 个连锁基因有 8 种组合( *CDe*、*cDE*、*cDe*、*CDE*、*Cde*、*cdE*、*cde*、*CdE* ),两条染色体的 8 种基因组合能够形成 36 种遗传型。

由于受早期技术条件的限制,对 Rh 血型基因认识错误,导致该命名方法不正确。但目前在日常工作中还在使用 CDE 命名法,常用于书面交流,如做 Rh 分型时出具检验报告多记为:CCDee、ccDEE 等。

### (二) Wiener 命名法

Wiener 命名法又称为 Rh-Hr 命名法。Wiener 认为,*RH* 基因产生的抗原,包括一系列因子,每一个因子由一种抗体去识别。虽然该方法不够正确,但是我们可以用简单的名称表示或描述由一个单倍型产生的抗原,例如大写 R 表示有 D 抗原,小写 r 表示无 D 抗原;R1 表示 DCe,R2 表示 DcE,$R_z$ 表示 DCE 等。

### (三) 现代命名法

现代命名 Rh 血型系统,应包括区分抗原、基因和蛋白质。抗原用字母表示,如 D、c、C、e、E 等。基因用大写字母 *RHD* 和 *RHCE* 表示,并根据其所编码的抗原进行命名,如 *RHCE * ce*、*RHCE * CE* 等。部分 D 或变异 D 表示为 *RHD * D*Ⅵ、*RHD * DFR* 等。蛋白质按照携带的抗原命名,如 RhD、RhcE、RhCe 等。

## 三、Rh 抗原

Rh 系统中,与临床关系最密切的抗原是 D、C、c、E、e。血型鉴定常规检测 D 抗原,其他抗原一般不进行常规检测。Rh 抗原一般都显示剂量效应,纯合子的抗原性要强于杂合子。

### (一) Rh 表型

使用标准血清抗-D、抗-C、抗-c、抗-E、抗-e 试剂,能够检出上述 5 种常见的 Rh 抗原,称为 Rh 表型。D 抗原免疫原性最强,其次是 E 和 c,e 最弱。血清学检测不能确定 D 阳性者是 D/D 纯合子,还是 D/- 杂合子基因,即血清学检测不能等同于基因检测。

Rh 单倍型会影响红细胞 D 抗原表达水平。当某一个体有 *C* 基因时,D 抗原减少。例如 R2R2(DcE/DcE)与 R1R1(DCe/DCe)个体比较,前者 D 抗原量更多。不同单倍型个体,D 抗原强度也不同,依次为:R2R2 ( DcE/DcE ) > R2R1 ( DcE/DCe ) > R1R1 ( DCe/DCe ) > R2r ( DcE/dce ) > R1r( DCe/dce )。

## （二）D 抗原

D 抗原 ISBT 命名法记为 RH1 或者 004001。其抗原频率白种人约为 85%，黑种人约 95%，黄种人更高，为 99% 以上，亚洲的某些地方甚至高达 100%，中国汉族 D 抗原阳性率约为 99.7%。D 抗原只存在于人类的红细胞膜，体液和分泌液中无 D 抗原。

D 抗原位于 RHD 基因编码的 D 多肽链上，该多肽链由 416 个氨基酸组成，并贯穿红细胞膜 12 次，形成 6 个环。N 端和 C 端均位于胞质内。D 抗原表位结构较为复杂，多个表位涉及细胞外环，细胞内的氨基酸改变也能导致 D 表位的改变。目前用针对不同表位的单克隆抗体已经发现 D 抗原有 30 余种表位，用 epD1~epD9 表示。

D 抗原的表达有质的变化和量的变化。质的变化主要是指 D 抗原表位减少，这类人群也表现为 D 阳性，但是也有可能通过输血或者妊娠，针对缺失的抗原表位产生抗-D。

D 抗原量的变化表现为抗原数量多寡，而抗原表位正常。D－－表型 D 抗原量最多，$D_{el}$ 表型 D 抗原量最少。D 抗原数量正常约为 1 万~3 万，弱 D 约为 200~1 万，增强 D 约为 7.5 万~20 万。

## （三）弱 D

红细胞膜上的 D 抗原数量减少为弱 D（weak D）。一般情况下，弱 D 红细胞与 IgM 类抗-D 试剂反应呈阴性，抗球蛋白方法检测为阳性。弱 D 产生基于单个核苷酸的突变，其氨基酸改变位于细胞膜内或者是跨膜区，影响到 D 抗原多肽链插入细胞膜，使红细胞 D 抗原数量减少，但不会影响 Rh 蛋白的免疫反应性。这些突变形成弱 D 表型，分为弱 D1~D76 型，其中最常见的是弱 D1 型。如果 D 抗原阳性的个体，同时有 RHD 和 RHCE 基因，且两个基因不在同一条染色体上，由于位置效应也会使得 D 抗原减少。

弱 D 献血者和受血者在临床上意义不同。弱 D 献血者由于红细胞上带有 D 抗原，可以刺激阴性者产生抗-D，所以该类血液应作为阳性血供给临床。而对于弱 D 受血者，因常用的血清学技术无法鉴别是 D 抗原数量减少（弱 D），还是 D 抗原表位部分缺失（部分 D），此种情况一般认作 D 抗原阴性。

## （四）部分 D

一些 D 抗原表达正常或减弱，并且血清中可含有抗-D 的 Rh 阳性者，称为部分 D（partial D）。完整的 D 抗原应包括 9 个抗原决定簇，应用单克隆抗体，可以发现缺乏不同抗原决定簇的部分 D。通过分子生物学技术，测序结果发现部分 D 的产生多数是由于 RHD 基因部分被 RHCE 基因替代，产生了杂合基因。新基因产生的杂合蛋白不仅丢失了部分 D 抗原决定簇，而且可能会产生新的抗原。与弱 D 不同的是这些氨基酸的改变位于细胞膜外。

## （五）放散 D（$D_{el}$）

D 抗原在 $D_{el}$ 红细胞上表达极弱，用常规的血清学方法常被漏检，易误判为 D 抗原阴性。但用吸收放散试验在放散液中可检测到抗-D，因此证明这些阴性细胞实际上带有微弱的 D 抗原。$D_{el}$ 型由于 RHD 基因突变所致，与 Ce(r') 单体有关，属于变异体。亚裔人种 D 阴性者中 $D_{el}$ 约占 10%~30%，欧洲人约占 0.027%。

$D_{el}$ 型血清学检测常为阴性，需要进行吸收放散试验和基因检测。

## （六）D 抗原阴性

使用血清学方法检测红细胞，如果红细胞没有 D 抗原，为 D 抗原阴性。D 抗原阴性在白种人中较为常见，在亚洲人中则少见。种族不同，其 D 抗原阴性个体所携带的基因也有差异。白种人多数情况是完全缺乏 RHD 基因，而其他种族的 D 抗原阴性常因 RHD 基因失活突变所致。例如非洲裔 D 抗原阴性的个体中，66% 是由于 RHD 基因中插入一段 37bp 碱基，导致编码 D 抗原密码子提前终止。另有 15% 具有 RHD-CE-D 杂合基因，表现为红细胞 C 抗原减弱,无 D 抗原。亚洲裔 D 抗原阴性的个体,部分由于一条染色体 *RHD* 基因突变,另一条染色体为 *Ce* 单倍型。亚洲 D 阴性者有 10% ~30% 实际是 $D_{el}$ 型。

### (七) C/c 和 E/e 抗原

*RHCE* 基因编码 Cc 和 Ee 抗原。*RHCE* 有 50 多种等位基因,易发生突变,导致抗原表达改变或减弱。

**1. 复合抗原**　包括 CE、Ce、cE、ce。ISBT 规范命名 CE 为 RH22,Ce 为 RH7 和 RH41 两种,cE 为 RH27,ce 为 RH6。

以往观点认为复合抗原是顺式基因的产物,该基因位于同一条染色体的单倍体的同一基因内。目前已经清楚复合抗原是同一蛋白质分子表达。

**2. 变异体**　*RHCE* 基因突变会导致 C/c 和 E/e 抗原数量及质量改变,C 和 e 抗原改变频率较高。欧洲人中 C 抗原的改变与 RhCe 蛋白第一个细胞外环氨基酸突变有关,伴有 $C^W$ 或者 $C^X$ 抗原表达,还有可能产生新抗原。这些红细胞虽然表现为 C 抗原阳性,但是受到免疫刺激后,可能产生抗-C 或者抗-Ce。非洲人的 C 抗原表达的改变,与杂合基因(*RH-CE-D*)有关,该基因不编码 D 抗原,编码异常的 C 抗原。

*RHCE* 基因多处突变可发生 e 抗原的变异,常见于非洲人。该红细胞表达 e 抗原,但源于基因突变有可能产生抗-e,且容易误认为是自身抗体。

## 四、Rh 抗原抗体检测及其临床意义

### (一) 抗原检测

早期的抗 Rh 血清试剂来自于人体,以 IgG 为主,是多克隆抗体,效价不稳定,且实验方法较为复杂,目前已经被淘汰。现在临床检测 Rh 抗原的试剂是单克隆抗体,IgM 类抗体可在盐水介质、室温或 37℃ 环境中与被检细胞出现凝集反应;如果使用 IgG 类试剂应采用间接抗人球蛋白试验检测细胞是否具有相应抗体。在常规检测 D 抗原时,如果盐水法结果阴性,应根据具体情况进行间接抗人球蛋白试验。

现在可以应用分子生物学技术进行 *RH* 基因分型。检测基因主要用于近期大量输注异型血液(红细胞),用血清学方法鉴定 Rh 血型存在一定困难者。另外,对于 Rh 阴性的孕妇,检测胎儿父亲的 *RHD* 基因状态,有助于判断胎儿的 Rh 血型。如果父亲 *RHD* 基因是纯合子,那么胎儿是 D 阳性,就要监测孕妇抗体产生情况;如果父亲 *RHD* 基因是杂合子,可以从母亲血浆标本中提取胎儿 DNA 检测 *D* 基因。如果胎儿为 D 阴性,则不必进行抗体监测和采取新生儿溶血病预防措施。

目前基因检测费用较昂贵,还未常规应用于临床。

### (二) 抗体检测

Rh 血型抗体主要是通过免疫途径产生,如妊娠、输血等,绝大多数抗体是 IgG 类,IgM 类抗体比较少见,偶见 IgM 类抗-E 等抗体。Rh 抗体在体内可持续存在数年,如果再次接触该抗原,再次免疫应答使抗体迅速产生并在短时间内达到高峰。该抗体最适反应温度是 37℃,红细胞经蛋白水解酶处理后可增强与抗体反应强度。

可应用各种血清学技术进行 Rh 抗体检测,包括抗体筛查和抗体鉴定。

### (三) 临床意义

**1. 新生儿溶血病**　Rh 血型抗体主要是 IgG 类,与 HDFN 相关的主要是 IgG1 亚类。

抗-D 是 HDFN 最主要的病因,常发生于多次妊娠。Rh 血型抗体引起的 HDFN 要比 ABO 溶血严重。一是 ABO 血型抗原在出生时发育尚不完全,二是 ABO 溶血依赖于补体,而补体在新生儿时期量很少,且 Rh 抗体对于补体依赖性较差,并可同时引起血管内和血管外溶血,病情更为严重复杂,需要及时治疗。

**2. 溶血性输血反应** 在临床输血中,Rh 血型抗原的意义仅次于 ABO 血型。与 ABO 血型不同的是,中国汉族人群中 Rh 阴性个体少见,Rh 抗体更少见。当 D 阴性的患者输注 D 阳性的红细胞时,并不是所有患者均产生抗 D。国外在志愿者中研究表明,重复免疫后产生抗体的概率大约是 80% ~ 90%,而当 D 阴性患者首次输注 D 阳性红细胞,产生抗体的概率约为 32% 左右。在中国汉族人群,比较常见的 Rh 抗体是抗-E,这与抗原分布有关。对于血液中有抗-E 的患者,大约从 50% 的献血者中能够找到相合的血液。尽管 Rh 抗体少见,如果输血前检测漏检,会发生溶血性输血反应。

需要引起重视的是,自身免疫性溶血性贫血等疾病,其自身抗体有时具有特异性,除外抗-I,比较常见的是抗-e,其次是抗-c、抗-E、抗-D 和抗-C。这些抗体偶尔单独存在,更多是同时存在。自身抗体干扰输血前检测的试验结果,较难发现同种抗体。因此应选择合适的血清学方法。

# 第五节 其他血型系统

## 一、MNS 血型系统

MNS 是继 ABO 血型之后,第二个被发现的血型系统。ISBT 命名为 MNS,数字序列 002,目前已经确认的抗原 46 个。

### (一)基因及生化特征

*MNS* 基因位于 4 号染色体,是两个紧密连锁的基因,即 *GYPA* 基因和 *GYPB* 基因,编码 GPA 和 GPB。*GYPA* 基因有 7 个外显子,*GYPB* 基因有 5 个外显子和 1 个无功能的外显子。

MNS 抗原决定簇位于血型糖蛋白 A(GPA)血型糖蛋白 B(GPB),并以单穿通方式嵌入红细胞膜。N 端位于细胞外,C 端位于细胞内。GPA 在红细胞上的数量多达 $10^6$,GPB 数量约为 $1.7 \times 10^5 \sim 2 \times 10^5$。GPA 和 GPB 是红细胞磷脂双层中的基础和主要蛋白质,并在很大程度上被糖基化和唾液酸化。

GPA 和 GPB 是红细胞膜上主要的唾液酸糖蛋白,GPA 分子上有 MN 抗原。GPB 分子上主要携带 Ss 抗原。GPA 有 131 个氨基酸,氨基酸序列分为 3 个功能区,分别是:红细胞膜外 N 端区域,有 72 个氨基酸;疏水性跨膜区,有 23 个氨基酸;C 端细胞质内区,有 36 个氨基酸。GPB 有 72 个氨基酸,也分为 3 个区域:N 端糖基化细胞外区,有 44 个氨基酸;20 个氨基酸组成的疏水性跨膜区;C 端细胞质内区,有 8 个氨基酸。GPB 氨基端的前 26 个氨基酸结构与带有 N 抗原的 GPA 相同,因此 GPB 上有少量 N 抗原。

MN 抗原特异性是由 GPA 氨基末端第一位和第五位氨基酸所决定。M 抗原第一位是丝氨酸,第五位是甘氨酸;N 抗原第一位是亮氨酸,第五位是谷氨酸。S 和 s 抗原的区别在于 GPB 肽链第 29 位氨基酸的不同,S 抗原是甲硫氨酸,s 抗原是苏氨酸。

*MN* 基因座位有一罕见的等位基因产物——$M^g$ 抗原。该抗原与抗-M 和抗-N 试剂均不发生反应,易将基因型 $M^gN$ 误定为表型是 NN 型,基因型 $M^gM$ 误定为表型是 MM 型。

### (二)常见的抗原抗体及临床意义

经研究证实,MN 抗原对胰蛋白酶敏感,Ss 和 GPB 上的 N 抗原对胰蛋白酶不敏感。在 α-糜蛋白酶作用下,MN 的活性部分减低,但是 Ss 和 N 将会失活。木瓜蛋白酶、无花果蛋白酶、菠萝蛋白酶等对 MNS 系统的抗原具有破坏作用。在使用这些酶处理红细胞时,破坏了 GPA 和 GPB,因此 MNS 抗原也会随之破坏,对 Ss 作用有时不肯定。

人血液中比较常见的是抗-M,多为自然产生,也有因输血或细菌感染而产生抗-M 的报道。抗-M 以 IgM 类抗体为主,少部分是 IgG 类抗体。抗-M 最佳反应温度是 4℃。与抗-M

相比,抗-N 罕见,多数抗-N 是 IgM 类,表现为典型的冷凝集素性质,在 25℃ 以上很快失去活性。部分抗-M 与抗-N 有剂量效应,即与纯合子细胞的反应要强于杂合子细胞。做抗体筛查(抗体鉴定)时,可灵活应用酶处理红细胞的方法,进行抗体鉴别。多数抗-M 及抗-N 在 37℃ 不发生反应,所以没有临床意义。

如果患者血液中检出 37℃ 有活性的抗-M 或抗-N,输血时应选择抗人球蛋白试验配血相合血液,或者相应抗原阴性红细胞。该抗体引起新生儿溶血病少见。

部分抗-S 是自然产生的,多数是免疫性抗体。抗-s 均是免疫性抗体。抗-S 和抗-s 通常是非补体结合性 IgG 类抗体,能够引起新生儿溶血病和溶血性输血反应。

个例报道抗-N 引起温抗体型自身免疫性溶血性贫血,还未发现抗-M 能够引起。自然产生抗-S、抗-U(MNS5)偶尔与自身免疫溶血性贫血相关。

### (三)其他抗原抗体

MNS 系统还包括某些低频抗原和高频抗原。*GYPA* 和 *GYPB* 基因有部分相似,可能发生基因互换重组产生杂合基因,导致某些低频抗原产生,或者高频抗原缺失。由 *GYPA* 和 *GYPB* 基因的杂合基因产生的表型,可以与抗-Mi$^a$(MNS7)发生反应。

Mur(MNS10)在白种人和黑种人中罕见,中国人阳性率为 7%,泰国人则是 10%。我国香港和台湾地区曾报道,抗-Mur 是除了抗-A、抗-B 之外最常见的血型抗体,必须引起重视。抗-Mur 可引起较为严重的溶血性输血反应和新生儿溶血病,在东南亚检测 Mur 抗原和抗体(抗体筛查细胞应包括 Mur 抗原)是重要的。

## 二、P1PK 血型系统

P1PK 血型系统是第三个被发现的血型系统,早期命名混乱。目前 ISBT 认定 P1PK 血型系统(003)包括 3 个抗原,即 P1PK1(P1)、P1PK3(P$^K$)和 P1PK4(NOR),其基因位于 22 号染色体。Globoside 血型系统(028)有 1 个抗原,即 P,其基因位于 3 号染色体。虽然这些抗原不受同一基因控制,抗原的生物合成途径也不同,但因其血清学等方面相关性,在此一并阐述。

### (一)基因及生化特征

P1、P$^K$ 和 P 抗原均由不同的合成酶通过阶梯式增加糖分子形成。P1PK 血型系统基因编码 P1 合成酶,即一种 α-半乳糖基转移酶,以副红细胞糖苷脂为底物合成了 P1 抗原;P$^K$ 合成酶也是一种 α-半乳糖基转移酶,以乳糖神经酰胺为底物合成 P$^K$;P 合成酶即 β-1,3-*N*-乙酰半乳糖胺转移酶,以 P$^K$ 为底物合成了 P 抗原。

### (二)临床意义

P1 抗原频率在人群中差异较大,白种人中约为 80%,非洲更高些,亚洲人中稍低,约为 30%。

婴幼儿时期 P1 抗原尚未发育成熟,7 岁以后逐步发育完全。流式细胞仪检测显示 P1 抗原除了红细胞,还在粒细胞、淋巴细胞、单核细胞表达。

人血清中常见抗-P1,通常是冷抗体,凝集反应很弱,如果温度超过 25℃,一般不出现凝集反应,也不会发生溶血反应,因此临床意义不大,不用选择 P1 抗原阴性红细胞。如果抗-P1 在 37℃ 有活性,用抗球蛋白方法交叉配血阳性,那么可引起溶血性输血反应,应选择配血阴性血液。未见抗-P1 引起 HDFN 的报道。

p 表型是一种基因突变导致的无标志表型,非常罕见,其特征是红细胞上无 P1、P$^K$ 和 P 的表达,而血清可以凝集除 p 表型以外所有表型的红细胞,因此目前将其血清中的抗体称为抗-PP1P$^K$。抗-P 是 P$^K$ 个体中存在的天然抗体,主要是 IgM 类,偶有 IgM 与 IgG 抗体共存,此类抗体能引起溶血,偶尔会引起 HDFN。抗-PP1P$^K$ 是可分离的混合物,抗-PP1P$^K$ 具有快速清除供者红细胞的能力,可造成早期流产和新生儿溶血病。

P 抗原在出生时已发育完全,它是红细胞糖苷脂,除了表达极罕见的 p 和 $P^K$ 抗原外,所有红细胞均表达 P 抗原。P 抗原是微小病毒 B19 的细胞受体,B19 可引起儿童疾病,偶尔引起红细胞生成严重失调。微小病毒 B19 空壳能够凝集携带 P1 抗原的红细胞,不能凝集 p 和 $P^K$ 红细胞。p 阳性个体对微小病毒 B19 有天然抵抗力,即该病毒对 p 阳性个体的骨髓细胞及红细胞克隆无细胞毒作用。

所有表型为 $P^K$ 的个体,血液中都有抗-P,在补体存在的情况下,抗-P 可使 P 抗原阳性红细胞发生溶血。

阵发性寒冷性血红蛋白尿(paroxysmal cold hemoglobinuria,PCH)是一种溶血性疾病,多发于儿童感染病毒后,体内能检测到抗-P,Donath-Landsteiner 试验呈阳性,为双相溶血素。当温度降至 20℃ 以下时,冷抗体与红细胞结合并激活补体;当温度提高至 37℃,抗体与红细胞分离脱落到血浆中,已激活的补体导致溶血。

## 三、Kell 血型系统

Kell 血型是应用抗球蛋白方法检出的第一个血型抗体。由于 Kell 血型抗原性较强,所以在输血中具有重要意义。Kell 血型系统 ISBT 命名为 KEL,数字序列 006,目前已经确认的抗原 35 个。

### (一) 基因及生化特征

*KEL* 基因位于 7 号染色体,*K1* 和 *K2* 是两种常见的基因。编码区有 19 个外显子,外显子 1 编码起始甲硫氨酸,外显子 2 编码胞质内结构域,外显子 3 编码跨膜部分,其他则编码细胞外结构域。基因产物是 Ⅱ 型糖蛋白,并通过二硫键连接到 Xk 蛋白上,Xk 是 Kx 系统的血型抗原(XK1)。红细胞表面若无 Xk 蛋白,就会减少 Kell 糖蛋白的表达,即减少 Kell 抗原。

Kell 血型系统抗原对水解二硫键的试剂敏感,用二硫苏糖醇(DTT)、溴化 2-氨乙基异硫脲(2-aminoethylisothiouronium,AET)等处理红细胞后可被破坏,表明保持抗原活性的基础是二硫键。

### (二) 临床意义

抗-K 及抗-k 主要是通过免疫产生,抗体是 IgG 类,主要是 IgG1 亚类。能够通过胎盘,导致新生儿溶血病。抗-K 引起的新生儿溶血病常同时伴有 Rh 血型抗体,这些抗体能够共同导致严重新生儿溶血病。抗-K 也能引起急性和迟发性溶血性输血反应,使用间接抗人球蛋白试验能够检出该抗体,具有临床意义。

白种人中 K 抗原阳性者约 9%,非洲人中接近 1.5%,所以血液中有抗-K 患者较容易找到相合血液。以前一直认为中国汉族人群几乎 100% K 抗原阴性,近年来国内有多例报道在献血者和干细胞捐献者中发现 K 抗原阳性,但是到目前为止尚未有抗-K 的报道。因此抗-K 在中国汉族人群中意义不大。抗-k 发生率极低,其临床意义和血清学特征与抗-K 相似。

抗-$Kp^a$、抗-$Kp^b$、抗-$Js^a$ 及抗-$Js^b$ 均较抗-K 少见,但临床意义相同,均可发生溶血性输血反应和新生儿溶血病。

如果患者有 Kell 系统抗体,应选择交叉配血相合且相应抗原阴性的血液。

Kell 系统抗体与某些自身免疫性溶血性贫血有关,少部分自身免疫性溶血性贫血患者的自身抗体针对 Kell 抗原,不易区分自身抗体和同种抗体。

## 四、Kidd 血型系统

Kidd 血型系统 ISBT 命名为 JK,009。该系统有 3 个抗原,即 $Jk^a$(JK1)、$Jk^b$(JK2)和 $Jk^3$

（JK3）。未发现该系统有可溶性抗原,红细胞和中性粒细胞表达 JK 抗原,在肾脏细胞也有 JK 抗原。

### （一）基因及生化特征

JK 基因位于 18 号染色体,基因名称为 JK 或者 HUT11 或者 SLC14A1。JK 基因含有 11 个外显子,该抗原载体分子为 391 个氨基酸,贯穿红细胞膜 10 次,形成 5 个环,C 端和 N 端均位于胞质内。由于 JK 蛋白序列中单一氨基酸的改变,即第四个外环 280 位分别为天冬氨酸和天冬酰胺,形成了 $Jk^a$ 抗原和 $Jk^b$ 抗原。

JK 蛋白多肽是尿素转运蛋白分子,正常表达 Jk 抗原的红细胞在 2mol/L 尿素溶液中迅速肿胀并溶解。但 Jk(a−b−)细胞能较长时间抵抗这种溶解作用,根据细胞这一特征,可筛选 Jk(a−b−)细胞。

### （二）临床意义

抗-$Jk^a$ 和抗-$Jk^b$ 少见,是由缺乏抗原的个体产生的。抗-Jk3 是由 Jk(a−b−)个体产生的抗体。抗-Jk 都是免疫产生的,主要 IgG 类,IgM 类较少。按照亚类区分,大部分是 IgG1 和 IgG3,还有少部分的 IgG2 和 IgG4。约有 50% Jk 抗体能够结合补体。

Jk 抗体很难被检出,可表现为直接凝集试验阳性,但凝集强度弱。使用酶处理红细胞,可增强间接抗人球蛋白试验凝集强度。

Jk 抗体可以引起中等程度的新生儿溶血病,还可引起溶血性输血反应,致严重的迟发性溶血性输血反应,虽然少见,应特别注意。因为在输血前 Jk 抗体很难被检出,通过回忆反应迅速产生,破坏外周血中的红细胞表现为严重的溶血反应。对于已检出 Jk 抗体者,要输注相应抗原阴性、交叉配血阴性的血液。

在肾移植中,Jk 抗体与组织相容性抗原同样参与急性移植排斥反应。

## 五、Duffy 血型系统

Duffy 血型系统 ISBT 命名为 FY,008。共有 5 个抗原,传统命名为 $Fy^a$、$Fy^b$、$Fy^3$、$Fy^5$、$Fy^6$,ISBT 将这 5 个抗原命名为 FY1、FY2、FY3、FY5 和 FY6。

### （一）基因及生化特征

Duffy 血型基因(DARC)位于 1 号染色体,有 2 个外显子。外显子 1 编码 FY 糖蛋白前 7 个氨基酸,编码 $Fy^a$ 和 $Fy^b$ 的等位基因在外显子 2 表现出单核苷酸多态性,分别编码 N 末端甘氨酸和天冬氨酸。非洲人中有 Fy 基因,不编码 Fy 糖蛋白,因此红细胞无 $Fy^a$ 和 $Fy^b$ 抗原,表现为 Fy(a−b−)。

$Fy^a$ 和 $Fy^b$ 抗原为共显性等位基因产物,是人类第一个在常染色体定位的遗传标记。

$Fy^3$、$Fy^5$ 和 $Fy^6$ 非常少见,不在此阐述。

### （二）临床意义

Fy 糖蛋白在多种细胞表达,Fy(a−b−)的非洲人虽然红细胞缺乏 Fy 抗原,但是其他组织表达 Fy 抗原,所以这类人群不产生抗-$Fy^b$,极少产生抗-$Fy^3$ 和抗-$Fy^5$。Fy 抗原是红细胞趋化因子。

抗-$Fy^a$ 是相对常见的抗体,抗-$Fy^b$ 的产生概率约为抗-$Fy^a$ 的 1/20。抗体用间接抗人球蛋白试验能够检出。蛋白水解酶(木瓜蛋白酶、菠萝蛋白酶、无花果蛋白酶)可破坏 Fy 抗原,但其不会被胰蛋白酶破坏。选用酶处理红细胞与 Fy 抗体反应,通常表现为阴性结果。

该血型系统抗体是通过输血或者妊娠免疫产生,是 IgG 类抗体,很少有天然抗体。抗-$Fy^a$ 能引起中重度新生儿溶血病,也能导致中重度急性或迟发性溶血性输血反应。抗-$Fy^b$ 引发的免疫反应要弱于抗-$Fy^a$,急性溶血反应很少见。抗-$Fy^3$ 可引起急性或迟发性溶血性输血反应,该抗体存在于非黑色人种 Fy(a－b－)个体血清中。抗-Fy⁵ 可引起迟发性溶血性输血反应。

人类红细胞膜 FY 糖蛋白是间日疟原虫的受体,Fy(a－b－)个体对间日疟具有天然免疫力。间日疟原虫的裂殖子能够通过 Fy 抗原结合到红细胞表面,进而侵入红细胞。但是裂殖子不能进入缺乏 Fyᵃ 和 Fyᵇ 抗原的红细胞。在非洲,尤其是非洲西部,大部分人的红细胞是 Fy(a－b－)表型。

## 六、Lutheran 血型系统

Lutheran 血型系统 ISBT 命名为 LU,005,目前确定的抗原有 20 个,有 4 组对应抗原:Luᵃ/Luᵇ、Lu6/Lu9、Lu8/Lu14 及 Auᵃ/Auᵇ。Luᵃ 在欧洲和非洲人中约占 8%,但是其他人种少见。其对应抗原 Luᵇ 在人群中分布频率高。LU 抗原在脐带血细胞上表达很弱,常被认为是 Lu(a－b－),到 15 岁左右逐步发育成熟,达到成人水平。

*LU* 基因位于 19 号染色体,基因产物是 Lutheran 糖蛋白,成熟的 LU 蛋白有 5 个二硫键,在细胞外属于免疫球蛋白超家族功能区。该糖蛋白可能具有黏附功能和介导细胞内信号传递功能。

Lutheran 抗原会被胰蛋白酶和 α-糜蛋白酶破坏,而胃蛋白酶、木瓜蛋白酶和无花果蛋白酶对其影响较小。大多数 Lutheran 抗体不能和巯基试剂如溴化 2-氨乙基异硫脲(AET)和二巯基苏糖醇(DTT)处理的红细胞反应,但这种试剂能减少免疫球蛋白超家族结构中的二硫键。

抗-Luᵃ 是通过妊娠和输血产生,也有自然产生的抗体。抗-Luᵇ 罕见,都是由妊娠和输血产生的,且常单独存在。抗体以 IgM 类为主,也有 IgG 和 IgA 类。检测 LU 抗体,可用盐水法,也可以用抗球蛋白方法。

一般认为 LU 抗体临床意义不大,多无反应。有时只能引起轻度溶血及 HDFN。

## 七、Diego 血型系统

Diego 血型系统 ISBT 命名为 DI,010,共有 22 个抗原。其中最主要的两个抗原 Diᵃ 和 Diᵇ 是显性遗传。Diᵇ 抗原是高频率抗原。Diᵃ 抗原分布有种族差异,主要存在于蒙古人种中。在中国汉族人群中 Diᵃ 抗原频率约为 5%,南美洲印第安人 Diᵃ 抗原频率约为 36%,在白种人和澳洲土著人群中该抗原极为罕见。DI 抗原是重要的人类学标记。

Diego 血型系统位于 17 号染色体,基因名称为 *SLC4A1*。

Diego 抗原在出生时就已经发育成熟。该抗原能够耐受酶和还原试剂处理。抗-Diᵃ 和抗-Diᵇ 都具有临床意义,它们通过免疫产生,抗体类型是 IgG,使用间接抗人球蛋白试验可检出抗体,个别可在盐水介质中出现凝集反应。抗-Diᵃ 能够引起新生儿溶血病和破坏相应抗原阳性的红细胞;抗-Diᵇ 较少见,但也能引起新生儿溶血病和溶血性输血反应。

## 八、I 和 i 血型抗原

I 血型系统只有 1 个抗原,即 I。i 血型抗原属于血型集合 207。红细胞膜上普遍存在 I 和 i 抗原,两者结构密切相关。i 是非分支状直链结构,I 血型抗原是多价的分支多糖结构,两个抗原共有的表位是半乳糖或者 Ⅱ 型链前体,是 ABO、Lewis 等 Ⅱ 型链抗原的基础物质。

i 抗原见于新生儿,随着年龄增长逐渐减少,I 抗原逐渐增加,多数幼儿两岁左右,红细胞

I 抗原基本达到成人水平。成人 i 表型(I-i+)非常少见,多是常染色体隐性遗传,*I* 基因突变所致。酸化血清试验阳性的遗传性有核红细胞增多症(hereditary erythroblastic multinuclearity with positive acidified serum lysis test,HEMPAS)是获得性或先天性 N 糖基化缺陷,i 抗原明显增多,伴有慢性溶血。患有慢性溶血性疾病患者,其 i 抗原增多,是过度造血的表现。

抗-I 可见于正常人,一般为 IgM 类,最佳反应温度是 4℃,效价通常 <64。抗-I 与成人红细胞出现强凝集反应,与脐带血细胞不出现凝集反应,或只有微弱凝集反应。4℃孵育或者用酶介质处理红细胞,可提高反应强度。某些抗-I 很复杂,可与 ABO、P1、Lewis 等血型抗原出现强凝集反应。另外,抗-IH(或抗-HI)能与同时表达 H 和 I 抗原的红细胞发生凝集,它与 H 或 I 抗原缺乏的红细胞不凝集或仅有微弱反应;A$_1$ 个体可产生抗-IH,它与富含 H 抗原的 O 型及 A$_2$ 型红细胞凝集更强。

抗-I 多为自身抗体,可干扰血型鉴定等输血前检测,虽然该抗体在低温出现反应,但是在间接抗人球蛋白试验中也可能出现阳性反应,特别是使用多克隆抗球蛋白试剂。可采用冷自身吸收技术去除自身抗体。

抗-i 在正常人中少见,与抗-I 相同属于 IgM 类冷抗体。与脐血和成人 i 抗原阳性红细胞发生强凝集反应。传染性单核细胞增多可出现一过性抗-i。

冷凝集素综合征和混合型自身免疫性溶血性贫血患者,其血液中可含有病理性抗-I 及抗-i。某些感染性疾病,如支原体肺炎等,可出现自身高效价抗-I,甚至有一过性溶血的临床表现。

(阎 石)

## 本章小结

本章就红细胞血型基础理论、基础知识进行了阐述。学习并运用红细胞血型知识,对于保障临床输血安全极其重要。到目前为止,国际输血协会确认的红细胞血型系统有 33 个,随着工作进一步深入,会发现并确认新的血型系统。在众多血型系统中,ABO、Rh 血型系统具有重要临床意义。其他血型系统抗体在临床虽然少见,但也应了解其特点,在血型鉴定中做好鉴别诊断。掌握红细胞血型抗原抗体反应特点与影响因素,对于实验操作具有指导意义,综合应用各项试验技术可解决临床疑难问题。

红细胞血型的发现已有百余年历史,是一门古老又充满新发现、新进展的学科。近年来,随着免疫学和分子生物学技术研发与应用,对血型基因及抗原分子有了新的认识,揭示了某些血型的本质,解答了单纯血清学方法不能解释的某些现象,亦充实并丰富了红细胞血型基础理论。

# 第三章
## 红细胞血型检测

通过本章学习,你将能够回答下列问题:

1. 输血前检查项目有哪些?
2. 抗体筛查的目的和意义有哪些?
3. 交叉配血试验的影响因素有哪些?
4. 抗人球蛋白试验的临床应用有哪些?
5. 微柱凝集试验技术的原理是什么?
6. 常见吸收放散试验的方法有哪些?
7. PCR 技术在血型检测中的应用有哪些?

输血治疗是临床上非常重要的一项治疗手段,特别是对大量出血和严重贫血患者,输血是一种不可替代的治疗方法。输血同其他临床治疗一样,除了需要达到预期的治疗效果外,必须确保输血安全。血液输注应遵循同型或配合性原则,不配合性血液输注可导致急性溶血性输血反应,严重时危及患者生命。

## 第一节 输血前免疫血液学检查

### 一、标本采集与要求

用于输血前检查的血液标本通常使用静脉血,必须有受血者或献血者信息的唯一性标识,标记不清的血液标本不能用于试验。进行血型鉴定和交叉配血试验时最好采用乙二胺四乙酸(ethylenediaminetetraacetic acid,EDTA)抗凝血,血液离心后应无溶血及明显乳糜。用于交叉配血的受血者标本应为 72 小时内的血标本,以反映其当前的免疫状态。

### 二、ABO 血型和 RhD 血型鉴定

人类血型系统纷繁复杂,血型不合所导致的同种免疫反应,轻则使输血无效,重则导致患者死亡。ABO 血型系统是第一个被发现的血型系统,其抗原性最强,Rh 血型系统 D 抗原性次之。当受血者接受了所缺少的 A/B 抗原后,几乎均产生特异性同种免疫反应;大约2/3的 D 抗原阴性者,接受了 D 抗原阳性血液后产生抗-D。因此受血者除了做 ABO 血型鉴定外,还应该做 RhD 血型鉴定,以选择合适血型的供血者血液。

#### (一)ABO 血型鉴定及影响因素

**1. 原理** 根据红细胞上有无 A 抗原和(或)B 抗原,血清中存在针对缺失抗原的天然抗

体,将血型分为 A、B、O 及 AB 型 4 种。A 型人红细胞上具有 A 抗原,血清中含有抗-B;B 型人红细胞上具有 B 抗原,血清中含有抗-A;O 型人红细胞上无 A、B 抗原,血清中同时含有抗-A、抗-B 和抗-A,B;AB 型人红细胞上同时存在 A、B 抗原,血清中不含抗-A 和抗-B。

ABO 血型鉴定主要是利用抗原与抗体特异性结合的凝集反应来完成,包括正定型和反定型。用抗-A、抗-B 血型定型试剂与被检细胞反应,检测红细胞表面是否存在 A 抗原和(或)B 抗原,称之为正定型;用标准 $A_1$ 细胞及 B 细胞与被检血清反应,检测血清中是否存在抗-A/抗-B(凝集素),称之为反定型。在检测受血者或献血者的 ABO 血型时,常规试验操作是同时进行红细胞表面抗原和血清(浆)中抗体测定。只有正反定型相符,ABO 血型鉴定的结果才可靠。

**2. 抗-A、抗-B 和抗-A,B 血型定型试剂标准** 应符合下述条件:①特异性:只与相应红细胞抗原发生凝集反应,无非特异性凝集;②效价:抗-A 和抗-B 血清效价均在 128 以上;③亲和力:抗-A 标准血清与 $A_1$、$A_2$ 及 $A_2B$ 红细胞发生反应开始出现凝集的时间分别是 15 秒、30 秒和 45 秒,抗-B 标准血清与 B 型红细胞开始出现凝集的时间为 15 秒,凝集强度为 3 分钟时凝块不小于 $1mm^2$;④冷凝集效价在 4 以下;⑤无菌;⑥灭活补体。

**3. ABO 血型鉴定方法** ABO 血型系统抗体多为 IgM 类,室温下在盐水介质中即可出现明显的凝集反应,临床检测中常用的方法主要有玻片法、试管法、微柱凝胶法及基因检测技术等。玻片法操作简单,但无离心的促凝过程,易造成弱凝集的漏检。试管法通过离心可增强凝集反应的效果,不易漏检弱凝集。微柱凝胶法是红细胞抗原与相应抗体在凝胶介质中发生凝集反应的免疫学方法,离心后可直接用肉眼观察结果或使用专用血型仪自动分析结果;该方法操作标准化,定量加样,结果清晰、准确、易于判断,是目前临床经常使用的方法之一。利用分子生物学技术检测 ABO 血型基因是血型研究中常用的方法之一,但对人员、设备及操作的要求较高,目前不作为临床常规检测方法。

ABO 血型鉴定时,正反定型结果应一致,不一致时需以辅助实验确定 ABO 血型。出生 6 个月之内的婴儿由于血液中无 ABO 抗体或抗体很弱,一般只进行正定型。新生儿血清中可能存在来自母体的抗体,应注意鉴别。

**4. ABO 正反定型的临床应用及意义** 血型鉴定是实施输血治疗的首要步骤,交叉配血前必须检测受血者和供血者的血型。ABO 正反定型还应用于组织器官移植和新生儿溶血病的相关血型血清学检测。

ABO 血型鉴定时需要进行反定型,其意义在于:能够复检正定型结果的准确性,纠正漏检、误报;可以发现亚型,能够排除获得性抗原(如类 B 抗原)和冷凝集现象对红细胞正定型的干扰;可以发现一些 ABO 亚型中的意外抗体。

**5. ABO 正反定型不符的处理原则** ABO 血型鉴定出现正反定型不符时,应首先重复试验,排除人为差错。如果重复试验仍然正反定型不符,则继续下列操作:重新采集血液标本,避免标本采集错误或污染引起的差错;询问受检者的诊断、既往病史、输血史、骨髓移植史及用药史等;应用新开启的生理盐水洗涤标本红细胞或试剂红细胞后进行试验;应用抗-A,B、抗-$A_1$ 或抗-H 标准血清检测红细胞;根据筛选红细胞检测结果,确定是否有同种抗体或冷自身抗体干扰。

**6. ABO 亚型鉴定** ABO 亚型也称变异型,该类型红细胞上 A 或 B 抗原呈弱抗原性,正反定型不符合 ABO 血型系统特点。常见的 A 亚型有 $A_2$、$A_3$、$A_x$、$A_m$、$A_{end}$、$A_y$、$A_{el}$ 等,B 亚型有 $B_3$、$B_x$、$B_m$、$B_{el}$ 等,AB 亚型有 $A_2B$、$A_3B$、$A_xB$、$AB_3$、cisAB 等。ABO 亚型的鉴定常用的试剂有抗-A、抗-$A_1$、抗-B、抗-H、抗-A,B 血清,$A_1$、$A_2$、B 型和 O 型红细胞。其特点为:

（1）ABO 亚型大多 H 抗原的抗原性增强，H 抗原强弱的次序为：$O > A_2 > B > A_2B > A_1 > A_1B$。

（2）$A_3$、$A_m$ 抗原与抗-A 及抗-A,B 的反应强度基本相似，$A_x$ 抗原与抗-A,B 的反应强度明显高于抗-A。

（3）$A_2$、$A_3$、$A_x$ 人体内偶可出现不规则抗-A（抗-$A_1$），$A_m$ 则没有抗-$A_1$。

（4）$A_3$、$A_m$ 分泌型人的唾液内可检出 A 及 H 物质，分泌型 $A_x$ 人体内只可检出 H 物质。

（5）$A_3$ 型鉴定时在肉眼和光镜下观察可见混合视野凝集。

**（二）RhD 血型鉴定及影响因素**

**1. 原理** Rh 血型系统是人类最为复杂的一个红细胞血型系统，在临床输血实践中其重要意义仅次于 ABO 血型系统。目前已发现的 Rh 血型系统抗原有 50 余种，涉及临床的主要有 C、c、D、E、e 五个抗原，其中 D 抗原的免疫原性最强，是引起临床输血不良反应的主要因素。因此，在临床输血中，常规需要做 D 抗原鉴定，当受检者红细胞上存在 D 抗原时，与抗-D 血清产生特异性的抗原抗体反应，出现红细胞凝集为 RhD 阳性，不凝集者为 RhD 阴性。

**2. RhD 血型鉴定方法**

（1）RhD 血型鉴定方法：临床常用的方法有玻片法、试管法、微量板法、微柱凝胶法等。目前大多数医院都使用微柱凝胶法，该方法简便快捷、准确度高。

（2）RhD 阴性确认试验：在进行 RhD 血型鉴定时，IgM 抗-D 检测为阴性时需进一步确认，即采用 IgG 抗-D 试剂进行间接抗人球蛋白试验。如果抗人球蛋白结果为阴性，即可判断该个体为 RhD 阴性；如果抗人球蛋白结果为阳性，那么该个体为弱 D 表型。

**3. RhD 血型鉴定的临床应用及意义**

（1）RhD 血型与临床输血的关系：正常人体内一般不存在 Rh 血型系统天然抗体，第一次输血时往往不会发现 Rh 血型不合。RhD 阴性受血者输注了 RhD 阳性血液后，可产生免疫性的抗-D，当患者再次输注 RhD 阳性血液时，会发生溶血性输血反应，严重者可危及生命。

（2）与妊娠及新生儿溶血病的关系：RhD 阴性妇女如孕育 RhD 阳性的胎儿，胎儿红细胞可通过胎盘进入母体，刺激母体产生抗-D。再次妊娠时该抗体可通过胎盘进入胎儿血液循环，破坏胎儿 RhD 阳性红细胞，造成新生儿溶血。

（3）弱 D 人群供血和受血的原则：作为供血者按照 RhD 阳性对待，其血液只能给 RhD 阳性受血者；作为受血者按照 RhD 阴性对待，只能接受 RhD 阴性血液。

# 三、抗体筛查和鉴定

受血者有输血史、妊娠史或短期内需要大量输血时应按相关规定进行意外抗体的筛查和鉴定，以便及时发现有临床意义的意外抗体，从而避免输血反应的发生。

**（一）概念**

红细胞血型抗体分为规则抗体和不规则抗体，不规则抗体也称为意外抗体。规则抗体指 ABO 血型抗体，其产生符合 Landsteiner 法则，即红细胞表面有 A 或 B 抗原，血清中就会存在相应的抗-B 或抗-A；意外抗体是指不符合 ABO 血型系统 Landsteiner 法则的血型抗体，即抗-A、抗-B 之外的血型抗体，但部分 ABO 亚型出现的抗-$A_1$ 等抗体，也称为意外抗体。它包括同种抗体和自身抗体，同种抗体是可与具有相应抗原的同种异基因红细胞发生凝集反应；自身抗体是指受血者免疫系统针对自身红细胞抗原产生的抗体，这类抗体不仅与自身红细胞凝集，也与多数异体红细胞发生凝集反应。

（二）意外抗体筛查方法

输血前对受血者血清/血浆进行抗体筛查,以发现具有临床意义的意外抗体。意外抗体可以是 IgM 类,也可以是 IgG 类。IgG 类抗体主要是经输血或妊娠等免疫刺激产生,在盐水介质中不能凝集而只能致敏表达相应抗原的红细胞,必须通过特殊介质才能使致敏红细胞出现凝集反应。因此意外抗体检测的方法必须包括盐水介质法和特殊介质检测法:如白蛋白介质法、低离子强度介质法、酶技术、抗人球蛋白试验、聚凝胺促凝技术和微柱凝胶试验等。除盐水介质法以外,其他方法可按抗体的血清学特性和实验的具体条件选择其中一种。

**1. 盐水介质法** 主要用于 IgM 类抗体筛查,该方法操作简单、成本低廉,但其灵敏度低,不易检测到弱凝集。

**2. 聚凝胺法** 是一种非特异性促凝手段,在使用时应注意以下几点:

（1）聚凝胺试验阳性时,应设抗人球蛋白试验对照。

（2）多特异型抗球蛋白抗原阳性会引起聚凝胺试验假阳性。

（3）聚凝胺会增强温自身抗体反应,可用盐水试验或间接抗人球蛋白试验做对照。

**3. 抗人球蛋白试验** 此法通过抗人球蛋白的桥联作用,能够使抗体致敏的红细胞发生凝集反应。抗人球蛋白试剂含有抗-IgG 和抗-C3d。一些意外抗体,如 Kidd 系统血型特异性抗体能够激活补体,抗-C3d 能与之结合。由于传统的抗人球蛋白试验操作繁琐、耗时长,且所需器材试剂复杂,很难在常规工作中普及。

**4. 酶介质法** 蛋白水解酶能使红细胞表面某些隐蔽抗原暴露,增强其对某些抗体的检出率。但不足是对一些抗原起破坏作用,如 M、N、S、Fy$^a$、Fy$^b$ 等,影响对这些抗体的检出。此法目前在临床已不常使用。

**5. 微柱凝胶法** 该方法是凝胶层析分子排阻技术和免疫学抗原抗体特异性反应技术相结合的产物,通过调节凝胶的浓度来控制凝胶间隙的大小,其间隙只允许游离红细胞通过,从而使游离红细胞与凝集红细胞分离。该方法具有敏感性高、特异性强、结果准确、易于观察和影响因素少等特点,是目前临床最常用的抗体筛查方法之一。

**6. 意外抗体筛查注意事项**

（1）抗体筛查结果全部阳性时,应进行"自身对照",排除自身抗体干扰。

（2）抗体筛查可以在交叉配血试验之前或与交叉配血试验同时进行,以便尽早发现具有临床意义的抗体,避免输血反应的发生。

（3）抗体筛查试验结果阴性并不意味着血液中无意外抗体。某些抗体有剂量效应,因实验条件和所用谱细胞不足而造成漏检。

（三）抗体鉴定

抗体筛查试验结果阳性,应做抗体鉴定试验,以确定其特异性。

**1. 自身细胞检查** 观察受血者血清与受血者自身细胞的反应情况,确定血清内是否有自身抗体或自身抗体和同种抗体两者同时存在。

**2. 谱细胞** 抗体鉴定中使用的谱细胞在试验中占有十分重要的位置。谱细胞是通过严格筛选确定,已知血型表现型的 8～12 人份 O 型红细胞,对这些细胞的要求比抗体筛选细胞更严格。谱细胞的功能必须具备能够检出常见抗体（如抗-D、抗-Jk$^a$、抗-E 等）及某些罕见抗体,所以不仅要求涵盖常见且具有临床意义的抗原,还要保证这些抗原在一组谱细胞的分布特点,以便在检测相应抗体时会出现不同的反应格局。另外,为了能从统计学上保证对抗体特异性的确认,每一种血型抗原最好在谱细胞上保持一定的阴性和阳性比例,使血清学检查的结果表现出客观规律性,而不是偶然的结果。一般用 Fisher 的正确估计概率的方法来计算各种阴性和阳性结合的可能性,1/20 的 P（可能性）值被认为是统计学上有效的、可以接受的值。

与谱细胞反应有明确结果，并且从反应格局可确定为单一抗体或无法确定为单一抗体时，可用排除法限定抗体特异性范围，并用吸收放散方法分离各种特异性抗体。当使用吸收放散法不能将抗体分离时，可考虑是联合抗体或类特异性抗体。

### （四）抗体筛查和鉴定的影响因素

**1. 抗体筛查和鉴定细胞的质量**　用于抗体筛查的试剂红细胞称筛查细胞。筛查细胞大多不包括低频率抗原，不能检出低频率抗原抗体。用于抗体鉴定的试剂红细胞称谱细胞，能鉴定大多数单一抗体和多种混合抗体，能区分复合抗体和混合抗体。细胞储存时，某些抗原变性，不能保证所有抗原阳性的细胞都与含有相应抗体的被检血清反应。由于人种的差异，对输血产生影响的意外抗体也有所不同，临床上很难找到完全覆盖所有抗原的筛查/鉴定细胞。因此在选择意外抗体筛查/鉴定细胞时，应符合本地区意外抗体分布的特点。

**2. 实验方法**　凝集试验的反应条件、检测凝集的方法、增强剂（低离子介质、白蛋白、聚乙二醇）的使用，都会影响到凝集反应的强度。

IgM 抗体在 4℃ 时凝集强度明显大于室温，37℃ 会有减弱。抗人球蛋白试验的敏感性大于聚凝胺试验，酶技术对 Rh、Kidd 血型系统的检出效果最好，但对某些抗原的破坏性比较大，如 M、N、S、$Fy^a$、$Fy^b$ 等，要考虑到可能造成的漏检。

**3. 抗体的特异性**

（1）抗体筛查试验为阴性，并不意味着被检血清中一定没有意外抗体，要结合临床资料进行分析，防止低亲和力和低效价抗体的漏检。如怀疑为弱抗体引起的溶血性输血反应或新生儿溶血病时，需增加血清与红细胞的比例重复进行试验。

（2）筛查细胞漏检 ABO 亚型抗体（如抗-$A_1$），若被检血清中存在抗-$A_1$，可以通过正反定型不符提示。

（3）有些抗体（如抗-$Le^a$、抗-$Jk^a$）在盐水介质中可溶解抗原不配合的红细胞，出现溶血现象。

（4）应在标本采集 48 小时内完成试验，放置时间过久，可能造成抗体减弱导致漏检。对补体依赖性抗体的检测不适于用血浆标本。

## 四、交叉配血试验

### （一）原理

除非极为紧急的情况，输血前患者（受血者）必须与献血者（供血者）进行交叉配血，即血液配合性试验。其目的主要是检查受血者血清中有无破坏供血者红细胞的抗体，保证受血者与供血者的血液间无可检出的不相配合的抗原、抗体成分。

完整的交叉配血试验包括：①复查受血者 ABO、RhD 血型；②查阅受血者既往血型记录，如与复查结果不符，立即分析原因；③复查献血者血型；④作交叉配血试验。

### （二）方法

**1. 主侧交叉配血**　受血者血清（浆）与供者红细胞反应，检测受血者体内是否存在针对供者红细胞的抗体。

**2. 次侧交叉配血**　受血者红细胞与供者血清（浆）反应，检测供者血液中是否存在针对受血者红细胞的抗体。

**3. 自身对照**　受血者红细胞与自身血清（浆）反应，以排除自身抗体、直接抗人球蛋白试验阳性及红细胞缗钱状假凝集等干扰试验结果的因素。

用于交叉配血的受血者血液标本应该是抽取后不超过 3 天的血标本，且试验前最好用生理盐水洗涤红细胞,以去除血清(浆)中的影响因素。此外,交叉配血反应体系均应在37℃孵育,以去除冷凝集素的影响。除了使用盐水介质法外,还应使用能检出意外抗体的方法,例如:抗人球蛋白试验、酶技术、聚凝胺法、低离子强度介质或其他合适的方法。

### (三)结果判读

**1. 抗体筛查阴性,交叉配血相容** 即试验结果均为阴性,可以发放血液。

**2. 抗体筛查阴性,主侧交叉配血不相容** 多考虑受血者或供血者的血型定型不正确,应复检血型,必要时需做 ABO 亚型鉴定;受血者血清中含有同种抗体,但筛选红细胞上无此抗原存在。

**3. 抗体筛查阳性,交叉配血不相容**

(1)自身对照阴性:受血者体内含有同种抗体,可进一步做抗体鉴定,同时对供血者血液做抗原鉴定,选择相应抗原阴性的血液重做交叉配血试验;如果抗体特异性无法确定,应选择交叉配血试验阴性的血液发出。

(2)自身对照阳性:受血者血清中可能含有自身抗体或同时存在意外抗体。

### (四)影响因素

(1)缗钱状形成:被检血清在室温和37℃,使红细胞出现了缗钱状假凝集,造成配血结果误判。常见于巨球蛋白症、多发性骨髓瘤、霍奇金病及其他表现为血沉加速的疾病。

(2)出现抗体筛查试验阴性和交叉配血结果阳性的现象,提示受血者血清中可能存在未检明的抗体。

(3)直接抗人球蛋白试验阳性,显示受血者或供血者血清中存在自身抗体。

(4)在被检血清中如含有溶血性抗体,则具有相应抗原的红细胞被溶解而不是凝集,此种情况下交叉配血结果应为阳性。如果血清中存在补体而导致溶血反应,血清应灭活后再做试验。

(5)红细胞不正确的洗涤和悬浮,使抗人球蛋白试验出现假阴性。

输血前检查试验是一项具有高度科学性和责任性的工作,输血科人员需要熟练掌握并灵活应用血型血清学试验的原理和技术,对于试验结果能够全面、细致地观察和分析,准确出具报告,才能使输血前检查工作成为受血者安全输血治疗的保障。

# 第二节 盐水介质试验技术

## 一、原 理

在盐水介质中,IgM 类天然抗体分子链较长可直接与含有相应抗原的红细胞结合,并呈现肉眼可见的凝集,但 IgG 类抗体则不具备这一特点。所以盐水介质试验仅能检出 IgM 类抗体,而无法检出 IgG 类抗体。

盐水介质试验常用于血型鉴定、血清中 IgM 类抗体的筛查和鉴定、盐水介质交叉配血等。该方法操作简洁快速,可在很短时间内对供、受者间血液是否相容得出初步结论,可为紧急抢救患者及时提供血液。

## 二、方 法

根据试验载体不同,主要有三种方法:①平板法;②试管法;③微孔板法。

**1. 平板法** 多应用于常规 ABO 血型和 RhD 抗原定型。此方法易于掌握,操作简便、快速,但工作环境和工作人员易被污染。如果未采用一次性耗材,清洗不彻底,会出现假阳性或假阴性结果。

**2. 试管法** 为定性方法,也可用于半定量试验,如测定抗体效价。试管法是输血前检查最常用的方法。可以根据试验设计加入不同的试剂量或被检标本量;也可根据温度设置,将试管放在不同的温度环境中进行抗原抗体反应;也可将试验过程中的标本进行洗涤操作等。其特点是操作简便、快速,方法易于掌握,结果准确、可靠。

**3. 微孔板法** 为定性方法。加样与观察结果参考试管法。

## 三、结 果 判 读

**1. 阳性结果** 红细胞出现凝集反应或溶血是阳性结果。

**2. 阴性结果** 红细胞呈游离的混悬状态是阴性结果。

**3. 溶血** 为阳性结果,与血液凝集具有同样重要的临床意义。有些血型抗体与红细胞表面相应抗原反应后,能够激活补体,引起红细胞溶解。具有这种性质的抗体称为溶血素。当补体不存在时,这些抗体往往凝集或致敏具有特异性抗原的红细胞。血型抗体中具有溶血作用的有抗-A、抗-B、抗-A,B、抗-I、抗-i 等。

**4. 凝集强度判定** 见表3-1。

表3-1 凝集反应判定标准

| 反应强度 | 现象 |
| --- | --- |
| + + + + | 一个大凝集块,背景清晰,无游离红细胞 |
| + + + | 数个较大凝集块,背景清晰,几乎无游离红细胞 |
| + + | 凝集块较小,背景稍浑浊,游离红细胞较少 |
| + | 细小凝集块,背景浑浊,游离红细胞较多 |
| ±(weak +) | 肉眼观察呈"粗颗粒"样,镜下可见细小凝集团 |
| − | 肉眼及光镜下红细胞呈游离状态,无凝集 |

## 四、注 意 事 项

1. 观察结果后应立即做好试验记录。

2. 如果做 ABO 血型鉴定,试验温度不要高于室温;如做交叉配血试验时,应注意室温控制在(22±2)℃以上,防止冷抗体引起凝集反应。

3. 要在光线良好的背景下观察凝集反应。

4. 因溶血和血液凝集都是阳性结果,所以观察结果首先看有无溶血,再看红细胞是否凝集;进行交叉配血实验时试管中发生溶血现象是配血不合,表明有抗原抗体反应,同时还可能有补体参与,必须高度重视。

5. 严格按照试剂说明书进行试验操作。

# 第三节 酶介质试验技术

## 一、原 理

红细胞膜表面的唾液酸带负电荷,使红细胞相互排斥,保持悬浮状态。某些蛋白水解酶可作用于红细胞表面的多糖链上,切断带有负电荷羧基基团的唾液酸,从而减少红细胞表面负电荷,缩短红细胞之间的距离,增强 IgG 抗体与红细胞表面抗原的凝集反应;酶还可以部分地改变红细胞表面结构,暴露出某些隐蔽抗原,使 IgG 类不完全抗体可以与酶处理的红细胞在盐水介质中发生凝集反应。

酶介质(enzyme medium)试验常用的酶有:木瓜蛋白酶、菠萝蛋白酶、无花果蛋白酶、胰蛋白酶、胰凝乳蛋白酶、链酶蛋白酶等,临床工作以木瓜蛋白酶和菠萝蛋白酶使用最多。酶介质试验对 Rh、Kidd 血型系统的检出效果最好,但对 M、N、S、$Fy^a$、$Fy^b$ 等抗原的破坏较为显著。

## 二、方 法

酶处理试验技术分为一步法和二步法。

在血清和红细胞反应体系中直接加入酶液促进血清中抗体与相应红细胞反应,引起特异性凝集,称之为一步法。该方法操作简便,但敏感性较差。

先用酶液消化红细胞后,洗涤去除酶液,增强红细胞抗原性,使不完全抗体与之发生反应,出现特异性凝集,称之为二步法。该方法操作步骤多,较为复杂,但敏感性强。

## 三、结 果 判 读

1. 阳性对照管凝集,阴性对照管不凝集,被检管出现凝集为阳性,不出现凝集判定为阴性。

2. 阳性对照管不凝集或(和)阴性对照管出现凝集,试验失败。分析原因,重新试验。

## 四、注 意 事 项

1. 每批酶试剂的条件要标化,否则会影响检测结果。

2. 酶试剂易失效,每批试剂要分装冻存,融化后一次使用。

3. 酶试剂的量应按照实验要求加入。量过少可能导致假阴性,量过多会导致红细胞自发凝集而产生假阳性。

4. 在酶的消化作用下,红细胞表面唾液酸发生变化,负电荷减少,使红细胞间的距离缩短,加强了某些血型系统的凝集强度;对一些抗原系统破坏较轻,不会影响凝集强度;对某些抗原的破坏性较大,如 M、N、S、$Fy^a$、$Fy^b$ 等,不宜使用酶法检测。

# 第四节 聚凝胺介质试验技术

## 一、原 理

聚凝胺(polybrene)是一种高价阳离子季铵盐多聚物,在溶液中有多个阳离子基团,溶解后能产生很多正电荷,可以中和红细胞表面的负电荷,使红细胞之间距离减少,能引起正常红细胞可逆性的非特异性聚集。在加入柠檬酸重悬液后,仅由聚凝胺引起的非特异性聚集会因电荷中和而消失。当红细胞上结合 IgM 或 IgG 类血型抗体时,在上述条件下,与红细胞紧密结合,出现特异性的凝集,此时加入柠檬酸重悬液则产生的凝集不会散开,呈现出肉眼可见的凝集现象。

聚凝胺法灵敏度高,可检出 IgM 和 IgG 类抗体,而且可以加快凝集反应的速度,操作时间较短,现已广泛应用于血型鉴定、抗体筛查和交叉配血试验。

## 二、方　　法

聚凝胺介质试验是临床输血科最常应用的方法。主要试剂有低离子介质、聚凝胺溶液及柠檬酸重悬液等。聚凝胺法抗体筛查是在加入待检血清/血浆和抗体筛查试剂红细胞后，再加入低离子介质，待室温混匀 1 分钟后加入聚凝胺溶液，离心后细胞会在试管底部形成凝块，然后加入柠檬酸重悬液恢复红细胞表面电荷，若为非特异性聚集，红细胞凝块在 1 分钟内散开，试验结果为阴性；反之，如依然为不同强度的凝块，试验结果判为阳性。

## 三、结 果 判 读

1. 阳性对照管凝集不消失，阴性对照管凝集消失，被检管出现凝集不消失判定为阳性，凝集消失则为阴性。

2. 阳性对照管凝集消失和(或)阴性对照管凝集不消失，试验失败。分析原因，重新试验。

## 四、注 意 事 项

1. 不能使用含柠檬酸钠和肝素的抗凝血液标本，因其对聚凝胺有拮抗作用，可能会产生假阴性。

2. 严格按照比例加样，观察非特异性凝集，60 秒内观察结果。

3. 聚凝胺对冷凝集有加强作用，有冷凝集的配血不宜选择此法。

4. 聚凝胺只能使正常红细胞发生凝集，对缺乏唾液酸的细胞(如 T 及 Tn 细胞)无作用。

5. 应用聚凝胺法交叉配血出现不相合时，要用抗人球蛋白试验重复。结果不一致时，以抗人球蛋白试验结果为准。

6. 本方法对 Kell 系统检测不理想。

# 第五节　抗人球蛋白试验技术

抗人球蛋白试验是由 Coombs 等于 1945 年发明的经典的血清学方法，又称为 Coombs 试验，主要用于检测 IgG、IgA 等抗体参与的抗原抗体反应，也可测定补体组分 C3、C4 片段参与的免疫反应，包括直接抗人球蛋白试验(direct antiglobulin test, DAT)和间接抗人球蛋白试验(indirect antiglobulin test, IAT)。DAT 用于检测在患者体内致敏红细胞的不完全抗体和(或)补体。IAT 用于检测血清中的不完全抗体，即在体外致敏人红细胞，再与抗人球蛋白试剂反应。

## 一、原　　理

抗人球蛋白试验主要用于检测血清中的不完全抗体和(或)补体。大部分 IgG 抗体与具有相应抗原的红细胞在盐水介质中能够特异性结合，但不发生肉眼可见的凝集反应，该类抗体称为不完全抗体。不完全抗体主要是 IgG 类，IgG 为 7S 的单体结构，分子量小，在盐水介质中只能致敏红细胞，不能出现可见的凝集反应；加入抗人球蛋白试剂后，后者的 Fab 片段与包被在红细胞上 IgG 的 Fc 片段结合，从而通过抗人球蛋白分子的搭桥作用而产生红细胞凝集，未被抗体致敏的红细胞不会发生凝集，因此采用此种方法能够检测出血清中是否存在不完全抗体。

有些不完全抗体只有在补体同时存在时，才能出现抗人球蛋白试验阳性反应，例如一些 Duffy 抗体不需要补体存在就能出现凝集反应，而另一些 Duffy 抗体只有在补体存在时才能出现凝集反应。

## 二、临床应用

DAT 在临床上主要用于胎母血型不合新生儿溶血病的诊断、免疫溶血性输血反应的调查、自身免疫性溶血性贫血（autoimmune hemolytic anemia，AIHA）的诊断及药物诱发型溶血病的诊断。

IAT 主要应用于血型鉴定、交叉配血、器官移植、妊娠所致免疫性血型抗体以及自身免疫性血型抗体的检出和鉴定。

## 三、抗人球蛋白试剂

抗人球蛋白试剂主要有多特异性和单特异性的区分，多特异性抗人球蛋白试剂主要含有抗-IgG 和抗-C3d，也可能含有抗-C3b、抗-C4b 和抗-C4d，以及抗-IgA 和抗-IgM 分子重链的成分。单特异性抗人球蛋白试剂主要含有某一种抗人球蛋白成分，例如抗-IgG、抗-IgA、抗-IgM、抗-C3d 等试剂。进行试验时应仔细阅读试剂使用说明书。

## 四、直接抗人球蛋白试验

患者体内若有与自身红细胞抗原不相合的不完全抗体存在，可使红细胞处于致敏状态，通过加入抗人球蛋白试剂，与红细胞上吸附的不完全抗体结合，在致敏红细胞之间搭桥，出现肉眼可见的凝集。

**1. 结果判读**

（1）阳性对照管凝集，阴性对照管不凝集，被检管凝集，判定为阳性。

（2）阳性对照管凝集，阴性对照管不凝集，被检管不凝集，需要做阴性确认后判定结果（无凝集的被检管中加入 IgG 抗-D 致敏红细胞后离心，出现凝集，判定阴性结果正确；否则可能是红细胞洗涤不充分而呈假阴性，必须重新试验）。

（3）阳性对照管不凝集和（或）阴性对照管凝集，结果不可信不能发出报告，分析原因后重新试验。

**2. 注意事项**

（1）抗人球蛋白血清应按说明书使用最适稀释度，避免出现前带现象而误判为阴性。

（2）结果判读时应转动拖拉，细胞扣摇散后，如肉眼未见凝集，应将反应物涂于玻片上，再在显微镜下观察确认阴性。

（3）如需进一步分析体内致敏红细胞的免疫球蛋白类型，可分别以抗-IgG、抗-C3d 单价抗人球蛋白血清进行试验。

（4）被检标本需用 EDTA 抗凝，避免出现假阳性；标本不宜久置，防止红细胞上已致敏的抗体游离到血浆中，造成假阴性或阳性程度降低。

（5）红细胞上抗体吸附太少可使直接抗人球蛋白试验呈现假阴性，如自身免疫性溶血性贫血和 ABO 新生儿溶血的标本。

（6）DAT 前红细胞需进行充分洗涤，以去除游离的球蛋白和补体，防止其中和抗人球蛋白试剂导致假阴性。洗涤后应立即检测。应使用室温生理盐水进行洗涤，如果采用更高温度的盐水如 37℃进行洗涤，可能使致敏在红细胞上的低亲和力 IgG 被洗脱下来。

**3. 意义** DAT 阳性可以是在体外形成的，也可以是在体内形成的，以体内形成为主。DAT 阳性的红细胞在体外偶尔会发生溶血，在体内则多半会受到免疫系统攻击而被破坏，其具体意义需要结合临床病情加以判断。

（1）单抗-C3d 阳性的意义：补体可在体内或体外致敏红细胞，可以是伴随抗-IgG 阳性一起出现,也可以单独出现,以下分析常见的几种情况下抗-C3d 阳性的意义。

1)IgM 抗体在体内激活补体:患血液冷凝集素疾病的患者,冷反应自身抗体在 32℃时也能够与红细胞抗原反应,因此红细胞可被自身冷抗体致敏,然后补体吸附到红细胞上,是否溶血决定于患者的免疫状态。未溶血的红细胞返回体内 37℃环境,冷抗体被释放到血液中,呈游离状态。但补体成分仍然牢固地吸附在红细胞上,存在于红细胞上的补体成分主要为 C3d 和 C4d。

2)IgM 抗体在体外激活补体:在体外检测红细胞时,单纯的抗-C3d 阳性常由具有冷抗体性质的 IgM 抗体造成的。1 个 IgM 抗体分子可使成百的补体结合在红细胞上,当 IgM 性质的冷抗体在体外较冷的环境下与红细胞结合,并激活补体,在较高的温度或反复洗涤中 IgM 抗体会从红细胞上脱落,但补体仍保留在红细胞上。

3)温抗体型自身免疫性溶血性贫血:DAT 阳性大约 10%~20% 是由 C3 单独引起的。此时在常规检测方法中检测不出 IgG、IgA 及 IgM 抗体,虽然部分标本红细胞有 IgG 包被,但数量有可能低于抗-IgG 试剂能够检出的最小量。

4)血浆内形成的免疫复合物能够很弱并非特异性地结合到红细胞上,引起补体包被。在免疫复合物解离后,只留下激活的补体继续附着于红细胞膜上,此时只有 C3d 能被特异性地检出。

(2)单抗-IgG 阳性的意义:单抗-IgG 阳性,说明红细胞表面致敏了 IgG 免疫球蛋白。确认致敏在红细胞上的 IgG 抗体的特性,常用的方法是选择合适的放散方法,将 IgG 抗体从红细胞上放散下来,然后进行抗体鉴定。以下是按照放散液中 IgG 抗体特性的不同,分别说明 IgG 阳性的意义。

1)自身抗体:如果从患者红细胞上放散下来的抗体与谱红细胞出现阳性反应,同时患者不是新生儿,在 4 个月内也无输血史,则该抗体可以确认为自身抗体,患者很可能患有自身免疫性疾病。该自身抗体与一组谱红细胞反应,会出现较为一致的凝集强度,此种情况下一般难以确认抗体特异性。

2)类同种特异性自身抗体:偶尔某些自身抗体在与谱红细胞反应时,与某些细胞反应较强,与另外一些细胞反应较弱。对照谱红细胞抗原列表(细胞谱)分析,可见该抗体似乎包含了某种类似同种抗体的特异性。用吸收放散试验可以证明,该抗体不是自身抗体和同种抗体的混合物,它仍然是一种自身抗体,只是该自身抗体具有某些特异性,类似同种抗体的特点。

3)同种特异性抗体:在新生儿溶血病、免疫性溶血性输血反应的病例中,往往能从红细胞放散液中检测到同种特异性抗体。当我们明确了这些抗体的特异性后,就会选择合适的血液对患者进行输血治疗。

4)药物抗体:有时直接抗人球蛋白(IgG)试验明显阳性的红细胞,其放散液与谱红细胞不发生反应。这种情况提示抗-IgG 阳性很可能是药物抗体引起的,应结合临床用药情况,作出判断。

## 五、间接抗人球蛋白试验

用已知抗原的红细胞检测受检者血清中相应的不完全抗体,或用已知的不完全抗体检测受检者红细胞上相应的抗原。在 37℃条件下孵育,若被检血清或红细胞有对应的不完全抗体或抗原,抗原抗体作用使红细胞致敏,再加入抗人球蛋白试剂,与红细胞上不完全抗体结合,出现肉眼可见凝集。

**1. 结果判读**

(1)阳性对照管应呈现凝集反应,阴性对照管未呈现凝集反应,被检管呈现凝集反应为阳性结果,表示被检者血清内含有抗体。如果自身对照管无凝集反应(阴性结果),则检出的抗体可能为同种抗体;如果自身对照管有凝集反应(阳性结果),则该抗体可能为自身抗体,或同时存在红细胞同种抗体。如果被检管结果阴性,表示被检者血清中未被查出意外抗体。

(2)阳性对照管不凝集或(和)阴性对照管出现凝集,试验失败。分析原因后重新试验。

**2. 注意事项**

(1)如果被检抗体弱,有时需要用低离子液配制红细胞悬液,增强抗原抗体反应;如果被检抗体为补体依赖性抗体,则必须加入新鲜正常 AB 型血清,使用多特异性抗人球蛋白试剂血清。

(2)红细胞应充分洗涤,避免残留抗体部分中和抗人球蛋白试剂而产生假阴性,洗涤过程防止交叉污染。

(3)应根据试验目的选择单特异性或广谱的抗人球蛋白试剂。不同厂家的抗人球蛋白试剂差异较大,使用前应先进行标化,选择最适稀释度,稀释后用于试验。

(4)致敏时间:30~60 分钟,不超过 90 分钟。

## 六、抗人球蛋白试验的影响因素

**1. 抗体亲和力** 亲和力常数越高,抗原抗体反应致敏阶段的抗体水平越高。对实验室的具体实验来说,其条件设计是在平衡状态下,要求和细胞结合的抗体量最大,以利于抗原或抗体的检测。

**2. 孵育时间和温度** IgG 抗体最适反应温度是 37℃,补体致敏的最适温度也是 37℃。温度如果较低,抗体与抗原结合量将减少;温度过高时,抗原抗体变性。红细胞悬浮于生理盐水中,37℃孵育 30~60 分钟,能检出多数临床上的重要抗体。

**3. 离子强度** 悬浮红细胞的溶液可以是生理盐水、低离子强度溶液、白蛋白或血清。如果红细胞悬浮在单纯的低离子强度溶液中,将增强抗体的结合作用,孵育时间将缩短到 15~30 分钟。

**4. 抗原、抗体比例** 通常情况下,增加抗体量可增强反应体系的敏感性。在红细胞血清学试验中,常用的比例是 2 滴血清对 1 滴 2%~5% 的红细胞悬液。如果加大血清量到原血清量的 10 倍,可以发现在标准实验条件下未检测出的抗体,特别是调查溶血性输血反应时,可以试用此方法。

**5. 洗涤** 为使结合到红细胞上的抗体不因洗涤而损失,要尽可能缩短洗涤时间。每次洗涤要尽可能完全倒掉盐水,每次加盐水要充分悬起红细胞,最好用急流方式加盐水。洗完红细胞后,应立即加入抗人球蛋白试剂血清。因为结合在红细胞上的 IgG 可以脱落,游离在液体介质中,一方面会降低红细胞的凝集强度,另一方面游离 IgG 会抑制抗人球蛋白试剂血清的活性。

**6. 体外补体致敏** 在 DAT 试验的判读中,C3 阳性往往并不代表患者体内的情况,C3 成分可以因血样采集和保存因素的影响而致敏在红细胞上。常见的过程是血液采集后置于较冷的环境中,血液中的冷抗体结合在红细胞上,导致补体系统激活,使红细胞表面存在 C3 成分。要尽量避免这种情况发生,最有效的方法是将血液标本直接采集到 EDTA 抗凝管中,足量的 EDTA 可以完全地螯合血液中的 $Ca^{2+}$,从而阻断补体系统活化过程。

**7. 红细胞自身凝集** 少部分患者红细胞有自身凝集倾向,例如患者体内存在常温下具有活性的冷抗体时,红细胞经过洗涤后仍可能在离心后出现凝集。为避免自身凝集造成抗人球蛋白试验出现假阳性结果,需要在试验中加入盐水对照试验,即将患者红细胞经充分洗涤后直接离心观察结果,如果盐水对照出现阳性,则直接抗人球蛋白试验不可能得出可靠的结果。

# 第六节 微柱凝胶介质试验技术

## 一、原 理

微柱凝胶介质试验技术是分子筛技术和免疫学技术相结合的产物,其实质是一种红细胞膜抗原与相应抗体在微柱管中利用凝胶介质的凝集反应。该技术基于游离红细胞和凝集红细胞是否能通过特殊结构的凝胶介质,从而使不同状态的红细胞得以分离这一原理进行。

特定配比的葡聚糖凝胶分装于特制的微柱中,其上层为"反应池"(红细胞抗原与相应抗体结合区),下层为"分离池"。在一定的离心力作用下,未与抗体结合的游离红细胞因体积小而能够通过凝胶层,沉淀于底部,形成"细胞扣",即是阴性反应;与特异性抗体结合或凝集的红细胞因体积大被凝胶阻滞不能通过凝胶层,留于凝胶介质的顶部或悬浮于凝胶中,即是阳性反应。

## 二、适 用 范 围

根据试验目的不同,微柱凝胶介质试验分为中性胶(不含抗体,相当于试管的作用)、特异性胶(含特异性抗体,如抗-A、抗-B,可进行 A、B 抗原检测)和抗人球蛋白胶(含抗人球蛋白,可进行 IgG 类抗体的检测),分别用于不同的血型血清学试验。临床多应用于抗人球蛋白试验、ABO 血型正/反定型、交叉配血及其他血型系统抗原检测。

## 三、结 果 判 读

1. 若红细胞沉淀在凝胶柱管底,判读为阴性。
2. 若红细胞沉淀在凝胶柱中部或凝胶之上,判读为阳性。

## 四、结 果 分 析

**1. 假阳性反应** ①未完全去除纤维蛋白原的血清标本在凝胶中形成纤维蛋白,阻碍红细胞沉降而悬浮于凝胶中或凝胶表面,造成假阳性;②抗凝剂不足或不含抗凝剂的血浆标本常常易出现假阳性;③标本被细菌污染致使红细胞浮于胶中或胶表面;④实验室温度较低时,因凝胶颗粒活动减少,单个红细胞穿过时困难,易出现假阳性结果。

**2. 假阴性反应** ①抗原或抗体过少、过弱;②抗原或抗体比例不当;③离心力过大时,容易使弱阳性成为阴性格局;④未加入抗体等人为试验错误。

**3. 溶血反应**

(1)试验操作错误或标本本身存在问题:①反应液是低渗透压溶液;②温度过低或过高;③红细胞或抗体被细菌等污染;④其他可能使红细胞破坏的理化因素。

(2)红细胞抗原抗体反应:①红细胞抗原与特异性抗体结合,激活补体,作用于红细胞膜使之破裂溶血;②红细胞抗原与特异性抗体结合,未激活补体,但受到血清中其他因子作用而溶血。

## 五、注 意 事 项

1. 微柱凝胶卡必须室温保存,试验前应离心,避免卡中的凝胶在运输途中导致胶质不均匀、胶面不整齐或产生气泡。
2. 试验中一定设阴性对照。
3. 操作中应先向反应腔内先加入红细胞,再加入被检血清或试剂血清。

4. 微柱凝胶介质试验如果抗原抗体反应时间较短,有可能难于鉴别或漏检某些 ABO 亚型抗原。微柱凝集试验技术不适合于 DAT 阳性的红细胞样本和酶处理的红细胞样本的检测。

5. 微柱凝胶介质中出现溶血现象,提示为红细胞抗原抗体阳性反应,也不排除其他因素造成的溶血,因此对标本一定要认真分析,重新试验。

# 第七节　吸收放散试验

红细胞上的抗原可吸收血清中的相应抗体,在适当条件下可发生凝集或致敏,观察吸收前后抗体的效价可证明红细胞上有无相应抗原及其强度。这种抗原抗体的结合具有可逆性,如改变某些物理条件,抗体可以从红细胞上放散出来,通过检测放散出来的抗体,以诊断抗体的种类与性质。这种方法称为吸收放散试验。

根据试验目的不同可采取不同的方法,有时吸收放散是一个试验,有时是独立的两个试验。需要注意的是,检测 IgM 抗体时应使用冷吸收、热放散,检测 IgG 抗体时应在 37℃吸收、乙醚放散。

## 一、吸　收　试　验

### (一)原理

待检血清抗体加入已知抗原的红细胞,或待检抗原红细胞加入已知效价的特异性抗血清,产生抗原抗体反应,离心后分离经过抗原吸收的血清。将吸收前与吸收后的血清用生理盐水作倍比稀释并测定其效价差异,若吸收后的血清效价低于吸收前,证明待检血清中含有与已知红细胞抗原对应的抗体,或待检红细胞与加入的已知抗原的红细胞血型相同。

冷抗体在 4℃反应最强,即自身抗体用自身红细胞吸收,同种抗体用对应红细胞吸收。温抗体的吸收通常采用酶处理后的红细胞在 37℃孵育。IgM 抗体通常在 4℃条件下比 22℃或 37℃更容易被吸收,且容易被完全吸收;IgG 类抗体通常在 37℃的吸收效果最好,但难以完全吸收;某些酶增强的抗体如 Rh 抗体,可用酶处理红细胞后进行吸收。

### (二)临床意义

1. 应用于 ABO 亚型鉴定,全凝集或多凝集红细胞的定型以及某种原因引起的红细胞血型抗体减弱时的定型。

2. 可结合放散试验鉴定抗体特异性,探明是单一抗体、混合抗体或复合抗体,是何种免疫球蛋白,是否为冷凝集素。

3. 可在多种抗体中通过吸收试验去除某种不需要的抗体,保留某种需要的抗体的特异性,达到获取单一特异性抗体的目的。

### (三)注意事项

1. 抗-A、抗-B 血清要标化,效价不宜过高,否则抗血清被亚型红细胞吸收后,效价下降不明显,难以判断结果。

2. 洗涤红细胞制成压积红细胞时应尽量除尽盐水,以免抗血清被稀释。

3. 根据抗原抗体反应的最适温度来决定吸收试验的温度。ABO 系统以 4℃或室温为宜,Rh 系统以 37℃为宜。

4. 冷自身抗体吸收时需采集两份样本,一份为抗凝样本,应置于 37℃水浴箱备用,避免冷抗体吸附于红细胞表面;另一份为不抗凝标本,分离血清后备用。

5. 自身抗体如果用 O 型红细胞进行吸收试验,吸收后的血清可用于 ABO 血型鉴定,但不宜用于抗体筛查和交叉配血。因为随机 O 型红细胞有可能会吸收同种抗体,必须用自身细胞吸收后才能用于抗体筛查和交叉配血。

# 二、放散试验

## （一）原理

放散试验是把结合到红细胞膜上的抗体解离下来,用于其他目的。通过放散试验获得的含有或不含有抗体的溶液称为放散液。放散试验的目的是需要得到红细胞上致敏的抗体或没有抗体吸附的红细胞,前者是得到抗体,用于进一步鉴定;后者是得到红细胞,用于血型鉴定和交叉配血。基于目的不同,放散试验的方法有很多种,主要有热放散技术、乙醚放散技术、磷酸氯喹放散技术、冻融放散技术、柠檬酸放散技术、氯仿/三氯乙烯放散技术、二甲苯放散技术等。下面介绍两种主要方法。

## （二）热放散技术

抗原抗体反应必须在合适的温度中进行,一般以 15～40℃ 为宜,将反应温度提高到 56℃,抗体就会从红细胞膜解离到放散液中。热放散技术操作简便、实用,临床具有广泛的应用范围。热放散既可以获取放散液,也可以用于获取没有抗体附着的红细胞;既可以针对盐水反应性抗体(IgM 类),也可以针对 IgG 类抗体;既可针对冷抗体,也可针对温抗体。

**1. 适用范围**　常用于 ABO 抗体的放散,例如新生儿溶血病试验。

**2. 方法**　试验细胞(吸收后的红细胞或已致敏的红细胞)用生理盐水洗涤 3 次制成压积红细胞,与等体积生理盐水或 3% 牛血清白蛋白缓冲液混匀,56℃水浴不断振摇 10 分钟,最短时间内分离上清液,检测放散液中抗体。

**3. 注意事项**

(1)放散时应严格注意温度和时间,温度过高,抗原抗体变性;温度过低,抗体从红细胞上解离不完全。特别注意的是离心过程中容易因温度低使已被放散出的抗体再次结合到红细胞上,因此要使用经过预热的离心杯。

(2)检测末次洗涤液中是否有残存抗体,判定洗涤是否充分。如果末次洗涤液中检出了残存抗体,应继续洗涤。

(3)放散液中抗体易变性,故应立即进行鉴定。如果需保存,应在放散液中加入 AB 型血清或牛血清白蛋白。

(4)如需要检测放散后的细胞血型,最好用 45℃ 代替 56℃,孵育时间延长至 15 分钟,可预防细胞溶血。

## （三）乙醚放散技术

乙醚为有机溶剂,可以破坏红细胞膜,解离 IgG 抗体,该方法制备的放散液,抗体回收率较高。但是,由于乙醚的可燃性、毒性和致癌性使其在临床中的应用受到了限制。

**1. 适用范围**　主要用于红细胞上各种 IgG 类抗体的检测。适用于解离红细胞上致敏的 Rh 抗体;放散液可用于特殊情况下的配血。

**2. 方法**　试验细胞(吸收后的红细胞或已致敏的红细胞)用生理盐水洗涤 3 次制成压积红细胞,与生理盐水、乙醚按照 1:1:2 的比例混匀,上下颠倒混匀 10 分钟,高速离心 3 分钟。离心后可见溶液分为三层:最上层是乙醚,中层是红细胞基质,下层是含有抗体的放散液。将下层深红色放散液移入另一试管中,置 37℃ 孵育 30 分钟除尽乙醚。再次高速离心,最短时间内分离上清液,检测放散液中存在的抗体。

**3. 注意事项**

(1)乙醚蒸发时应防止放散液溢出。

(2)乙醚放散液中抗体的检测最好使用抗人球蛋白技术,因为其放散液呈深红色,会影响其他检测技术对红细胞凝集的观察。

## 三、临床意义

**1. 鉴定存在于红细胞上的弱抗原**　例如在 ABO 亚型鉴定中,红细胞上的 ABH 抗原有时很弱,可能与相应试剂血清反应后未出现明显凝集反应。经过吸收放散后,测定放散液中的抗体,可以确定红细胞上带有的抗原。

**2. 分离、鉴定混合抗体**　当血清中存在多种血型抗体,并要求鉴定抗体特异性时,可以利用吸收放散试验将抗体分离开来,并分别加以鉴定。

**3. 除去血清中不需要的抗体**　当存在冷抗体、自身抗体或抗血清试剂中混有其他特异性抗体时,可以利用吸收试验除去这些不必要或干扰试验的抗体。

**4. 浓缩低效价抗体**　当血清抗体效价很低,可以利用吸收放散试验浓缩抗体。如利用红细胞膜做吸收放散试验可以浓缩低效价的抗血清,使之成为可利用的试剂。

**5. 鉴定血清中特异抗体**　用已知抗原红细胞吸收抗体,有助于鉴定、核实该抗体的特异性。

6. 利用吸收放散技术鉴定新生儿溶血病和免疫性输血反应的抗体。

7. 研究鉴别免疫性溶血性贫血的抗体。

# 第八节　凝集抑制试验

人类血型抗原除存在于红细胞膜上,部分还以游离形式存在于血浆、唾液等体液中,称为可溶性血型物质,如 ABH、Lewis、I、P1、Chido、Rodger 等。这些可溶性的血型物质与对应的血型抗体结合,可中和该抗体,使该抗体凝集对应红细胞的能力受到抑制,称为凝集抑制试验。

凝集抑制试验主要应用于鉴定存在于体液中的可溶性血型物质,利用这些血型物质可以结合相应抗体的性质,再用红细胞检测抗体是否被中和,以显示相应血型物质的存在。将被检标本与已知效价的试剂血清(抗体)一起孵育,如果存在相应可溶性抗原,就会与抗体结合,结合程度因被检标本中抗原活性强度的不同而异,即根据抗原活性不同,孵育后的血清抗体效价可能明显降低,亦可能轻度减少。

## 一、唾液中可溶性 ABH 血型物质的检测

### (一)原理

大约 78% 的个体具有 *Se* 基因,其控制产生可溶性 ABH 抗原的分泌腺体,这些分泌的 ABH 抗原能够进入除脑脊液以外的所有体液中。因此,近 80% 的人体液中可检出 ABH 抗原物质,称为分泌型;20% 的人体液中不存在 ABH 抗原物质,称为非分泌型。A 型分泌型人唾液中含有 A 型物质,B 型分泌型人唾液中含有 B 型物质,O 型分泌型人唾液中含有 H 型物质,AB 型分泌型人唾液中含有 A 及 B 型物质,H 物质在 A、B、O、AB 四型分泌型唾液中均存在,O 型人含量最多。

### (二)适用范围

最常用的是鉴定唾液中的 ABH 和 Lewis 抗原。常用于 ABO 血型鉴定的辅助试验。

### (三)方法

该试验需特别注意抑制物处理及抗体标化步骤,这是试验结果准确的先决条件。抑制物处理一般收集被检者漱口后自然流出的唾液 5 ~ 10ml,煮沸 10 分钟除去其中的蛋白酶。抗体标化是将抗体通过倍比稀释,找出可凝集红细胞至( + + + )的最高稀释度,并按该稀释度进行稀释。这一稀释度可明确显示抗体是否被中和,又能最大限度地显示从完全中和到

完全不能中和的过程。例如血型物质被倍量稀释后,加入标化的抗体与之反应,就可以看到红细胞的凝集从(＋＋＋)~0的明显变化过程。

如果试验要在几小时内完成,可将样品于4℃冷藏。若试验不能在一天完成,需将标本保存于－20℃。冻存标本的活性可保持数年。

### (四)结果分析

1. 阴性对照管的凝集强度一般应为(＋＋＋)~(＋＋＋＋),阳性对照管凝集强度应为(－),盐水对照管凝集强度应大于相应的唾液测定管。

2. 在三排试管中任何一管红细胞不凝集,均表明被检唾液中存在相应的血型物质。

3. 确定唾液中有分泌型血型物质后,如果第一管中含有较高浓度的血型物质,能够完全中和加入的标化抗血清,致使加入的相应红细胞呈阴性反应,那么稀释后的效价管可导致红细胞出现凝集,出现血凝第一管的前一管唾液稀释倍数的倒数为该唾液中血型物质的凝集抑制效价。

4. 指示细胞与抗体发生凝集反应,说明唾液中不含相应抗原;指示细胞与抗体不发生凝集反应,说明唾液中含相应抗原;盐水对照管加入指示细胞,应与抗体结合出现凝集反应,若无凝集,则本次结果无效,需按上述步骤重新做试验。

### (五)注意事项

1. 用已知分泌型或非分泌型者的唾液做对照。检测ABH抗原时可使用鉴定为 *Se* 和 *sese* 人的唾液;检测Lewis抗原时,使用Le(a＋b－)或Le(a－b＋)人的唾液作为阳性对照,用Le(a－b－)人的唾液作为阴性对照。

2. 若唾液在加热前没有先离心去除沉淀,则可以从任何可能存在的细胞释放H物质,导致非分泌型出现假阳性。

3. 应同时做盐水对照试验避免弱分泌型漏检,比较两者的凝集强度。

4. 抗血清应标准化校正后使用,否则易出现假阳性或假阴性。

## 二、P1、I等血型抗原凝集抑制试验

### (一)原理

当需要确定某些被检血清的抗体特异性时,可用已知血型物质辅助鉴定。如怀疑血清中含有抗-P1时,可用商品化的P1血型物质来确认。

### (二)适用范围

用已知血型物质测定未知抗体的特异性。

### (三)实验方法

**1. 抑制物制备**

(1)P1物质可从包虫囊液体和鸽或斑鸠的卵类黏蛋白中提取。首先冷冻包虫囊液体72小时,灭活包虫头节,再用缓冲液滴定确定优选效价,－20℃储存备用。

(2)I物质可从人乳汁中获得。人乳汁煮沸10分钟后离心,尽可能去掉脂肪,－20℃储存备用。

(3)Sd$^a$物质来源于豚鼠尿液。豚鼠尿液经缓冲盐溶液透析后,－20℃储存。

**2. 方法**　在2只标记好的试管各加50μl待检血清,其中一管加等体积的血型物质,另外一管加等体积的生理盐水作为对照管,轻轻振摇试管,室温孵育15分钟。在两支试管中分别加入50μl标化的试剂红细胞,静置15分钟,离心15秒,观察结果。试验同时设盐水对照(用盐水代替待检物质)、阳性对照(不加待检物质)和阴性对照(用已知阴性分泌型或非分泌型唾液)。

**（四）结果分析**

1. 若对照管凝集而试验管无凝集，说明被检血清中含有该特异性抗体。

2. 若对照管和试验管都发生凝集，说明被检血清中无该特异性抗体或其浓度过高，血型物质仅部分中和其活性，或由于血清中存在其他抗体与试剂红细胞发生反应。

3. 若对照管和试验管均不发生凝集，说明被检血清中该特异性抗体浓度很低，加入相应血型物质或生理盐水使其稀释，导致凝集活性消失。

**（五）注意事项**

1. 血清体积要足够进行抗体鉴定或相容性试验。

2. 若使用商品化试剂，抑制物和血清的比例严格按照说明书要求。

### 三、其他组织中血型物质的检测

人体体液中的血型物质仅见于分泌型个体，而人体的血管内皮细胞、消化道组织切片均含有 ABH 抗原，与分泌状态无关。在人的毛发、骨骼、血管内皮、食管上皮、胃、空肠、阑尾、胆囊的黏膜上皮细胞、黏膜腺上皮及黏液腺体、肾小球血管及肾远曲小管上皮细胞、膀胱、输尿管、肾盂黏膜的移行上皮中均含有与红细胞相同的血型物质，因此可利用它们进行凝集抑制试验以鉴定 ABO、MN 等血型，此方法常见于司法鉴定及考古鉴定。

## 第九节　红细胞血型分子生物学检测

红细胞血型抗原的表达受基因调控，红细胞血型抗原表型的多样性是基因多态性的具体表现，通过对遗传物质的分析而间接推断出红细胞血型抗原表型的方法称为红细胞血型基因检测。随着分子生物学技术的发展，检测基因结构和突变的方法不断涌现，尤其是聚合酶链反应（polymerase chain reaction，PCR）技术问世后，各种与 PCR 相结合的检测技术进一步推动了基因研究的发展。分子生物学技术应用于红细胞血型的检测，使红细胞血型分析的技术飞跃到了一个崭新的阶段。

### 一、红细胞血型分子生物学检测技术

利用 DNA 序列的特异性来间接区分等位基因这一基本方法，红细胞血型分子生物学检测的方法有多种，包括 PCR-序列特异性引物（PCR-sequence specific primer，PCR-SSP）、PCR-限制性片段长度多态性（PCR-restriction fragment length polymorphism，PCR-RFLP）、PCR-序列特异性寡核苷酸探针（PCR-sequence specific oligonucleotide probes，PCR-SSOP）、PCR-单链构象多态性（PCR-single strand conformation polymorphism，PCR-SSCP）、PCR-反向点杂交（PCR-reverse dot blot，PCR-RDB）、PCR-DNA 测序、基因芯片及 PCR 指纹图等。

**1. PCR-SSP** 　即序列特异引物引导的 PCR 反应。根据不同类型核心序列关键几处碱基的差异设计一系列具有等位基因序列特异性的引物，从对应类型的核心序列起始扩增，直接扩增具有各种序列差异的等位基因特异性片段。由于该型核心序列是串联重复形式，引物可以与每一个核心序列结合，串联重复数不同的同一种核心序列距公共引物的距离不同，由此可以产生出大小不同的阶梯状扩增片段。这些 PCR 产物经电泳分离，银染显示，呈现为不同的阶梯状扩增片段图谱。如果目的基因多态性的序列清楚，对 PCR-SSP 产物进行分析便可判定样本的基因型。该方法具有操作简便、结果直观等优点。

**2. PCR-SSOP** 　即序列特异性寡核苷酸探针引导的 PCR 反应。根据目的基因的突变或多态性设计、合成与等位基因互补的寡核苷酸探针，以放射性核素或者异羟基洋地黄毒苷元、辣根过氧化物酶等非放射性核素标记，与 PCR 产物即目的 DNA 片段杂交。如果目的

DNA与已知核苷酸序列并标记放射性核素或非放射性核素的探针互补(A—T、G—C),则两者结合,通过放射显影或酶底物显色,便可分析被检标本的突变或多态性。该方法操作简便,结果容易观察。

**3. PCR-SSCP** 即单链构象多态性PCR。根据不同构象的等长DNA单链在中性聚丙烯酰胺凝胶中的电泳速度变化来检测基因变异。PCR产物经热变性和甲酰胺处理后保持单链状态并自身折叠形成具有一定空间结构的构象,相同长度的DNA单链基因其碱基序列不同,甚至单个碱基不同,会形成不同构象,在不含变性剂的中性聚丙烯酰胺凝胶中的电泳速度也不同。比较不同样本的PCR-SSCP,可以分析基因的碱基缺失或碱基替换,也可以检测已知的点突变及未知点突变或新的点突变。如果将被检标本的PCR-SSCP图谱与一组已知DNA序列的等位基因标准品SSCP图谱比较,便可判定其基因型。该方法简便、快速、灵敏,不需要特殊的仪器。

**4. PCR-RFLP** 即限制性片段长度多态性PCR。用PCR扩增目的DNA,扩增产物再用特异性内切酶消化切割成不同大小的片段,直接在凝胶电泳上分辨。不同等位基因的限制性酶切位点分布不同,产生不同长度的DNA片段条带,从而分析被检标本的多态性。此项技术大大提高了目的DNA的含量和相对特异性,而且分型明确,重复性好。

**5. PCR-RDB** 即反向点杂交PCR。其原理与PCR-SSOP基本相同,即通过寡核苷酸探针与PCR产物的杂交结果分析等位基因的多态性。与PCR-SSOP操作过程不同的是,先将一组等位基因探针固定在尼龙膜上,然后再将PCR产物与其杂交(即"反向"的含义)。PCR-RDB的实验操作比PCR-SSOP简易。

**6. PCR-DNA测序** 其原理简单来说就是DNA合成分为4组体系,每一组体系中除了4种普通的脱氧核糖核苷酸dNTP外,还分别加入少量某一种双脱氧核糖核苷酸ddNTP。DNA链不断合成和偶然终止,产生了一系列的4种长短不一的核苷酸链。由于在4组合成体系中,都有不同的一种dNTP被放射性核素标记过,4组体系同时做聚丙烯酰胺电泳,放射自显影技术可分辨出合成的DNA序列中哪怕仅一个碱基的变异。用4种不同颜色的荧光标记,一个体系中就可以完成系列反应,最后以4种不同颜色的波峰表现出来。用荧光染料作为标记物安全、便于检测,具有操作简单、个体识别能力强、结果准确和直观的优点。

**7. 液相芯片法** 又称悬浮点阵技术、xMAP(即灵活的多元分析平台)、多元流式荧光微球检测技术。液相芯片的反应体系主要由荧光微球、固定在荧光微球上的捕获分子、与捕获分子特异性结合的待检分子以及最后的报告分子组成。包被于微球上的捕获分子若为抗原或抗体,便可检测蛋白质;若包被核酸探针,便可检测核酸。液相芯片在生物检测及分析领域具有显著优势,具有通量大、敏感性高、特异性强、重复性好、灵活性大、应用范围广、方便、省时、经济的优点。

## 二、分子生物学技术在红细胞血型检测中的应用

目前,血型分子生物学技术尚无法取代血型血清学方法,但是该技术已开辟了人类血型检测的新纪元,并将越来越多地应用于血型鉴定工作中。

**1. 疑难血型鉴定** 红细胞血型鉴定正确是安全、有效输血的前提。由于血清学方法是通过检测血型抗原和抗体来确定,常规采用单克隆或多克隆抗体与红细胞凝集试验进行测定,疑难者再进行吸收放散试验、唾液定型等来判断,因而红细胞凝集强度的判断会因实验室条件不同和判断标准的掌握不一致而导致漏检或误判。同时由于血型血清学技术的局限性,致使一些疑难标本难以及时、准确的判定。在特殊情况下,如ABO亚型、RhD变异体、红细胞被抗体致敏或多凝集、疾病干扰、血型特异性物质过高等血型不易鉴定时,基因分型是正确鉴定血型不可缺少的辅助手段。

**2. 发现 ABO 血型新等位基因**　如 ABO 血型等位基因 *O61*，ABO 血型新等位基因（*B112*、*CisAB06*）。

**3. 对于 *ABO* 基因突变的研究**　已有不少报道发现一些新的单核苷酸点突变，初步揭示出中国人群 *ABO* 等位基因有着自己的特点。如汉族人群 A 型以 *A102* 占优势，未发现 *O03* 等位基因，而 *O02*（*01*）基因较为常见以及类孟买血型个体 *FUT1* 基因突变的发现。

**4. 新生儿溶血病（HDFN）的辅助诊断**　以母亲外周血细胞或血浆 DNA 预测胎儿血型，鉴定父亲 *RhD* 或 *ABO* 基因是纯合子或杂合子等能够预测新生儿溶血病的发生概率。

**5. 某些疾病的病理研究**　如探寻 Duffy 血型基因与间日疟原虫侵袭红细胞或 HLA-B27 与强直性脊椎炎关联的分子机制。

**6. 法医个体识别**　如血样表型同为 A 型时，一基因型为 *AA*，另一为 *AO*，则显示为非同一个体。

应用分子生物学技术，使血型分析更加精细，并发现了更多的血型多态性。分子生物学技术与传统的血清学技术比较，优点是试剂由化学合成、易于获得和标准化、取材容易、无需新鲜血样而仅需微量样品等，现已成为血清学方法的竞争者和互补者。对小量含 DNA 的任何组织样品，用分子生物学分型技术对红细胞抗原的基因型作鉴定，不受血清中自身抗体、意外抗体以及疾病影响，对保证安全输血有着重要意义。

（穆士杰）

---

**本章小结**

输血前检查的目的是确保受血者的血液输注准确、安全、有效，主要包括 ABO 血型和 RhD 血型鉴定、抗体筛查和鉴定、交叉配血试验等。

盐水介质试验主要用于 IgM 类抗体的检测，酶技术对 Rh、Kidd 血型系统的检出效果最好，但对 M、N、S、$Fy^a$、$Fy^b$ 等抗原的破坏较显著。聚凝胺试验是一种快速、简便检测红细胞不完全抗体的方法，灵敏度高，但对 Kell 系统抗-K 的检测效果不理想。Coombs 试验用于检测 IgG、IgA 等抗体参与的抗原-抗体反应，也可测定补体组分 C3、C4 片段参与的免疫反应，包括直接抗人球蛋白试验和间接抗人球蛋白试验。直接抗人球蛋白试验在临床上主要应用于胎母血型不合新生儿溶血病（HDN）、自身免疫性溶血性贫血、药物性溶血性贫血以及免疫溶血性输血反应等检测。间接抗人球蛋白试验主要应用于红细胞血型定型、意外抗体的检测及鉴定、交叉配血试验等方面。微柱凝集试验是红细胞膜抗原与相应抗体在凝胶介质中发生的凝集反应。吸收放散试验根据试验目的采取不同的方法，IgM 抗体通常在 4℃ 条件下容易被完全吸收；IgG 类抗体通常在 37℃ 的吸收效果最好，但难以完全吸收；Rh 抗体可用酶处理红细胞后进行吸收。基于不同目的，放散试验的方法有很多种，主要有热放散技术、乙醚放散技术等。凝集抑制试验可证明可溶性 ABH、Lewis、P1 等抗原的存在。人体的血管内皮细胞、消化道组织切片均含有 ABH 物质，利用它们做凝集抑制试验以鉴定 ABO、MN 等血型。应用分子生物学技术对红细胞抗原的基因型作鉴定，不受血清中自身抗体、意外抗体以及疾病的影响，对保证安全输血有着重要意义，然而目前血型分子生物学技术尚无法取代血型血清学方法。

# 第四章
## 白细胞抗原系统

通过本章学习,你将能够回答下列问题:

1. 什么是 MHC? 它有哪些重要的免疫学功能?
2. 粒细胞抗体可引起哪些输血不良反应? 其机制分别是什么?
3. 什么是 HLA? *HLA* 等位基因的命名应遵循哪些原则?
4. HLA-Ⅰ类、Ⅱ类基因的结构怎样? HLA 复合体的遗传特点有哪些?
5. HLA 系统在医学上有什么意义?
6. HLA 系统可引起哪些输血不良反应? 其机制分别是什么?

人类白细胞表达的抗原比较多,其中与输血医学有关的是白细胞血型抗原,这些抗原包括粒细胞特异性抗原、人类白细胞抗原(human leukocyte antigen, HLA)及红细胞血型抗原三种。由于人类白细胞表达的红细胞血型抗原比较少,意义也不大,本章主要介绍粒细胞特异性抗原及 HLA。

## 第一节 概 述

白细胞表达的粒细胞特异性抗原指的是人类中性粒细胞抗原(human neutrophil alloantigen, HNA),这是因为正常人血中嗜酸性粒细胞和嗜碱性粒细胞数量极少,这两类粒细胞抗原系统意义不大、鉴定也比较困难。

HLA 是白细胞与其他组织细胞共有的抗原。HLA 是人们对移植时的组织相容性研究中被认识的,组织相容性是指器官或组织移植时供者与受者相互接受的程度,组织相容性由供者与受者细胞表面组织抗原的特异性决定。人们把这种代表个体特异性的同种异体抗原称为移植抗原或组织相容性抗原(histocompatibility antigen)。组织相容性抗原中能引起快而强排斥反应的抗原系统称为主要组织相容性系统,而引起慢而弱排斥反应的抗原系统称为次要组织相容性系统。编码主要组织相容性抗原的基因群称为主要组织相容性复合体(major histocompatibility complex, MHC)。MHC 编码的 MHC 分子具有重要的免疫学功能,这些功能包括:参与加工、处理和提呈抗原;参与 T 细胞的限制性识别;参与 T 细胞的分化、发育;参与调节 NK 细胞活性及参与免疫应答的遗传控制等。不同的脊椎动物都有各自的 MHC,人类的 MHC 即 HLA 复合体或 HLA 系统。HLA 在移植医学、输血医学及法医学等领域都有极其重要的意义。

# 第二节 粒细胞抗原系统

粒细胞抗原系统包括 HNA 和粒细胞抗体。本节我们将介绍 HNA 的命名、生化特性、人群中的 HNA 频率、粒细胞抗体的种类及其意义。

## 一、HNA

早在 20 世纪初期，人们就发现某些患者的血清可以引起其他一些患者的白细胞发生凝集。之后，人们在多次输血患者血清中检测到粒细胞抗体。1960 年 Lalezari 在对 1 例新生儿同种免疫性粒细胞减少症患儿的研究中，首次描述了 HNA，随后新的 HNA 不断被发现，它们的生物学特性及其功能逐步得到了描述。目前，已经发现的 HNA 有 10 种，归属于 5 个粒细胞抗原系统。

### （一）HNA 的命名

1998 年国际输血协会（The International Society of Blood Transfusion，ISBT）粒细胞抗原工作组在西班牙制定了粒细胞抗原命名法则，要点为：

（1）命名为人类中性粒细胞抗原（HNA）。

（2）抗原糖蛋白膜位点在 HNA 后用数字依次编号。

（3）同一糖蛋白位点上的不同抗原用英文小写字母标示如 HNA-1a、HNA-1b 和 HNA-1c 等。

（4）新发现的 HNA 暂时用字母缩写命名直至粒细胞工作委员会提出正式命名。

（5）HNA 的等位基因编码依照国际人类基因图谱研究组的规定命名。

目前发现的 HNA 的发现者、发现时间及相关资料见表 4-1。

表 4-1 HNA 的发现者、发现时间及相关资料

| 抗原系统 | 发现时间 | 发现者 | 载体（位点） | 糖蛋白 | 基因 | 抗原 | 曾用名 |
|---|---|---|---|---|---|---|---|
| HNA-1 | 1960 年 | Lalezari 等 | Fcγ receptor Ⅲb | CD16 | *FCGR3B* | HNA-1a | NA1 |
| | | | | | | HNA-1b | NA2 |
| | | | | | | HNA-1c | SH |
| HNA-2 | 1971 年 | Lalezari 等 | gp56~64 （gpNB1） | CD177 | *CD177* | HNA-2 | NB1 |
| HNA-3 | 1964 年 | Van leeuwen 等 | gp70~95 | CTL2 | *SLC44A2* | HNA-3a | 5b |
| | | | | | | HNA-3b | |
| HNA-4 | 1986 年 | Klin 等 | MAC-1，CR3，$\alpha_M\beta_2$-整合素 | CD11b | *ITGAM* | HNA-4a | MART |
| | | | | | | HNA-4b | |
| HNA-5 | 1979 年 | Decay 等 | LFA-1，$\alpha_L\beta_2$-整合素 | CD11a | *ITGAL* | HNA-5a | OND |
| | | | | | | HNA-5b | |

### （二）HNA 的生化特性

HNA-1 抗原系统包括 HNA-1a、HNA-1b 及 HNA-1c 三个抗原，均位于糖蛋白 FcγR Ⅲb 上，FcγR Ⅲb 只分布在粒细胞上，是 IgG1 和 IgG3 的低亲和力受体，它与 IgG 抗体的 Fc 段结合，静息的中性粒细胞主要通过 FcγR Ⅲb 结合免疫复合物，进而将它们从循环中清除。编码 FcγR Ⅲb 的基因为 *FCGR3B*，该基因位于 1 号染色体长臂上。HNA-2a 是一个 56 000~64 000Da 的糖蛋白，编码 HNA-2 的基因位于 19q13.2 上；HNA-3a 是一个 70 000~95 000Da

的糖蛋白,编码 HNA-3a 的基因位于 4 号染色体上;HNA-4a 位于 Leu-CAM 家族整合素超家族和 $\beta_2$(CD18)整合素上,而 HNA-5a 位于白细胞 $\beta_2$- 整合素家族的 αL 链上(CD11a;LFA-1)。

### (三) HNA 的基因频率

HNA 基因在人群中的分布是不同的,不同人群中 HNA 基因频率如下(表 4-2)。

表 4-2 不同人群中各种 HNA 基因频率

| 人群 | HNA-1a | HNA-1b | HNA-1c | HNA-1null | HNA-2a | HNA-3a | HNA-4a | HNA-5a |
|---|---|---|---|---|---|---|---|---|
| 巴西人 | 100 | 83 | 11 | NT | 97 | 86~95 | 96 | 91 |
| 中国人 | 90 | 52 | 0 | 0~0.2 | 99 | NT | NT | 65 |
| 日本人 | 88 | 51~61 | 0 | <0.4 | 89~99 | NT | NT | NT |
| 韩国人 | 78 | 75 | <1 | NT | 86 | NT | 99 | 96 |
| 北美洲白种人 | 56~62 | 89 | 5 | NT | 97 | NT | NT | 96 |
| 欧洲白种人 | 52~54 | 87~89 | 5~7 | 0.2~0.8 | 87~97 | 89~99 | 96 | 96 |
| 非洲人 | 46~66 | 78~84 | 23~31 | 4 | 98 | NT | NT | 88 |
| 印度人 | 44 | 83 | 16 | NT | NT | NT | NT | NT |

NT:尚无相关研究报道

## 二、粒细胞抗体

与粒细胞抗原相对应,粒细胞抗体相应包括 HNA-1a 抗体、HNA-1b 抗体、HNA-1c 抗体、HNA-2 抗体、HNA-3a 抗体、HNA-3b 抗体、HNA-4a 抗体、HNA-4b 抗体、HNA-5a 抗体、HNA-5b 抗体 10 种,这些抗体产生后可通过免疫性反应引起粒细胞破坏或成为一些输血不良反应的原因之一(表 4-3)。

表 4-3 粒细胞抗体引起的疾病及输血不良反应

| 粒细胞抗体名称 | 粒细胞抗体引起的疾病或输血不良反应 |
|---|---|
| HNA-1 抗体 | 新生儿同种免疫性粒细胞减少症 |
| | 自身免疫性粒细胞减少症 |
| | 输血相关性急性肺损伤 |
| HNA-2 抗体 | 新生儿同种免疫性粒细胞减少症 |
| | 自身免疫性粒细胞减少症 |
| | 输血相关性急性肺损伤 |
| | 药物诱导的免疫性粒细胞减少症 |
| | 骨髓移植后同种免疫性粒细胞减少症 |
| HNA-3a 抗体 | 输血相关性急性肺损伤 |
| HNA-4a 抗体 | 新生儿同种免疫性粒细胞减少症 |
| | 自身免疫性粒细胞减少症 |
| HNA-5a 抗体 | 新生儿同种免疫性粒细胞减少症 |

有关 HNA-3b、HNA-4b、HNA-5b 三个 HNA 与疾病及输血不良反应的关系目前不详

## 三、粒细胞抗原系统的意义

### （一）粒细胞抗体引起多种免疫性粒细胞减少症

粒细胞抗体引起的免疫性粒细胞减少症包括新生儿同种免疫性粒细胞减少症、自身免疫性粒细胞减少症、药物诱导的免疫性粒细胞减少症和骨髓移植后同种免疫性粒细胞减少症等。

**1. 新生儿同种免疫性粒细胞减少症**（neonatal alloimmune neutropenia，NAN） NAN 是一种与新生儿溶血性疾病的发病机制相似的以粒细胞减少为主要表现的综合征，发病概率约为 1∶500。父亲遗传给胎儿的粒细胞抗原刺激母体产生粒细胞抗体，这种抗体属 IgG 抗体，它可通过胎盘引起新生儿粒细胞破坏。50% 以上的 NAN 可以检出 HNA-1a 抗体、HNA-1b 抗体和 HNA-2 抗体，少部分 NAN 也可以检测出 HNA-1c 抗体、HNA-3a 抗体和 HNA-4a 抗体。

**2. 自身免疫性粒细胞减少症**（autoimmune neutropenia，AIN） AIN 是由于机体产生针对自身粒细胞的自身抗体，引起粒细胞的破坏。分为原发性 AIN 和继发性 AIN，前者无明确的病因，后者常继发于自身免疫性疾病。引起 AIN 的粒细胞抗体有 HNA-1 抗体、HNA-2 抗体和 HNA-4a 抗体等。

**3. 药物诱导的免疫性粒细胞减少症**（drug induced neutropenia，DIN） DIN 的机制比较复杂，包括药物作为抗原诱导机体产生破坏粒细胞的抗体、药物相关的免疫复合物与粒细胞结合从而引起粒细胞破坏、药物通过补体介导的免疫性粒细胞破坏等。可以产生 DIN 的相关药物包括抗炎药、止痛药、抗精神病药、抗抑郁症药、抗惊厥药、抗甲亢药及抗生素等。药物诱导的免疫性粒细胞减少症常在患者接受药物治疗后数小时至 2 天内发生，之前患者常常接触过此种药物。

**4. 骨髓移植后同种免疫性粒细胞减少症**（immune neutropenia after bone-marrow transplantation） 骨髓移植后同种免疫性粒细胞减少症是指骨髓移植后由于患者体内的粒细胞抗体引起的免疫性粒细胞减少，其发病机制包括同种免疫作用与自身免疫作用两种，引起骨髓移植后同种免疫性粒细胞减少症的相关抗体包括 IgM 及 IgG 抗体。

### （二）粒细胞抗体引起的几种输血不良反应

粒细胞抗体引起的输血不良反应主要包括以下三种：

**1. 输血相关性急性肺损伤**（transfusion-related acute lung injury，TRALI） TRALI 是指输入的血液中含有与受血者白细胞抗原相应的 HLA 抗体或 HNA 抗体而导致受血者出现的与左心衰竭无关的急性肺水肿症状与体征。粒细胞抗体引起 TRALI 的机制主要是输入含有 HNA 抗体的血制品时，供者血中的粒细胞抗体与受者体内的粒细胞在肺循环中凝集形成肺浸润并激活补体，中性粒细胞在肺血管内聚集、黏附，释放蛋白酶、酸性脂质和氧自由基等，使肺血管内皮细胞受损、血管通透性增强，液体由血管内外渗到肺间质和肺泡内，导致肺水肿及呼吸窘迫综合征的发生。

**2. 发热性非溶血性输血反应**（febrile non-haemolytic transfusion reaction，FNHTR） FNHTR 是指受血者在输血期间或输血后 1~2 小时内，体温升高 1℃或 1℃以上，不能用其他原因解释的发热反应。粒细胞抗体引起 FNHTR 的机制是：当患者体内产生粒细胞抗体时，输入的粒细胞与体内粒细胞抗体发生抗原抗体反应并激活补体，导致粒细胞破坏和致热原释放导致患者出现发热。

**3. 输血相关性同种免疫性粒细胞减少症**（transfusion-related alloimmune neutropenia，TRAIN） TRAIN 发病率较低，其病因和发病机制是供血者血浆中含有高滴度 HNA 抗体（如 HNA-1b 抗体），而受血者体内有相应的抗原（如 HNA-1b 等），输血后通过免疫反应引起患者体内粒细胞的破坏。

## 第三节　白细胞与其他组织共有的血型抗原：HLA 系统

HLA 在移植医学、输血医学及法医学等领域都有极其重要的意义,本节介绍 HLA 复合体、HLA 抗原、HLA 抗体及其意义。

### 一、HLA 复合体

#### (一) HLA 复合体的结构

HLA 复合体位于第 6 号染色体短臂 21.3 区域,全长 3600kb,包括 128 个功能性基因和 96 个假基因,共 224 个基因座位,按编码分子特性的不同,这些基因分为三类,即 HLA-Ⅰ类、HLA-Ⅱ类及 HLA-Ⅲ类基因,每一类基因均含有多个座位(图 4-1)。

**1. HLA-Ⅰ类基因**　HLA-Ⅰ类基因位于 6 号染色体顶端,长度为 2000kb,包括经典 HLA-Ⅰ类基因和非经典的 HLA-Ⅰ类基因。

(1)经典的 HLA-Ⅰ类基因:位于 HLA-Ⅰ类基因区的 *HLA-A*、*HLA-B* 及 *HLA-C* 属经典的 HLA-Ⅰ类基因,又称 *HLA-Ⅰa* 基因,经典的 HLA-Ⅰ类基因编码相应的 HLA-Ⅰ类分子的重链(图 4-1B)。

(2)非经典的 HLA-Ⅰ类基因:*HLA-E*、*HLA-F* 及 *HLA-G* 三个座位基因为非经典的 HLA-Ⅰ类基因,又称 *HLA-Ⅰb* 基因。

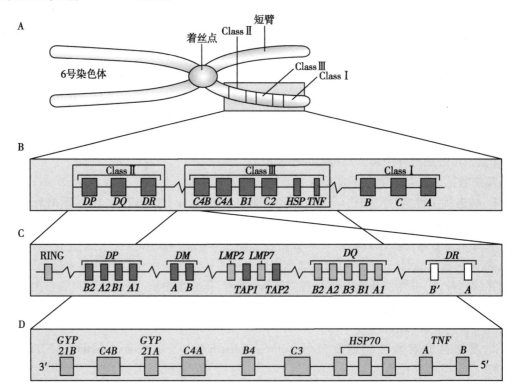

图 4-1　HLA 复合体结构

A. HLA 复合体在 6 号染色体上的定位;B. HLA 复合体结构示意图;C. HLA-Ⅱ类基因结构示意图;D. HLA-Ⅲ类基因结构示意图

**2. HLA-Ⅱ类基因**　HLA-Ⅱ类基因靠染色体着丝点,从中心侧开始依次为 *DP*、*DMA*、*DMB*、*LMP2*、*TAP1*、*LMP7*、*TAP2*、*DQ* 及 *DR* 基因亚区域。其中 *DR*、*DP* 和 *DQ* 为经典的 HLA-

Ⅱ类基因,而 *LMP*、*TAP* 和 *DM* 称为非经典的 HLA-Ⅱ类基因(图 4-1C)。

**3. HLA-Ⅲ类基因**　HLA-Ⅲ类基因位于 HLA 基因复合体的中段,长度为 1000kb,包括与免疫系统有关的基因 *C4B*、*C4A*、*C2*、*Bf* 以及肿瘤坏死因子基因(*TNFA*、*TNFB*)和热休克蛋白 70 基因(*HSP70*),分别编码 C4、C2、B 因子、TNF-α、TNF-β 和 HSP70 分子(图 4-1D)。

**(二)*HLA* 等位基因的命名**

等位基因是指在一对同源染色体上占有相同座位的一对基因,它控制一对相对性状。

*HLA* 等位基因的命名遵循以下原则:

1. 遗传区域位点以 A、B、C、DR、DQ 及 DP 等表示。

2. *HLA* 等位基因用阿拉伯数字加以区别。第一位数字的左上方冠以"＊"号,数字部分中第 1 个冒号前的数字用来指定该等位基因所属的等位基因家族,尽可能与 HLA 血清学家族相对应;第 1、2 个冒号间的数字用来表示等位基因编码区的差异;第 2、3 个冒号间的数字表示等位基因同义密码子的差异;第 3、4 个冒号间的数字表示等位基因内含子或 5′、3′区域内的差异。

3. HLA 的 *DR*、*DQ* 和 *DP* 基因分别用 A、B 表示 α、β 链基因。

4. 等位基因加 N 表示该基因为无效基因或不表达基因。

根据 *HLA* 等位基因的以上命名原则,*HLA* 等位基因的命名可以表示为:

HLA + 连接符( − ) + 基因所属座位名 + 星号( ＊ ) + 数字编号

**(三)HLA 复合体的遗传特点**

HLA 复合体的遗传有三个特点:

**1. 单体型遗传**　所谓单体型(haplotype)是指连锁在一条染色体上的 *HLA* 各位点的基因组合。*HLA* 是单体型遗传的,一个二倍体细胞应含有两条 *HLA* 单体型,其中一条来自父亲,另一条来自母亲。所以,子女与父亲和母亲至少有一条 *HLA* 单体型相同,而同胞之间 *HLA* 基因型完全相同和完全不相同的概率均为 25% ,一个单体型相同的概率则为 50% 。*HLA* 单体型遗传的特点在法医学及器官移植配型工作中具有重要意义。

**2. 多态性现象**　所谓多态性(polymorphism)是指在随机婚配的群体中同一基因位点可存在两个或两个以上的等位基因。*HLA* 的多态性是一个群体概念,是指群体中不同个体的等位基因存在差别。*HLA* 基因多态性现象的机制在于:①复等位基因:*HLA* 各个座位上等位基因随机组合,导致人群中出现非常庞大的 *HLA* 基因型;②共显性遗传:每对等位基因所编码的抗原都表达于细胞膜上,无隐性基因。*HLA* 基因的多态性是 *HLA* 复合体最显著的特点,多态性现象使无关个体间 *HLA* 型别完全相同的可能性极小,这在法医学上具有重要意义。

**3. 连锁不平衡**　位于同一条染色体上的基因的关系称为连锁(linkage),同一条单体型 *HLA* 基因都是连锁的。所谓连锁不平衡(linkage disequilibrium)是指不同座位上的两个等位基因出现在同一条单体型中的频率显著高于或低于期望值。目前,*HLA* 基因连锁不平衡的发生机制尚不清楚,探讨 *HLA* 基因连锁不平衡的发生机制有助于某些疾病的诊断和治疗。

# 二、HLA 分子

**(一)HLA 分子的结构**

**1. HLA-Ⅰ类分子结构**　所有 HLA-Ⅰ类分子均由两条多肽链组成,一条是由 *HLA* 基因编码的 α 链;另一条是由第 15 号染色体上非 *HLA* 基因编码的 β 链(β₂ 微球蛋白,β₂m),两者通过非共价键结合形成 HLA-Ⅰ类分子。HLA-Ⅰ类分子的 α 链可以区分为 3 个区即胞外区、跨膜区和胞内区(图 4-2)。

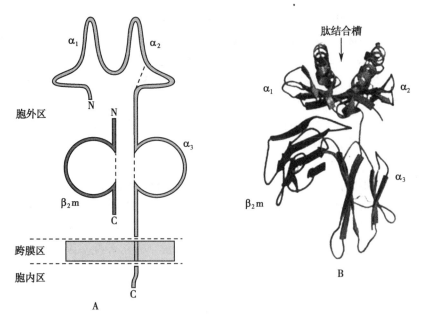

图 4-2　HLA- Ⅰ类分子结构

A. HLA- Ⅰ类分子结构示意图;B. HLA- Ⅰ类分子三维空间结构图

(1)胞外区:由 3 个结构域即 $\alpha_1$、$\alpha_2$ 及 $\alpha_3$,每个结构域约含 90 ~ 100 个氨基酸残基。位于顶部的 $\alpha_1$ 和 $\alpha_2$ 两个结构域构成肽结合槽,是 HLA- Ⅰ类分子与外源多肽结合和呈递的位点。由于肽结合槽很小,蛋白质抗原必须经过加工成小片段才能与 MHC 结合并被 T 细胞识别。$\alpha_3$ 结构域起始于 $\alpha_2$ 的羧基端,终止于插入的质膜部分,是 HLA- Ⅰ类分子与 T 细胞表面 CD8 分子的结合部位。

(2)跨膜区:$\alpha$ 链从 $\alpha_3$ 结构域延伸出一个短的连接区形成一个 $\alpha$ 螺旋,穿过质膜的双脂层疏水区,使 HLA- Ⅰ类分子锚定在膜上。

(3)胞内区:HLA- Ⅰ类分子 $\alpha$ 链最靠羧基端的 30 个氨基酸残基存在于胞质中,与细胞内外信号传递有关。

$\beta_2 m$ 和 $\alpha_3$ 结构域类似,通过非共价键形式与 $\alpha_1$、$\alpha_2$ 及 $\alpha_3$ 相互作用,是保持 HLA- Ⅰ类分子天然构象稳定的关键因素。

**2. HLA- Ⅱ类分子结构**　HLA- Ⅱ类分子的空间结构与 HLA- Ⅰ类分子类似,由 $\alpha$ 链和 $\beta$ 链通过非共价键连接组成,两条多肽链的 2/3 以上在细胞外(图 4-3)。

(1)胞外区:$\alpha$ 链和 $\beta$ 链的胞外部分可分成两个 90 个氨基酸残基的结构域,分别称为 $\alpha_1$、$\alpha_2$ 和 $\beta_1$、$\beta_2$。$\alpha_1$、$\beta_1$ 结构域相互作用共同组成肽结合槽,后者是抗原肽的结合位点。$\alpha_2$ 和 $\beta_2$ 结构域都有链内二硫键,它们折叠成类似于免疫球蛋白结构域,是 T 细胞表面 CD4 分子特异的结合部位。

(2)跨膜区:$\alpha_2$ 和 $\beta_2$ 的羧基端伸出一个短的连接区,接着是 25 个左右的疏水性氨基酸残基,这就是所谓的跨膜区。跨膜区的羧基端有几个碱性氨基酸,随后是一个亲水的短胞质尾,将整条多肽链固定在胞膜上。

(3)胞内区:HLA- Ⅱ类分子的羧基端伸入胞质内,参与跨膜信号的传递。

**(二) HLA 分子的命名**

*HLA* 基因有 *A*、*B*、*C*、*DR*、*DQ* 及 *DP* 等位点,*HLA* 不同基因位点的产物便是相应的 HLA 抗原或 HLA 分子,例如 *HLA-A* 基因位点的产物是 HLA-A 抗原,*HLA-B* 基因位点的产物是 HLA-B 抗原等。

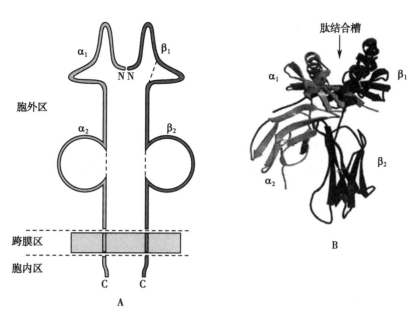

图 4-3 HLA-Ⅱ类分子结构

A. HLA-Ⅱ类分子结构示意图；B. HLA-Ⅱ类分子三维空间结构图

HLA 分子的命名应遵循下列原则：

1. *HLA-A、B、C、DR、DQ 及 DP* 基因位点的产物分别命名为 HLA-A、B、C、DR、DQ 及 DP 抗原。

2. HLA 抗原的特异性用基因位点后的数字表示，表示 HLA-A、B 抗原特异性的数字相互不重复，例如有 HLA-A1、HLA-A2 和 HLA-A3，但没有 HLA-B1、HLA-B2 和 HLA-B3；有 HLA-B7 和 HLA-B8，而没有 HLA-A7 和 HLA-A8 等，表示 *HLA* 基因位点抗原特异性的数字从 1 开始按顺序排列。

3. 由细胞学技术及处理淋巴细胞试验确定的 HLA-D 及 HLA-DP 特异性以 HLA-Dw 和 HLA-DPw 表示。

4. 一般情况下，某一基因的产物单一，血清学特异性也单一，但有些 HLA 抗原可以进一步裂解，如 HLA-A10 可以裂解为 HLA-A25 和 HLA-A26，裂解前为宽特异性，裂解后为窄特异性，因此需在其后加括号注明原来的宽特异性，如 HLA-A25（10）或 HLA-A26（10）等。

5. 各抗原特异性之间以"，"隔开，各位点之间以"；"隔开。根据 HLA 分子的以上命名原则，HLA 分子可以表示如下：HLA + 连接符（ - ）+ 基因所属座位名 + 1～2 位数字编号 + 抗原（或分子）。

### （三）HLA 分子的组织分布

HLA-Ⅰ类分子广泛分布于体内所有的有核细胞表面，其中淋巴细胞 HLA-Ⅰ类分子的表达量最高；其次是巨噬细胞、树突状细胞及中性粒细胞；而心、肝、肺、肌细胞、成纤维细胞、神经细胞及角膜细胞表达 HLA-Ⅰ类分子水平较低。

HLA-Ⅱ类分子的表达范围极其狭窄，主要表达在巨噬细胞、树突状细胞及 B 细胞等专职抗原提呈细胞。此外，激活的 T 细胞及单核细胞也表达 HLA-Ⅱ类分子。而中性粒细胞、未致敏的 T 细胞、肝、肾、脑及胎儿滋养层细胞等均不表达 HLA-Ⅱ类分子。

此外，游离的可溶性的 HLA-Ⅰ类和Ⅱ类分子也可在血、尿、唾液、精液及乳汁中检出。

# 三、HLA 系统在医学上的意义

## （一）HLA 系统在移植医学的应用

HLA 系统在器官移植中的应用主要包括两个方面：一方面是通过 HLA 基因检测选择移植供者，另一方面是通过检测患者体内供者 HLA 抗原，以了解移植物的存活情况、判断移植是否成功。在不同器官的移植中，HLA 系统的应用不尽相同。

**1. HLA 系统在造血干细胞移植中的应用**　造血干细胞移植在恶性血液病及免疫性疾病等的治疗中具有极其重要的地位。造血干细胞来源于骨髓、外周血及脐带血，含有大量的免疫细胞如成熟的 T 细胞等，这些免疫细胞可引起严重的免疫排斥反应。因此造血干细胞移植对供、受者之间 HLA 匹配程度的要求在所有器官移植中最为严格。

在造血干细胞移植中，HLA- A、HLA- B、HLA- C、HLA- DR、HLA- DQ 及 HLA- DP 抗原具有重要作用。根据供、受者以上基因位点的匹配情况，造血干细胞移植分为 HLA 相合的造血干细胞移植和 HLA 部分相合的造血干细胞移植。前者指供、受者以上 HLA 基因位点全部匹配，后者指供、受者以上 HLA 基因位点仅部分匹配。HLA 相合的造血干细胞移植患者移植物抗宿主病（graft versus host disease，GVHD）发生率低、疗效好。在造血干细胞移植时，一般首选 HLA 相合的同胞供者或非血缘供者，后者可以在造血干细胞捐献者资料库中筛选。

**2. HLA 系统在肾移植中的应用**　肾移植是救治终末期肾病的主要措施，影响肾移植的基因位点主要是 HLA- A、HLA- B 及 HLA- DR 位点。其中，HLA- DR 位点与肾移植的近期存活有关，而 HLA- A 及 HLA- B 位点与肾移植的远期存活有关。近年来，随着新的免疫抑制剂不断应用于临床，HLA 不匹配肾移植的近期存活率已经明显提高，HLA 不匹配已经不是肾移植的障碍。但是，新型免疫抑制剂的应用对不匹配肾移植长期存活率的影响尚待证实，临床上仍应选择尽可能多的 HLA 位点匹配的供肾进行肾移植。

**3. HLA 系统在其他实质器官移植中的应用**

（1）HLA 系统在肝移植中的应用：HLA 配型在肝移植中的作用尚存在争议。临床上已经实施的肝移植手术大多 HLA 配型不完全相合，目前未观察到 HLA 配型与排斥反应及肝移植存活率的相关性。肝移植时 HLA 配型与排斥反应没有相关关系可能与肝脏具有免疫特惠器官的性质有关。

（2）HLA 系统在胸腔器官移植中的应用：胸腔器官移植包括心脏移植、肺移植及心肺联合移植。这类移植手术大多属紧急移植手术，术前 HLA 配型难以进行。初步观察显示 HLA- A、HLA- B 及 HLA- DR 位点匹配可减少心、肺移植免疫排斥反应的发生，并提高心、肺移植的存活率。

## （二）HLA 系统在输血医学的应用

HLA 抗原具有高度的免疫原性，人类可以通过妊娠、输血及移植等途径产生 HLA 抗体。HLA 抗原与 HLA 抗体作用可以引起多种输血不良反应。

**1. TRALI**　由 HLA 系统引起的 TRALI，其发病机制是供血者血中的 HLA 抗体与受血者体内的白细胞发生抗原抗体反应，白细胞在肺循环中凝聚，患者表现为肺水肿或呼吸窘迫等。

**2. FNHTR**　由 HLA 系统引起的 FNHTR，其发病机制是输入的供血者白细胞与受血者体内的 HLA 抗体发生抗原抗体反应，引起白细胞的破坏和致热原的释放，患者表现为畏寒发热及恶心、呕吐等消化道症状。

**3. 血小板输注无效**（platelet transfusion refractoriness，PTR）　PTR 是指受血者在输注血小板后血小板计数未见有效提高，临床出血症状未见改善的现象。PTR 的发病机制之一是血小板表面存在 HLA 抗原,受血者产生的 HLA 抗体可以破坏输入的血小板。

### (三) HLA 系统在法医学的应用

*HLA* 基因终生不变,具有高度多态性,使其成为最能代表人体特异性的遗传标志。无血缘关系的个体之间 HLA 型别完全相同的概率极低,通过 *HLA* 基因型或表型检测已经成为法医学上个体识别和亲子鉴定的重要手段之一。

个体识别时将搜集到的血迹、分泌物或其他组织标本进行 HLA 检测,并与要求被认定对象的 HLA 检测结果进行比对,从而得出排除或不排除结论。

亲子鉴定的原理可以简单地概括为:在肯定孩子的某个遗传基因来自亲生父(母)亲,而假设的父(母)亲并不带有这个基因时,可以排除假设的父(母)亲是孩子的亲生父(母)亲的可能性;在肯定孩子的某个遗传基因来自亲生父(母)亲,而假设的父(母)亲也带有这个基因时,则不能排除假设的父(母)亲为孩子的亲生父(母)亲的可能性。

近年来,随着分子生物学技术的发展,采用短串联重复序列检测或采用线粒体 DNA 的序列分析用于个体识别或亲子鉴定更加简便准确。目前,以上两种技术已经取代 HLA 检测成为个体识别或亲子鉴定的重要手段。

### (四) HLA 系统在一些疾病诊断中的应用

HLA 系统与多种疾病存在关联,所谓关联即疾病与表型的联系。阳性关联指个体携带某种抗原者易患某种疾病,而阴性关联指个体携带某种抗原者对某种疾病具有一定的抵抗力。HLA 与疾病关联程度用相对危险度(relative risk, *RR*)来表示,*RR* 值越大,相关程度越大。HLA 系统与疾病的关联见表4-4。

表 4-4 HLA 系统与某些疾病的关联

| 疾病 | HLA 位点 | 相对危险度(*RR*) |
| --- | --- | --- |
| 强直性脊柱炎 | B27 | >100 |
| Reiter 综合征 | B27 | 35.0 |
| 急性前葡萄膜炎 | B27 | 14.6 |
| 先天性肾上腺皮质增生症 | B47 | 15.4 |
| 银屑病 | Cw6 | 13.3 |
| 肾小球肾炎咯血综合征 | DR2 | 15.9 |
| 多发性硬化症 | DR15,DQ6 | 12.0 |
| 疱疹样皮肤病 | DR3 | 56.4 |
| 系统性红斑狼疮 | DR3 | 5.8 |
| 干燥综合征 | DR3 | 9.7 |
| 类风湿关节炎 | DR4 | 9.0 |
| 淋巴瘤性甲状腺肿 | DR5 | 3.2 |
| 乳糜泻 | DQ2 | 30.0 |
| 1 型糖尿病 | DQ8 | 14.0 |

(周吉成)

## 本章小结

本章我们重点介绍了白细胞膜上血型抗原中的 HNA 和 HLA。

HNA 包括 10 种抗原,归属于 5 个抗原系统。HNA 及其相应抗体可引起 TRALI、FNHTR 及多种免疫性粒细胞减少,包括 NAN、AIN、DIN、TRAIN 及骨髓移植后同种免疫性粒细胞减少症。

HLA 是人们在对移植时的组织相容性研究中被认识的。组织相容性是指器官或组织移植时供者与受者相互接受的程度,组织相容性由供者与受者细胞表面组织抗原的特异性决定,编码主要组织相容性抗原的基因群称为主要组织相容性复合体(MHC)。MHC 分子具有重要的免疫学功能。人类 MHC 称为 HLA 复合体或 HLA 系统,分为 HLA-Ⅰ类、HLA-Ⅱ类及 HLA-Ⅲ类基因,其编码的产物相应称为 HLA-Ⅰ类、HLA-Ⅱ类及 HLA-Ⅲ类分子。HLA 等位基因以及 HLA 分子的命名均遵循一定的原则。HLA 分子在不同组织中的分布是不同的。HLA 复合体的遗传特点包括单体型遗传、多态性现象及连锁不平衡。单体型遗传及多态性现象使 HLA 系统在法医学上具有重要的意义。HLA 系统在移植医学、法医学及输血医学均有重要的意义,HLA 系统还与强直性脊柱炎等疾病相关。HLA 系统引起的输血不良反应主要包括 TRALI、FNHTR 及 PTR。

# 第五章

## 白细胞抗原系统检测

通过本章学习,你将能够回答下列问题:

1. 微量淋巴细胞毒试验的原理是什么?
2. 微量淋巴细胞毒试验的影响因素有哪些?
3. HLA 抗体常见检测方法有哪些?
4. 细胞学分型技术有哪些实验方法?
5. 常见的 *HLA* 基因分型方法的原理是什么?
6. 区分 HLA 模棱两可结果的策略有哪些?
7. 粒细胞抗原、抗体血清学分型的方法有哪些?
8. 粒细胞抗原系统基因分型方法的原理是什么?

人类白细胞抗原(HLA)具有重要的生物学作用和临床意义,进行 HLA 分型有助于了解其功能和临床应用。目前 HLA 分型技术已广泛应用于多个领域,如 HLA 群体遗传多态性、HLA 生物学功能、实体器官和造血干细胞移植供受者组织相容性配型、与某些疾病的关联、人类遗传进化、药物个性化选择、造血干细胞捐献者库等方面。随着研究的深入,经过多年的不断演变和发展,HLA 分型技术主要有血清学分型方法、细胞学分型方法、基因分型方法等。20 世纪 50 年代,HLA 研究初期主要采用血清学方法检测抗原,通过一系列的特异性抗体来指定 HLA 的多态性;随后在 1975 年第六届组织相容性协作会议上开始采用细胞学分型技术检测 HLA-D 抗原;20 世纪 90 年代,随着分子生物学技术的发展,逐步采用 HLA 基因分型方法。基因分型方法、血清学方法侧重点不同,血清学方法可检测抗原或抗体,而基因分型方法是检测其基因碱基核苷酸多态性的不同。实际应用中往往根据检测目的选择不同的方法,当侧重交叉配合和抗体筛选、确认(如实体器官移植等)时,则采用血清学技术;当侧重抗原的指定(如干细胞移植等)时,大多使用基因分型方法。

## 第一节 HLA 血清学检测

### 一、HLA 抗原检测

检测 HLA 抗原的血清学分型方法是指用一系列已知的抗 HLA 标准分型血清来检测未知淋巴细胞表面的 HLA 抗原型别。HLA- Ⅰ 类和 Ⅱ 类抗原均可以采用血清学方法检测,最常用和经典的血清学分型方法是 Terasaki 等建立的微量淋巴细胞毒试验,本节将重点介绍其原理以及影响因素。

### （一）微量淋巴细胞毒试验

补体依赖的微量淋巴细胞毒试验（complement dependent microlymphocytotoxic technique）最早由美国加利福尼亚大学洛杉矶分校（University of California，Los Angeles，UCLA）的 Terasaki 等引入人类 HLA 的分型研究，是国际通用的标准方法。微量淋巴细胞毒试验方法基于抗原抗体反应，在抗原抗体免疫复合物的基础上，利用补体的作用破坏细胞膜，再利用染料或其他方法鉴定和区分死活细胞。

微量淋巴细胞毒试验的原理是个体的淋巴细胞膜表面可表达特有的 HLA 抗原，试验过程中将分离的淋巴细胞加入到 72 孔微孔反应板中，然后在不同的反应孔内加入不同特性的 HLA 分型血清，当淋巴细胞表面 HLA 抗原与分型血清特性相对应时，淋巴细胞膜上抗原与该抗体结合后形成抗原抗体复合物，在补体参与下可损伤淋巴细胞膜，导致膜通透性改变或细胞死亡；然后添加适当的染料（如曙红）染色后，通过观察细胞是否被染色来判断待测细胞是否损伤或死亡，进而可判断淋巴细胞表面是否存在相应的抗原，从而进行 HLA 抗原指定。当淋巴细胞表面 HLA 抗原与抗血清特性相对应时，则发生抗原抗体反应，在补体参与下该淋巴细胞膜被破坏，细胞染色后在显微镜下呈灰黑色，无折光性，细胞肿胀，体积变大，死亡细胞数与抗原抗体反应强度成正比；当淋巴细胞表面 HLA 抗原与抗血清特性不相对应时，则无抗原抗体反应，染料不能进入淋巴细胞，细胞基本保持原有的大小，在显微镜下因不被着色而明亮，折光性强。

微量淋巴细胞毒试验的准确性很大程度取决于抗血清的质量、淋巴细胞活性和操作者细胞观察判定经验。开展微量淋巴细胞毒实验应进行质量控制，每次须设置阴性和阳性对照；阳性对照死细胞应大于 80%，阴性对照死亡细胞应小于 2%，否则实验结果不可靠。一般在相差显微镜下可清楚区分死细胞和活细胞，而死细胞占全部细胞的百分比可以较准确反映出抗原抗体反应强度，常采用记分方法表示。通用的判断记分方法为 NIH 计分法，其判定标准为：未实验或无法读数时，记分为 0；死细胞百分比 ≤10% 时，记分为 1，表示阴性反应；死细胞百分比 11% ~20% 时，记分为 2，表示阴性反应；死细胞百分比 21% ~50% 时，记分为 4，表示可疑或弱阳性反应；死细胞百分比 51% ~80% 时，记分为 6，表示阳性反应；死细胞百分比 >80% 时，记分为 8，表示强阳性反应。

### （二）HLA 抗血清的来源

开展微量淋巴细胞毒试验，首先应具备相应的 HLA 抗体血清。产生 HLA 抗体的途径主要有：①同种免疫刺激产生 HLA 同种抗体，常见免疫方式为多次妊娠、反复输血和同种器官移植等，为多克隆抗体；②HLA 抗原免疫刺激动物产生 HLA 异种抗体，该方法获取的抗体为多克隆抗体；③杂交瘤技术获得单克隆抗体，目前大多数分型血清为单克隆抗体；④人群存在的天然抗体。

### （三）微量淋巴细胞毒试验的影响因素

微量淋巴细胞毒试验易受抗血清特性、淋巴细胞、反应温度和时间、补体特性和判定等方面的影响，从而影响其分型指定结果的准确性。

**1. HLA 抗血清**

（1）抗血清的来源和抗体种类：早期大多通过人群筛选获取，为多克隆抗体，其存在明显的交叉反应。目前大多为单克隆抗体，其特异性有所提高。

（2）抗血清效价：抗血清需要有合适的效价，一般通过滴定方法选择最佳使用效价。抗体效价较低，其反应结果难以判断，容易导致抗原指定错误；而抗体效价过高容易产生假阳性。造成抗血清效价降低的主要原因有多次冻融、运输过程温度不当、冻干过程活力受损和冻存时间偏长等。

（3）HLA 抗血清特性：HLA 抗血清存在剂量效应、协同效应和交叉反应，会干扰实验结果,影响实验结果重复性。

（4）HLA 抗血清质量:纤维蛋白和其他杂质颗粒可以干扰试验结果判读,一般在制备血清反应板前通过高速离心方法去除。此外,抗血清应避免细菌污染。

**2. 淋巴细胞**

（1）淋巴细胞活性:分离出的淋巴细胞必须具有高活性,因此应尽量采用新鲜标本,活性下降易发生假阳性反应。常见活性下降的原因为保存和运输过程细胞悬液 pH 改变、剧烈摇动、标本处理不及时、标本不新鲜、人为损伤等。

（2）分离淋巴细胞纯度:分离出的淋巴细胞应具有高纯度,避免红细胞的污染。白血病患者分离淋巴细胞过程中可发生红细胞污染,红细胞污染严重时将造成判读的困难,常用 8.3g/L 氯化铵溶液处理破坏红细胞。

（3）淋巴细胞数量问题:抗原抗体反应有一定的最适比例,比例不当可引起抗原抗体反应的改变。淋巴细胞数量太少时,易造成假阳性;细胞数过多时,易造成假阴性。

（4）淋巴细胞上抗原表达异常:部分白血病或肿瘤患者 HLA 抗原可出现减弱甚至缺失,少数患者则可能出现抗原增多现象,这将引起 HLA 分型错误。此外个体携带无效等位基因时,虽然拥有相应的基因序列,但并不表达抗原。

**3. 孵育时间和温度**　孵育时间和温度对微量淋巴细胞毒试验有明显影响。孵育时间过长,可能使某些 HLA 抗血清表现出弱交叉反应、某些抗体的反应强度增加,从而产生假阳性反应。孵育时间不足,将使抗原抗体结合不足,部分抗体反应得不到显示,特别是弱抗体反应,将产生假阴性结果。研究证实,25℃时淋巴细胞和 HLA 抗体的相互作用比 37℃ 更为敏感,因此孵育温度的范围以 20 ~ 25℃ 最为适宜。

**4. 补体活性**　补体对淋巴细胞毒试验存在影响,试验前应先对补体进行预实验,确认最适补体方案,包括补体量和反应时间。其影响主要体现在:①补体具有天然细胞毒性或活性偏高,可能导致部分淋巴细胞在未形成相应的抗原抗体结合物情况下被误杀死,造成假阳性;②补体活性偏低,不能有效杀死发生抗原抗体结合反应的淋巴细胞,HLA 抗原和抗体的结合反应未被充分显示,导致假阴性。

**5. 染色和固定**　试验前应先对曙红染料进行预试验,观察其对死细胞的染色效果。曙红溶液采用蒸馏水配制,为非等渗溶液,长时间染色将使活细胞死亡而着色,染色时间一般控制在 2 ~ 10 分钟。由于甲醛能使活细胞有更大的折光性,因此使用曙红染色时,一般配合使用甲醛固定反应结果。此外,部分实验室已采用新的染料(荧光染料等)替代曙红。

**（四）血清学抗原分型方法评价**

血清学方法可以检测 HLA- Ⅰ 类和 Ⅱ 类抗原。检测 HLA- Ⅰ 类抗原相对容易,而检测 HLA- Ⅱ 类抗原需要分离和纯化 B 淋巴细胞;此外,HLA- DPB1、DQA1 的抗原表达弱,很难采用血清学确定抗原型别,目前在实际工作中常用于检测 HLA- A、B 抗原。

血清学方法指定抗原易受多种因素影响。由于 HLA 抗血清具有交叉反应、弱反应以及额外反应等特性,单一特异性的 HLA 分型血清难以获取,具有活性淋巴细胞的分离和保存也需要一定的技术保障,因此 HLA 血清学分型相比分子诊断技术而言,其错误率相对较高。由于活性淋巴细胞的保存相对困难、高质量的单价 HLA 分型血清来源有限以及基因诊断技术的不断发展和完善,导致血清学方法已被基因诊断技术逐步取代。但应注意到血清学方法检测的是抗原,而基因分型检测的是碱基多态性,两者间存在区别。

此外,在人群中部分 *HLA* 等位基因存在不表达的现象,即个体拥有该等位基因序列但在相应的细胞表面并不表达其抗原,在 HLA 血清学分型过程中会出现某一座位上只能检测到一个抗原的情况,而基因分型存在两个不同等位基因,因此在检测过程中当出现血清学方法和基因分型不一致时,应考虑到可能存在无效等位基因。

## 二、HLA 抗体检测

用于 HLA 抗体检测的方法有多种,可分为两大类:淋巴细胞毒方法和非淋巴细胞毒方法。常见的方法为淋巴细胞毒方法、流式细胞仪方法、ELISA 方法、Luminex 检测技术。以下主要介绍各种方法的基本原理和特性。

### (一)补体依赖的淋巴细胞毒方法

补体依赖的淋巴细胞毒方法(complement dependent cytotoxicity,CDC)有多种,主要有微量淋巴细胞毒交叉配合试验和细胞板方法。补体依赖的淋巴细胞毒方法的原理是患者血清与供者淋巴细胞反应,当待检血清中无 HLA 抗体或抗体不能识别供者淋巴细胞表面相应 HLA 抗原时,则不发生抗原抗体反应,此时供者淋巴细胞为活细胞,染色后在显微镜下因不被着色而明亮,折光性强。当血清中存在的抗体能识别供者淋巴细胞相应 HLA 抗原时,则形成抗原抗体复合物,在补体参与下进而损伤细胞膜,导致细胞膜破损或细胞死亡,从而细胞膜通透性增加;细胞经染料染色后在显微镜下呈灰黑色,无折光性,细胞肿胀,体积变大。因此根据活细胞、死细胞数目比例,可以估计淋巴细胞毒的反应强度,依此可以判定受检者血清中是否存在 HLA 抗体以及抗体的强度。

微量淋巴细胞毒交叉配合试验属于经典的方法,可以检测血清中存在的 HLA-Ⅰ类、Ⅱ类抗体,包括 IgG 和 IgM 抗体,但敏感性较低。由于该方法利用补体特性来破坏细胞膜,只能检测补体结合的抗体,不能检测非补体依赖的抗体。此外该方法检测结果的准确性易受实验过程中的多种因素影响。

### (二)ELISA 方法

ELISA 方法(enzyme linked immunosorbent assay,ELISA)检测 HLA 抗体根据包被物和反应情况有两种情形,ELISA 技术可测定补体依赖的 HLA 抗体和非补体依赖的 HLA 抗体,根据包被的抗原不同可鉴定出 HLA-Ⅰ类或Ⅱ类抗体。

ELISA 方法第一种方式的基本原理是首先将抗 HLA-Ⅰ类(或Ⅱ类)单克隆抗体直接包被在酶联检测板孔上,并捕获可溶性 HLA 抗原后制成 ELISA 反应板,然后在反应孔内加入待检标本。当待检标本中存在 HLA 抗体时,则形成单克隆抗体-可溶性 HLA 抗原-HLA 抗体复合物,洗涤后再加入抗人 IgG 酶标记抗体,可形成单克隆抗体-抗原-待检抗体-酶标记抗体复合物,洗涤后加入酶显色反应体系,根据显色程度判定结果。当待检标本中无 HLA 抗体时,则不发生抗原抗体反应及后续反应,标本反应孔不显色;当待检标本中存在 HLA 抗体时,则发生抗原抗体反应和后续显色反应,标本反应孔呈现颜色,显色程度与抗体强度呈现一定的关系;因此根据反应孔最后显色的程度来判定标本是否存在 HLA 抗体以及强度情况。

ELISA 方法第二种方式的基本原理是首先将纯化的可溶性 HLA 抗原直接包被在 ELISA 板上,然后在反应孔内加入待测血清标本,如果待测血清中存在 HLA 抗体,则在相应的孔内发生抗原抗体反应,形成可溶性 HLA 抗原-HLA 抗体复合物,洗涤后加入酶标记的第二抗体,形成可溶性 HLA 抗原-HLA 抗体-酶标记抗体复合物,洗涤后加入酶显色反应体系,根据显色程度来判定结果。当待检标本中无 HLA 抗体时,标本反应孔不显色;当待检标本中存在 HLA 抗体时,标本反应孔呈现颜色,显色程度与抗体强度呈现一定的关系。由于其直接包被纯化的可溶性 HLA 抗原,因此可根据抗原包被的情况对抗体的特性进行分析。

### (三)流式细胞术

流式细胞术(flow cytometry,FCM)可区分 IgG、IgM 类 HLA 抗体以及检测非补体依赖性抗体。其基本原理是以淋巴细胞作为靶细胞抗原,加入待测血后进行反应。如果待测血清中存在 HLA 抗体,可在淋巴细胞表面形成相应的抗原抗体复合物,洗涤后再加入荧光标记的第二抗体,则形成抗原-抗体-荧光标记抗体复合物,洗涤后经流式细胞仪测定淋巴细胞上的荧光值,依据淋巴细胞上荧光值大小判定是否存在 HLA 抗体。当待检标本中无 HLA 抗体时,淋巴细胞上不显示荧光;当待检标本中存在 HLA 抗体时,淋巴细胞上显示荧光,荧光值大小与抗体强度呈现一定的关系。该方法采用整个淋巴细胞作为靶细胞抗原,可能产生 5% ~10% 的假阳性反应。根据荧光标记第二抗体的特性,可以检测所有的免疫球蛋白类型(IgG、IgM、IgA 等)。

### (四) Luminex 检测技术

Luminex 检测技术基本原理是以包被抗原的微球磁珠作为靶细胞,每种磁珠上包被一种抗原,多种磁珠可以在同一体系内反应,因此反应系统中可包含数种特异性抗原。当加入待测血清与磁珠孵育时,如果待测血清中存在 HLA 抗体,则包被不同 HLA 抗原的磁珠可以与相应的抗体结合,形成抗原-抗体复合物,洗涤后再加入荧光标记的抗人 IgG 抗体孵育,可形成抗原-抗体-荧光标记抗体复合物,洗涤后经 Luminex 仪测定微球磁珠上的荧光值并通过识别颜色区分磁珠种类,依据微球磁珠荧光值大小和每种磁珠的反应特性可判定 HLA 抗体的强度和特异性,该方法可区分 HLA-Ⅰ和 HLA-Ⅱ抗体,并可鉴定抗体的属性和强度。

### (五) 抗体检测方法的比较

上述四种方法中最早建立并应用于临床的是补体依赖的淋巴细胞毒方法,该方法采用淋巴细胞作为靶细胞抗原,检测敏感性最低,而且易受多种因素影响,操作费时而且人为判定,实验间的变异较大。

ELISA 方法有多种检测试剂,该方法采用抗原包被技术,操作上较为简便,实验结果变异较小,为实验室常见的一种方法。ELISA 方法能检测 HLA-Ⅰ和 HLA-Ⅱ抗体,可区分免疫球蛋白类型和较为准确的定量分析,目前大多为筛选试剂。

流式细胞术采用淋巴细胞作为靶细胞抗原,结合了荧光检测技术特点,敏感性较高,能进行较为准确的定量,但需要特殊设备,操作较繁琐。该方法检测所有的免疫球蛋白类型(IgG、IgM、IgA 等),能区分 HLA-Ⅰ和 HLA-Ⅱ抗体。

Luminex 检测技术结合了荧光流式细胞仪和免疫标记技术,该技术敏感性高、特异性好,可区分 HLA-Ⅰ和 HLA-Ⅱ抗体,并进行抗体强度的计算,而且可以指定 HLA 抗体的抗原特性,目前大多数实验室采用该方法检测 HLA 抗体,但该技术需要特殊的设备、价格贵。

## 第二节 HLA 细胞学检测

通过血清学方法可以检测 *HLA-A*、*B*、*C*、*DR* 座位上的抗原,它们也称为 SD 抗原;而利用细胞学分型方法可指定 *HLA-D* 座位上的抗原,它们也称为 LD 抗原。在 HLA 研究发展过程中,曾利用细胞分型技术指定了多个 HLA-D、HLA-DP 抗原,但是由于分型细胞来源困难以及操作手续繁琐,而且指定偏差较大,目前采用细胞学分型方法指定 HLA 抗原应用不多。以下仅介绍混合细胞培养方法(mixed lymphocyte culture,MLC)、纯合分型细胞(homozygote typing cell,HTC)和预致敏淋巴细胞试验(primed lymphocyte test,PLT)的基本原理及其应用。

### (一) 混合淋巴细胞培养

混合淋巴细胞培养(MLC)或称混合淋巴细胞反应(MLR)是将两个无关个体功能正常的淋巴细胞在体外混合一起培养,由于两者的淋巴细胞膜上的组织相容性抗原不同,可互相刺激对方的 T 细胞发生增殖,导致对方的淋巴细胞分裂增殖和转化,其增殖反应强度与双方组织相容性抗原的差异程度成正比,两者相容性差异愈大,反应愈强烈。转化的淋巴母细胞表现为细胞体积增大,核内 DNA 和 RNA 合成增加等,可通过形态学方法计数转化的淋巴细胞百分数,也可通过测定激活的淋巴细胞摄取 DNA 合成前体物质的多少来判定。MLC 不仅用于 HLA-D 抗原分型,而且应用于实体器官移植前的快速相容性检测,它可以分为双向

MLC 和单向 MLC。

在双向 MLC 中,双方的淋巴细胞互相刺激而增生、转化,即双方的淋巴细胞既是刺激细胞,又是反应细胞;如果它们的抗原相同或相容,则刺激作用很小,细胞无变化;反之,如双方抗原不相容,则刺激作用就大,细胞被活化并产生增殖。在单向 MLC 中,将一方的淋巴细胞用 X 线照射或用丝裂霉素 C 处理,使其丧失增殖反应能力而仍保留其抗原刺激效应,此时的MLC 只有一方淋巴细胞发生增殖反应,故可了解单一个体淋巴细胞的刺激强度和应答程度。

### (二) 纯合细胞分型方法

HTC 的基本原理是用已知 HLA-Dw 型别的经灭活的纯合子细胞作为刺激细胞,而待检细胞作为反应细胞,这两种细胞进行单向混合淋巴细胞培养。若不发生或仅发生弱的增殖反应,表明受检细胞具有与纯合子分型细胞相同的 HLA-Dw 型别,它可能为特定 HLA-Dw型的纯合子或杂合子;而发生增殖反应,表明受检细胞不具有与纯合子细胞拥有的 HLA-Dw型别。因此该方法也称为阴性分型。

### (三) 预致敏淋巴细胞试验

预致敏淋巴细胞(primed lymphocyte,PL)是一种仅对一种单体型具有识别增殖能力,而处于静止状态的小淋巴细胞。它作为应答细胞参与了初次 MLC 反应,经过增殖后又回到小淋巴细胞;当这种细胞遇到相应抗原刺激后,可迅速发生淋巴细胞转化和增殖。PLT 试验是将此种细胞作为已知的分型细胞,试验时将待检淋巴细胞处理作为刺激细胞,分别与一系列的预致敏淋巴细胞进行单向 MLC。如果待检细胞与预致敏淋巴细胞预先识别的抗原相同,预致敏淋巴细胞会迅速增殖。因预致敏淋巴细胞分型试验是用阳性反应作为判定标准,故PLT 试验又称为阳性分型法。

# 第三节　HLA 分子生物学检测

HLA 基因分型技术已得到广泛的应用,目前主要方法为 PCR 序列特异性引物(PCR-SSP)、PCR 序列特异性寡核苷酸探针(PCR-SSOP)、Luminex 检测技术、基因芯片、PCR-核苷酸序列测定(PCR-sequence-based typing,PCR-SBT)等。早期 HLA 基因分型曾采用 PCR-限制性片段长度多态性(PCR-RFLP)和参比链介导的构象分析(reference strand mediated conformation analysis,RSCA)方法,现基本已淘汰。需要注意的是,HLA 基因分型检测的是个体 HLA 座位上等位基因的核苷酸序列情况,其指定的是核苷酸序列的差异;而 HLA血清学技术和细胞分型技术检测的是 HLA 座位上的抗原情况。

## 一、HLA 的分子生物学检测方法

### (一) PCR 序列特异性引物

PCR 序列特异性引物方法的原理是根据 *HLA* 等位基因核苷酸碱基序列的差异性,设计出一系列特异性引物,引物 3′端最后一个碱基是否与其等位基因 DNA 模板配对起决定作用。若引物的 3′端最后一个碱基设计在各等位基因特异性有差异的碱基序列上,则可直接扩增出有序列差异的等位基因特异性片段,通过琼脂糖电泳直接判断有无扩增产物来确认基因的多态性,根据多对引物扩增的结果可以指定 *HLA* 基因型。

该方法操作简单、快速、耗时较短,结果判断简便,适合小批量标本,一般在 3 小时内可取得分型结果。但是由于特异性引物有限以及实验条件的影响,特别是为了操作的方便将所有反应体系设置在同一扩增条件下进行,将可能出现假阳性带或漏带现象;同时某些罕见的 *HLA* 等位基因难以用此方法检出,导致错误结果。该方法被大多数实验室选择接受,有低分辨和高分辨分型试剂,为实验室常用的方法之一。

### （二）PCR 序列特异性寡核苷酸探针

PCR 序列特异性寡核苷酸探针的原理是利用核酸互补的杂交技术。它首先采用特异性引物对目的 DNA 片段进行扩增,然后将 PCR 扩增产物与已知序列特异性探针进行杂交,洗涤后在反应体系中(扩增引物或探针上已进行适当标记)加入酶促反应体系或显色(影)溶液进行显色,当扩增片段与探针不互补时,在该探针位置无颜色显示;当基因片段与探针互补时,可形成特异性互补链,因此在该探针位置可显示颜色;根据显色可以判定待测片段是否与探针互补,从而推测其碱基特性,进而根据多个探针杂交信号结果进行 HLA 分型。目前 PCR-SSOP 方法大多被 Luminex 技术替代。

### （三）Luminex 检测技术

Luminex 检测技术的原理是利用核酸互补的杂交技术,采用的结合载体为特定微球磁珠。首先在微球磁珠上固定已知序列特异性探针,每一种微球磁珠上只有一种探针,由于每一种微球磁珠上标记的颜色比例不同,在 Luminex 检测仪红色激光束下可识别每一种微球磁珠,从而有效识别探针种类。然后利用标记的特异性引物对目的 DNA 片段进行扩增,将标记的 PCR 扩增产物与多种微球磁珠在同一孔内进行特异性杂交,洗涤后再加入荧光显色剂,利用 Luminex 检测仪绿色激光束检测杂交信号,红色激光束区分探针的种类。当扩增基因片段与探针不互补时,在微球磁珠上无荧光显示;当扩增基因片段与探针互补时,该微球磁珠上有荧光显示;根据荧光值强度大小可以判定待测片段是否与探针互补,从而推测其碱基特性,进而根据多个探针杂交信号结果进行 HLA 分型指定。

Luminex 检测技术灵敏度非常高,在 96 孔微板上检测,实现了所有探针的杂交于液相条件下在同一个孔内进行,而且采用微球磁珠作为载体,具有高通量、快速、简便、可靠的优点,是目前实验室中最常见的方法之一。

### （四）基因芯片技术

基因芯片(gene chip)技术原理是根据核酸互补的杂交技术,并结合激光共聚焦荧光检测系统特性。首先在特定载体(玻璃、硅等)上高密度有序地排列特定寡核苷酸片段作为探针,然后对待检标本 *HLA* 基因片段进行扩增并荧光标记,再将待测的标记过的 *HLA* 基因片段与特定探针进行特异性杂交。当基因片段与探针不互补时,在该探针位置无荧光显示;当基因片段与探针互补时,可形成特异性互补链,因此在该探针位置可显示荧光;通过激光共聚焦荧光检测系统对芯片进行扫描,并配以计算机系统对每一个探针上的荧光信号进行检测,根据荧光值强度大小可以判定待测片段是否与探针互补,从而推测其碱基特性,进而根据多个探针杂交信号结果进行 HLA 分型指定。*HLA* 基因芯片能够一次进行大量靶基因的杂交检测,具有快速、高效、高通量、性能稳定、重复性好等特点,但是 *HLA* 基因芯片分型技术存在信号检测区分能力不足、方法有待标准化等问题。

### （五）核苷酸序列测定法

核苷酸序列测定法(PCR-SBT)的原理是通过扩增目的 DNA 片段,采用双向测序引物利用经典双脱氧测序方法对扩增片段进行测序分析,根据测序序列中 *HLA* 等位基因核苷酸多态性位点碱基情况,结合软件分析与已知可能的等位基因的序列进行比较,从而指定 *HLA* 等位基因型别。该方法是直接检测基因的核苷酸序列,属于高分辨方法,结果准确性最高,但是需要特殊的仪器设备,耗时较长,价格较贵,而且直接双链测序过程中存在模棱两可基因型结果,这在实际分型中应引起重视,避免指定错误。值得注意的是,PCR-SBT 技术正在引进新一代测序平台,它们与双脱氧测序方法明显不同,可得到单链等位基因序列。

### （六）新一代测序技术

新一代测序(next generation sequencing,NGS)技术具有超高速、高通量、低成本和高效益等优点,目前市场上有多种技术平台,其测序原理上存在差异。近年 NGS 已应用于 HLA 分型,其关键在于如何系统建立好 *HLA* 位点的 DNA 文库,而后续的片段扩增和测序步骤则取决于所用的技术平台,不同平台原理和操作过程存在差异。NGS 技术可用于 HLA-Ⅰ 和 HLA-Ⅱ 位点分型,为单链测序结果,可有效解决经典双链测序存在的模糊指定问题。由于 HLA 的高度多态性以及 NGS 技术本身的特性,目前 NGS 进行 HLA 分型可存在一定的偏差,但其显示了良好的应用前景。

## 二、HLA 常见基因分型方法比较

*HLA* 基因分型准确率高,其分型错误率远低于血清学方法和细胞学分型方法。它具有如下优点:所需血样少、不需要新鲜标本,标本可长期保存和远程运输;分型试剂来源基本不受限制,可大量制备;实验重复性好。有关 *HLA* 基因分型的方法很多,但是在日常 *HLA* 分型工作中常见的方法主要为 PCR-SSP、PCR-SSOP、Luminex 检测技术、PCR-SBT、基因芯片等。常见方法的比较见表 5-1。不同的实验室可根据自身实际情况选择相应的分型方法,但是不论何种方法都需要进行质量控制,以保证分型结果的准确可靠。

表 5-1 *HLA* 基因分型方法比较

| 参数 | PCR-SSP | PCR-SSOP | Luminex 检测技术 | PCR-SBT | 基因芯片 |
|---|---|---|---|---|---|
| 分辨能力 | 低、高分辨 | 中、低分辨 | 中、高分辨 | 高分辨 | 中、低分辨 |
| 检测时间 | 试验时间最短 | 试验时间较长 | 试验时间较长 | 试验时间最长 | 试验时间较长 |
| 检测操作 | 操作最简单 | 操作较复杂 | 操作较复杂 | 操作复杂 | 操作较复杂 |
| 检测过程 | PCR 扩增 + 电泳 | PCR 扩增 + 杂交反应 + 检测 | PCR 扩增 + 杂交反应 + 检测 | PCR 扩增 + 测序反应 + 测序 | PCR 扩增 + 杂交反应 + 检测 |
| 检测通量 | 低通量 | 中通量 | 高通量 | 中通量 | 高通量 |
| 检测成本 | 较低 | 较低 | 较低 | 较高 | 较低 |
| 结果判定 | 容易判断 | 较复杂 | 较复杂,需要特殊分析软件 | 较复杂,需要特殊分析软件 | 较复杂,需要特殊分析软件 |
| 结果准确性 | 较准确,可能出现漏带或假阳性条带现象 | 较准确,部分探针易出现干扰 | 较准确,受探针数量的影响 | 最准确,用于新等位基因确认 | 较准确,可能受信号干扰 |
| 常用设备 | PCR 仪 | PCR 仪 + 杂交设备 | PCR 仪 + Luminex | PCR 仪 + 测序仪 | PCR 仪 + 杂交设备 + 读数设备 |

## 三、HLA 高分辨分型中模棱两可结果的原因及其对策

模棱两可的基因型结果是指在 *HLA* 基因分型过程中,标本指定结果形式中存在一种以上的 *HLA* 等位基因组合方式,如采用测序方法检测某标本 *HLA-B* 位点可得到 *HLA-B* ∗ 46:01:01 + B ∗ 58:02 或 B ∗ 46:09 + B ∗ 58:06 组合,因此无法进行唯一的指定。

### (一)模棱两可结果产生的原因

**1. PCR-SSP 中的模棱两可结果** HLA 基因分型中,一般针对同一座位上不同等位基因碱基多态性位点设计 PCR-SSP 引物,但设计的引物特异性可针对单一或多个等位基因。前者只扩增某特定的单一等位基因,而后者可扩增数个等位基因,尽管 PCR-SSP 常采用不同引物进行组合方式来指定或排除某个等位基因,但是由于等位基因数量较多而且引物大多针对多个等位基因,因此 PCR-SSP 方法可产生一定的模棱两可分型结果。

**2. PCR-SSOP 中的模棱两可结果**　PCR-SSOP 方法中探针的互补序列是否是单一等位基因特有或多个等位基因所共将决定其特异性。部分探针只与某一等位基因序列互补杂交,当标本与该探针杂交时呈现阳性反应,即可明确无误地指定相应特定等位基因。但是绝大多数探针能够与多种等位基因序列互补杂交,因此无法单纯依靠这种探针进行等位基因指定。PCR-SSOP 中常采用探针反应格局表通过数理逻辑关系进行指定,但是由于大量探针往往针对多个等位基因,因此将产生错综复杂的杂交格局,导致产生模棱两可的分型结果。

**3. PCR-SBT 中的模棱两可结果**　PCR-SBT 直接测序反应得到的序列是两个等位基因序列的组合,某些情况下并不能完全区分等位基因而存在模棱两可的结果,主要表现为测序分析获得的序列与多种等位基因的组合序列完全匹配。有 3 种情况可能引起模棱两可的结果:①不能指定单一等位基因,测序区域未包括这些等位基因核苷酸的区分点,因此可以通过扩增其他区域的序列进行解决。目前 HLA-Ⅰ类基因 PCR-SBT 分型大多测定为第 2、3 和 4 外显子,当等位基因序列区分区域在其他外显子时,则难以区分,如 *A* * 74:01 和 *A* * 74:02 在第 2~4 外显子序列完全相同,但在第 1 号外显子存在差别(第 67 位)。②大多数等位基因未测定全部外显子序列,如 *HLA-A* * 02:08、*HLA-A* * 03:06 缺乏第 4 外显子序列,解决方法是完善这些等位基因相应的未测定区域。③多种等位基因组合在测序区域内具有相同的杂合序列,如 *DRB1* * 03:01:01G + *DRB1* * 13:32、*DRB1* * 03:06 + *DRB1* * 13:93 和 *DRB1* * 03:12 + *DRB1* * 13:40 的组合在 2 号外显子表现为完全相同的杂合序列。

**(二)模棱两可结果区分的策略**

HLA 分型方法产生模棱两可结果后不能得到明确的 HLA 分型结果,对于模棱两可的结果可以通过以下方法加以区分和指定:①常见及确认等位基因原则(common alleles and well documented alleles,CWD);②结合多种方法结果进行综合判断,利用不同方法的互补作用,从而指定 HLA 基因型;③改用其他厂家的试剂,由于每一个厂家探针或引物的组合不同,改用其他厂家试剂也许可以区分;④增加测序的范围或杂交的探针数;⑤采用单链 DNA 抽提技术;⑥采用单链扩增技术,首先采用型或组特异性引物扩增某些特定等位基因,然后再将不同等位基因进行区分;⑦采用组特异性测序引物技术;⑧克隆转染后形成单链后检测。以下介绍 4 种常见的解决模棱两可结果的方法。

**1. CWD 原则**　2007 年美国组织相容和免疫遗传协会(American Society for Histocompatibility and Immunogenetics,ASHI)成立了一个专门委员会,提出常见及确认等位基因原则(CWD 表)。目前将 *HLA* 等位基因定义为三大类:常见等位基因(common alleles)、确认等位基因(well-documented alleles)、罕见等位基因(rare alleles)。常见等位基因是指那些在任何参考群体中频率大于 0.001 的等位基因。确认等位基因是那些至少在五个独立非亲缘个体中或者三个独立非亲缘个体中并伴有特定的单体型被检测到的等位基因,而在人群中尚无准确的频率。罕见等位基因是除常见等位基因和确认等位基因以外的所有等位基因,它们的频率很低,可能不会在一个显著大的由非亲缘个体组成的群体中被再次发现,常仅被提交的实验室发现。CWD 原则分型中将常见等位基因和确认等位基因合并为 CWD,当模棱两可的等位基因组合中出现 CWD 等位基因可能需要进一步区分,而出现罕见等位基因组合其临床分型中实际意义有限可予以排除。

CWD 原则依据数理统计分析,对于解决 HLA 高分辨分型中模棱两可的等位基因组合具有指导意义。该方法操作简单,主要依据现有分型结果和原则进行选择判定,从而可节约分型时间和减少工作量,为目前实验室较常用的一种 HLA 高分辨指定方法,但由于采用统计学原则估算,存在较少概率指定错误的可能。

**2. 单链 DNA 抽提技术**　该技术原理是首先根据等位基因序列设计生物素标记的特异

性探针,然后探针与标本基因组 DNA 进行杂交反应,杂交后将形成单一等位基因 DNA/特异性探针复合物,然后加入链亲和素标记磁珠,将形成单一等位基因 DNA/特异性探针/磁珠复合物,洗涤后溶液中只含有单一等位基因 DNA/特异性探针/磁珠复合物,从而有效将个体两个等位基因进行分离。单链 DNA 抽提技术将得到单一等位基因 DNA,因此通过该技术抽提 DNA 后再进行 *HLA* 基因分型将可直接检测个体特定的某个等位基因,从而解决 *HLA* 直接测序中模棱两可结果,提高组织配型的能力和准确性。如 *HLA-B * 46:01:01G + B * 58:02* 和 *B * 46:09 + B * 58:06* 组合,可选择针对 *HLA-B * 46* 或 *HLA-B * 58* 的探针进行 *DNA* 抽提,将分别得到只含有 *HLA-B * 46* 或 *B * 58* 等位基因的 DNA,然后再进行基因分型。该技术操作较为简单,但针对不同等位基因需要选择特定的探针,未得到广泛应用,可用于确认新等位基因或特定的鉴别试验。

**3. 单链扩增技术** 该技术原理类似于 PCR-SSP。通过选择合适的引物对扩增后,可有效将个体两个等位基因分别进行扩增而不干扰,从而达到单一等位基因的分离效果。如 *HLA-B * 46:01:01G + B * 58:02* 和 *B * 46:09 + B * 58:06* 组合,可选择针对 *HLA-B * 46* 和 *HLA-B * 58* 的引物分别进行扩增,扩增后将得到 *HLA-B * 46* 和 *HLA-B * 58* 的扩增片段,再进行序列分析从而指定等位基因。该技术相对简单,常用于新位点的确认,但由于 HLA 高度复杂性,其设计的引物对较多,部分等位基因需要采用两次扩增技术才能有效区分。

**4. 组特异性测序引物技术** 该技术原理是利用特异性引物进行测序反应,在基因组 DNA 双链扩增后的测序过程中,利用 *HLA* 等位基因的核苷酸碱基序列的差异性,选择和设计一系列特异性的测序引物,该引物 3′端在测序反应中只能与某一个等位基因的序列互补,因此采用该引物进行测序反应将得到与引物序列互补的某个特定等位基因的序列,从而实现对单一等位基因的测序分析。如 *HLA-B * 46:01:01G + B * 58:02* 和 *B * 46:09 + B * 58:06* 组合,可选择针对 *HLA-B * 46* 和 *HLA-B * 58* 的测序引物分别进行测序反应,测序反应后将分别得到针对 *HLA-B * 46* 和 *HLA-B * 58* 的测序片段,再进行序列分析从而指定等位基因。

# 第四节 粒细胞抗原抗体检测

## 一、粒细胞抗原、抗体检测血清学诊断方法

血清学鉴定粒细胞抗原或抗体的方法主要有粒细胞凝集试验(granulocyte agglutination test,GAT)、粒细胞免疫荧光试验(granulocyte immunofluorescence test,GIFT)、流式细胞技术、单克隆抗体粒细胞抗原捕获试验(monoclonal antibody immobilization of granulocyte antigen,MAIGA)和 ELISA 等方法。

### (一)粒细胞凝集试验

GAT 方法利用密度梯度分离出新鲜的粒细胞,然后在 Terasaki 微量板上进行实验。待测粒细胞与标准抗血清反应后或标准粒细胞与待检血清反应后在显微镜下观察粒细胞凝集情况,依据细胞凝集情况来判定抗原或抗体的特性。该方法为早期建立的方法,操作简单,但该方法灵敏度、特异性都不高,HLA 抗体和某些高滴度的免疫复合物可导致假阳性结果,引起实验结果的偏差,现实验室已较少使用。

### (二)粒细胞免疫荧光试验

GIFT 可分为直接法和间接法。直接法一般用于检测粒细胞抗原,其原理为荧光标记的粒细胞抗体与待检粒细胞反应,当有相应的抗原存在时可形成抗原抗体反应,通过荧光显微镜检测荧光的情况,从而判定是否存在相应的粒细胞抗原。

间接法可用于检测粒细胞抗体或抗原,下面以检测抗体为例阐述其原理。首先分离出

新鲜的粒细胞,经多聚甲醛固定后与待检血清反应,若存在相应抗体时可形成抗原抗体结合物,洗涤后再加入荧光标记的抗人 IgG 反应。若待检血清中存在相应抗体,可继续形成抗原-抗体-荧光标记抗人 IgG 结合物,再次洗涤后通过荧光显微镜检测荧光的情况,从而判定是否存在相应的粒细胞抗体。该方法为早期实验方法之一,其敏感性、特异性均优于 GAT 法,但需要荧光显微镜,实验干扰因素较多,该方法现一般采用流式细胞计数仪取代荧光显微镜。

### (三) 流式细胞术

流式细胞术可用于检测粒细胞抗原或抗体,下面以抗体检测为例阐述其原理。首先通过密度梯度离心获取随机供者粒细胞(应尽可能覆盖全部 HNA 抗原),然后将粒细胞与待检血清进行反应,若存在相应抗体时可形成抗原抗体结合物,洗涤后再加入荧光标记的抗人 IgG-Fc、IgM-Fc 反应。若待检测血清中存在相应抗体时,可继续形成抗原-待检抗体-荧光标记抗人 Ig 结合物,洗涤后经多聚甲醛固定通过流式细胞计数仪检测荧光的情况,从而判定是否存在相应的粒细胞抗体。该方法敏感性、特异性较好,为大多数实验室常用的方法。

### (四) 单克隆抗体粒细胞抗原捕获试验

MAIGA 方法的基本原理是分离获取的粒细胞,经多聚甲醛固定后与待检血清反应,若存在相应抗体时可形成抗原-抗体复合物,然后再加入特定的单克隆抗体,形成单克隆抗体-抗原-抗体三联复合物。然后将细胞裂解离心后获取上清液(含三联复合物),将其加入到包被特定抗体(针对单克隆抗体特性)的 ELISA 板微孔内反应,使特定的三联复合物结合到孔内形成包被抗体-单克隆抗体-粒细胞抗原-待测抗体复合物,洗涤后再加入酶标记的抗人 IgG 抗体形成包被抗体-单克隆抗体-粒细胞抗原-待测抗体-酶标抗体复合物,加显色剂进行比色分析,根据显色程度判定是否存在抗体。MAIGA 方法灵敏度和特异性较好,由于采用单克隆抗体,可以有效区分 HNA 抗体种类,为目前 HNA 抗体特性鉴定常用的方法。

### (五) ELISA 方法

ELISA 方法原理为首先在特异性单克隆抗体包被的微板上,然后加入粒细胞抗原和待检血清反应,当存在相应的抗体后可形成包被抗体-抗原-待测抗体复合物,再加入酶标记的抗人 IgG 形成包被抗体-抗原-待测抗体-酶标抗体复合物,加显色剂进行比色分析,根据显色程度判断抗体的有无和强度。ELISA 方法敏感性和特异性较好。

### (六) 血清学方法评价

血清学方法检测粒细胞抗原的准确性与采用抗血清的质量密切相关,抗血清应具有较高效价、特异性好、覆盖相应的全部 HNA 抗原系统。而检测粒细胞抗体时,其制备的粒细胞应尽可能覆盖 HNA 系统不同抗原谱,同时应考虑该方法能检测 HNA-1、HNA-3、HNA-4 和 HNA-5 系统的免疫抗体,可以鉴定和区分 HNA 和 HLA 抗体,能区分多种 HNA 抗体并存的情况,并可以检测和区分细胞毒和非细胞毒性的抗体。

目前血清学方法大多操作过程相对繁琐、耗时,而且要求标本新鲜,一般控制在 24 小时内,以便粒细胞具有一定的生物活性。整个实验过程需要分离粒细胞,而且要求分离的粒细胞有较高的纯度,无红细胞污染。GAT 是最早应用的方法,由于灵敏度、特异性都不高,一般不再使用。GIFT 现大多采用流式细胞计数仪检测最后的荧光强度,该方法敏感性、特异性较好,是目前实验室常用的一种方法。MAIGA 方法灵敏度和特异性较好,常用于 HNA 抗体特性鉴定。ELISA 方法灵敏度和特异性较好,其特异性取决于包被情况。

## 二、HNA 系统基因分型技术

HNA-1、HNA-2、HNA-3、HNA-4 和 HNA-5 系统的分子机制已经阐明,HNA 系统抗原的差异为单核苷酸多态性(SNP)引起,因此理论上能够区分 SNP 的方法均可应用 HNA 基因分型。根据目前 HNA 研究进展情况,*HNA* 基因分型方法主要有 PCR-RFLP、PCR-SSP、PCR-SBT 和多重 SNaPshot 等。

### (一) PCR-限制性片段长度多态性(PCR-RFLP)

PCR-RFLP 的基本原理是用 PCR 扩增 HNA 系统基因的目的 DNA 片段,扩增产物采用合适的特异性限制性内切酶消化切割成不同大小片段,直接电泳后进行分辨。由于 HNA 不同等位基因的限制性酶切位点分布不同,将产生不同长度、不同数目的 DNA 片段,经电泳紫外照射成像或染色后可出现不同的 DNA 条带型,从而进行 HNA 的分型。

该方法为较早应用的 HNA 分子诊断技术,PCR-RFLP 方法简便,分型时间较短,已成功用于 HNA-4a 和 HNA-5a 的分型。但是该方法需要特异性的内切酶,存在消化不完全引起实验失败或错误的可能,而且由于部分 HNA 系统的多态性位点周围碱基序列无法选择到合适的限制性内切酶进行实验,因此并非所有 HNA 系统多态性均可利用 PCR-RFLP 进行基因分型。

### (二) PCR-序列特异性引物(PCR-SSP)

PCR-SSP 为实验室最常用的分子诊断方法,具有方法简便、快速的优点,其成本较低。早期建立的方法主要针对 HNA-1、HNA-4、HNA-5 系统,并采用该方法获取了大量不同人群 HNA 多态性分布的数据。近年来随着 HNA-2 和 HNA-3 系统分子机制的阐明,已有文献报道 HNA-1、HNA-3、HNA-4 和 HNA-5 系统基因分型的 PCR-SSP 方法。但是应注意到 PCR-SSP 方法中,扩增引物 3′端最后一个碱基决定扩增特异性,而其扩增特异性与 PCR 扩增参数和反应条件有关,因此 PCR-SSP 方法中可能会出现假阳性或假阴性扩增,特别是自行设计引物开展 HNA 实验中,应优化有关的扩增参数和反应条件,采取相应的标准品进行验证。

### (三) PCR-核苷酸序列测定(PCR-SBT)

PCR-SBT 方法直接检测 *HNA* 基因的核苷酸序列,分型结果最准确,由于其对特定区域的碱基进行序列测定,因此可以发现测定区域内碱基突变的情况,可以识别新的突变点,但是 PCR-SBT 需要特殊的 DNA 测序设备,实验耗时较长,而且费用相对较高。由于编码 HNA-1 系统的基因为 *FCGR3B*,而编码 FcγRⅢa 的 *FCGR3A* 基因与 *FCGR3B* 高度同源,因此实验设计引物中应考虑到 *FCGR3A* 的干扰,选择合适的碱基点进行设计。目前 PCR-SBT 测序方法已应用于 HNA-1、HNA-3、HNA-4 和 HNA-5 系统基因分型。

### (四) 多重 SNaPshot 技术

SNaPshot SNP 分型是一种以单碱基延伸原理为基础,同时利用多重 PCR 对多个已知 SNP 位点进行遗传分型的方法。其首先通过多重 PCR 反应体系获得多个 SNP 位点的 PCR 产物模板,然后在含有测序酶、四种荧光标记的 ddNTP、紧挨多态位点 5′端的不同长度延伸引物和 PCR 产物模板的反应体系中,引物延伸一个碱基即终止,经测序仪电泳后,根据峰的颜色可知掺入的碱基种类,从而确定该样本的基因型,根据峰移动的胶位置确定该延伸产物对应的 SNP 位点。

SNaPshot 为中等通量 SNP 分型技术,可以在同一体系中实现多个 SNP 位点检测,其分型结果准确,准确度仅亚于 PCR-SBT 方法,但检测费用较 PCR-SBT 明显降低,也需要特殊的 DNA 测序设备。由于该系统可同步实现多个 SNP 位点检测,因此可以在同一体系中检测 HNA-1、HNA-3、HNA-4 和 HNA-5 系统等位基因,从而减少基因检测工作量,实现中等通量基因分型。该方法目前已成功应用于多个红细胞血型系统的基因分型,对于 HNA 系统基因正处于研究阶段。

### (五) 方法学比较分析

目前 *HNA* 基因分型方法可有效区分 HNA-1、HNA-3、HNA-4 和 HNA-5 系统,而且采用基因诊断技术获得了部分人群 HNA 遗传分布数据,但是每种 *HNA* 基因分型方法的特点和应用价值不同,其方法特点比较见表 5-2,目前大多数实验室最常用的方法是 PCR-SSP。

表 5-2 HNA 基因分型方法特性比较

| 参数 | PCR-RFLP | PCR-SSP | PCR-SBT | 多重 SNaPshot 技术 |
|---|---|---|---|---|
| 操作难易程度 | 操作简单 | 操作最简便 | 操作较复杂 | 操作较复杂 |
| 检测过程 | PCR 扩增 + 酶切 + 电泳 | PCR 扩增 + 电泳 | PCR 扩增 + 测序反应 + 测序电泳 | 多重 PCR 扩增 + 测序反应 + 测序电泳 |
| 检测时间 | 实验时间较长 | 实验时间最短 | 实验时间较长 | 实验时间较长 |
| 结果判定难易程度 | 容易判断 | 容易判断 | 较复杂,需要特殊分析软件 | 较复杂,需要特殊分析软件 |
| 结果准确性 | 较准确,易受酶切效果影响 | 较准确,易受扩增条件的影响 | 最准确,可发现新的突变点 | 较准确,仅次于 PCR-SBT 方法 |
| 标本检测能力 | 适合于单个标本检测,低通量标本检测 | 适合于单个标本检测,低通量标本检测 | 适合于单个标本检测,低通量标本检测 | 适合于单个标本检测,中通量标本检测 |
| 设备要求 | PCR 仪 | PCR 仪 | PCR 仪 + 测序仪 | PCR 仪 + 测序仪 |

（严力行）

## 本章小结

人类白细胞抗原(HLA)具有重要的生物学作用和临床意义,对其进行分型有助于了解其功能和临床应用。HLA 分型技术分为血清学方法、细胞学方法和基因分型方法,血清学检测方法、细胞学方法和基因分型方法侧重点不同。血清学方法和细胞学方法检测抗原,而基因分型方法是检测其基因碱基核苷酸多态性的不同。血清学方法常见为微量淋巴细胞毒试验,该方法易受抗血清特性、淋巴细胞特性、反应温度和时间、补体特性和判定等方面的影响;而细胞学分型方法主要包括混合淋巴细胞培养法、纯合分型细胞试验和预致敏淋巴细胞试验。HLA 基因分型方法相对准确性高,标本可长期保存和远程运输,常见的基因分型方法为 PCR-SSP、PCR-SSOP、Luminex 检测技术、PCR-SBT、基因芯片等,每种方法具有不同的特性。根据分型结果可分为低分辨、中分辨、高分辨指定方法。HLA 基因分型指定中存在模棱两可基因型结果,现可以采用多种方法进行完善和区分,最常见为 CWD 指定原则、组特异性测序引物技术和单链扩增技术。

HLA 抗原可引起免疫应答产生 HLA 抗体。HLA 抗体在临床上有重要的意义,可诱发实体器官移植的超急性排斥反应、发热性非溶血性输血反应、血小板输注无效、输血相关性急性肺损伤等。用于 HLA 抗体检测的方法有多种,常见的方法为淋巴细胞毒方法、流式细胞仪方法、ELISA 方法、Luminex 检测技术,其中 Luminex 检测技术为临床实验室常用的方法。临床开展 HLA 检测,常根据实验目的不同选择相应的方法。交叉配合、抗体筛选和确认主要采用血清学技术,而抗原的指定大多使用基因分型方法。

HNA-1、HNA-2、HNA-3、HNA-4 和 HNA-5 系统在输血医学中具有重要的意义,在多种临床疾病中发挥作用。粒细胞抗原或抗体血清学方法主要有粒细胞凝集试验、粒细胞免疫荧光试验、单克隆抗体粒细胞抗原捕获试验、流式细胞术和 ELISA 等方法;而粒细胞抗原系统基因分型方法常见为 PCR-RFLP、PCR-SSP、PCR-SBT 和多重 SNaPshot 等。

# 第六章

## 血小板血型系统

通过本章学习,你将能够回答下列问题:

1. 血小板膜表面有哪些抗原?
2. 血小板血型的国际命名法则是什么?
3. 如何判定血小板输注的效果?
4. 如何进行配合型血小板输注?
5. 血小板抗原的同种免疫作用在临床上主要包括哪些方面?

本章讨论血小板表面存在的抗原以及机体受到这些抗原免疫后产生的抗原抗体反应。这些抗原以及免疫应答在血小板相关的同种免疫、自身免疫和药物介导的免疫反应中都有着重要的临床意义。

## 第一节　血小板血型抗原

血小板血型抗原主要有两大类,即血小板相关抗原和血小板特异性抗原。血小板表面存在的与其他细胞或组织共有的抗原,称为血小板相关抗原(platelet-associated antigen),又称血小板非特异性抗原或血小板共有抗原,包括组织相容性抗原(HLA)和红细胞血型系统相关抗原,如 ABO、Lewis、I、P1 等血型抗原。通常将血小板表面由血小板特有的抗原决定簇组成,表现出血小板独特的遗传多态性,并且不存在于其他细胞和组织上的抗原称为血小板特异性抗原,即人类血小板抗原(human platelet antigen,HPA)。血小板特异性抗原是构成血小板膜结构的一部分,是位于血小板膜糖蛋白(glycoprotein,GP)上的抗原表位。

### 一、血小板相关抗原

#### (一)红细胞血型抗原

血小板上的 ABH 抗原物质,由机体所产生的及从血浆黏附在血小板表面的两类构成。这些抗原物质在不同的机体血小板表面的含量有极大的差异。少数非 O 型个体血小板膜上有着极高水平的 A1 或 B 物质,其血清中的糖基转移酶有较高水平表达。在 ABO 血型非配合输注时(如 A 型血小板输注至 O 型受者),少数 O 型受者含有高滴度 IgG 类抗-A、抗-B,可以与 A/B 型血小板表面的抗原物质作用,导致血小板输注疗效下降甚至输注无效。A/B 血型抗原高表达的血小板比较容易导致这种血小板免疫破坏。在次侧不相容的血小板输注时(如 O 型血小板输注至 A 型受者),由于抗-A 抗体可能和受者血清中的可溶性 A 物质结合形成抗原-抗体复合物,后者可以通过 Fc 受体结合至血小板表面,加速血小板的破坏。此外,次侧不相容血小板输注还可能发生罕见的急性溶血反应。因此,血小板 ABO 血型同型输注是最佳选择。然而,由于血小板资源匮乏,对于危重患者无法实施 ABO 同型血小板输注时,可输注 ABO 不同型血小板进行抢救。尽管其他红细胞血型抗原物质(Le$^a$、Le$^b$、I、i、P1、P$^K$)也存在于血小板表面,没有证据显示这些物质可以导致血小板输注后在体内的寿命缩短。

### (二) HLA 系统血型抗原

血小板表面存在 HLA-A、HLA-B 和 HLA-C 位点等 HLA-Ⅰ类抗原,除外罕见情况,通常不存在 HLA-Ⅱ类抗原。血小板上的大部分 HLA 抗原是内源生成的完整膜蛋白,较少量从血浆吸附。多次输血可能产生 HLA 抗体,这一免疫作用对多次接受血小板输注的患者有重要临床意义。输血相关的 HLA 同种免疫抗体的产生,与基础疾病、免疫抑制剂的使用以及血液制剂中是否含有足量的白细胞等因素有关。在广泛使用去白细胞措施以后,相关的 HLA 同种免疫大幅减少。妊娠也是产生 HLA 抗体的常见原因。妊娠 4 次或以上的经产妇血清中,超过 32% 存在 HLA 抗体。所以,目前推荐应用去除白细胞血液制剂,以减少由白细胞产生的不利影响。

## 二、血小板特异抗原

血小板特异性抗原是构成血小板膜结构的一部分,是位于血小板膜糖蛋白(glycoprotein,GP)上的抗原表位(图 6-1)。至少 5 种糖蛋白[GP Ⅰa、Ⅰb(α 和 β)、Ⅱb、Ⅲa 及 CD109]具有多态性并与同种免疫有关。3%~5% 的亚洲人和黑种人缺乏第 6 种血小板糖蛋白(GPⅣ、CD36),在输血或妊娠后可以导致对该种糖蛋白的致敏。IPD-HPA 数据库数据显示,截至 2014 年 6 月,通过血清学方法已检出 33 个 HPA 抗原(HPA-1~27bw),包括在血小板糖蛋白结构上的位置、血小板表面的抗原密度、编码抗原的 DNA 多态性均已阐明。最新的研究发现,血小板特异性抗原并非为血小板特有,一些特异性抗原也分布于其他细胞上,如 HPA-1 和 HPA-4 也存在于内皮细胞、成纤维细胞、平滑肌细胞上;HPA-5 存在于长效活化的 T 淋巴细胞和内皮细胞上等。

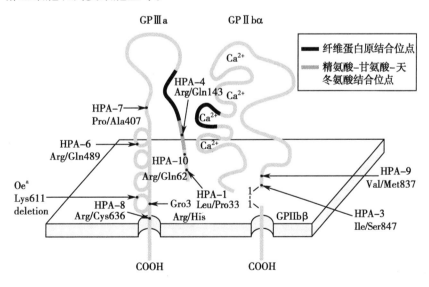

图 6-1　血小板膜糖蛋白Ⅱb/Ⅲa 上的部分血小板特异抗原

1990 年国际血液学标准化委员会/国际输血协会(ICSH/ISBT)血小板血清学研讨会统一了血小板特异性抗原系统国际命名方法:①血小板特异性同种抗原系统一律命名为人类血小板抗原(HPA)。②不同的抗原系统按命名的先后顺序用数字编号。③对偶抗原按其在人群中频率由高到低,用字母命名,高的为 a,低的为 b。目前 12 个抗原被归入 6 个 HPA 对偶抗原系统(HPA-1、-2、-3、-4、-5、-15)。④对于仅通过同种抗体鉴定到相应的一种抗原,未发现其对偶抗原的 HPA 后标记"w"(workshop)。今后发现新的 HPA 系统,须经该工作会议(workshop)批准,方能取得正式国际命名。

在已知其分子机制的 33 个血小板抗原中,基因多态性大多由相应血小板膜糖蛋白结构基因中的单核苷酸多态性(SNP)引起,后者相应位置的单个氨基酸变异见表 6-1,唯一的例外是 HPA-14w(由 3 个核苷酸缺失导致 1 个氨基酸残基缺失)。

表 6-1 血小板抗原系统

| 系统 | 国际命名 | 曾用名 | 发现年代 | 糖蛋白(GP) | 氨基酸改变 | 编码基因 | 临床意义* |
|---|---|---|---|---|---|---|---|
| HPA-1 | HPA-1a | Zwª,Plᴬ¹ | 1959 | GPⅢa | Leu33Pro | ITGB3 | FNAIT,PTP,多次输血 |
| | HPA-1b | Zwᵇ,Plᴬ² | 1961 | | | | FNAIT,PTP,多次输血 |
| HPA-2 | HPA-2a | Koᵇ | 1961 | GPⅠbα | Thr145Met | GPIBA | 多次输血 |
| | HPA-2b | Koª,Sibª | 1965 | | | | FNAIT |
| HPA-3 | HPA-3a | Bakª,Lekª | 1980 | GPⅡb | Ile847Ser | ITGA2B | FNAIT,PTP |
| | HPA-3b | Bakᵇ | 1988 | | | | |
| HPA-4 | HPA-4a | Penª,Yukᵇ | 1985 | GPⅢa | Arg143Gln | ITGB3 | FNAIT,PTP |
| | HPA-4b | Penᵇ,Yukª | 1986 | | | | FNAIT,PTP |
| HPA-5 | HPA-5a | Brᵇ,Zavᵇ | 1998 | GPⅠa | Glu505Lys | ITGA2 | FNAIT,PTP |
| | HPA-5b | Brª,Hcª,Zavª | 1989 | | | | FNAIT,PTP |
| | HPA-6bw | Caª,Tuª | 1993 | GPⅢa | Arg489Gln | ITGB3 | FNAIT |
| | HPA-7bw | Moª | 1993 | GPⅢa | Pro407Ala | ITGB3 | FNAIT |
| | HPA-8bw | Srª | 1990 | GPⅢa | Arg636Cys | ITGB3 | FNAIT |
| | HPA-9bw | Maxª | 1995 | GPⅡb | Val837Met | ITGA2B | FNAIT |
| | HPA-10bw | Laª | 1997 | GPⅢa | Arg62Gln | ITGB3 | FNAIT |
| | HPA-11bw | Groª | 1994 | GPⅢa | Arg633His | ITGB3 | FNAIT |
| | HPA-12bw | Iyª | 1995 | GPⅠbβ | Gly15Glu | GPIBB | FNAIT |
| | HPA-13bw | Sitª | 1999 | GPⅠa | Met799Thr | ITGA2 | FNAIT |
| | HPA-14bw | Oeª | 2002 | GPⅢa | Lys611del | ITGB3 | FNAIT |
| HPA-15 | HPA-15a | Govᵇ | 1990 | CD109 | Ser682Tyr | CD109 | FNAIT,PTR |
| | HPA-15b | Govª | 1995 | CD109 | | | FNAIT,PTP,PTR |
| | HPA-16bw | Duvª | 2002 | GPⅢa | Thr140Ile | ITGB3 | FNAIT |
| | HPA-17bw | Vaª | 1992 | GPⅡb/Ⅲa | Thr195Met | ITGB3 | FNAIT |
| | HPA-18bw | Cabª | 2009 | GPⅠa | Gln716His | ITGA2 | FNAIT |
| | HPA-19bw | Sta | 2009 | GPⅢa | Lys137Gln | ITGB3 | FNAIT |
| | HPA-20bw | Kno | 2009 | GPⅡb | Thr619Met | ITGA2B | FNAIT |
| | HPA-21bw | Nos | 2009 | GPⅢa | Glu628Lys | ITGB3 | FNAIT |
| | HPA-22bw | Sey | 2012 | GPⅡb | Lys164Thr | ITGA2B | FNAIT |

续表

| 系统 | 国际命名 | 曾用名 | 发现年代 | 糖蛋白（GP） | 氨基酸改变 | 编码基因 | 临床意义* |
|---|---|---|---|---|---|---|---|
| HPA-15 | HPA-23bw | Hug | 2012 | GPⅢa | Arg622Trp | ITGB3 | FNAIT |
| | HPA-24bw | Cab2[a+] | 2011 | GPⅡb | Ser472Asn | ITGA2B | FNAIT |
| | HPA-25bw | Swi[a] | 2011 | GPⅠa | Thr1087Met | ITGA2 | FNAIT |
| | HPA-26bw | Sec[a] | 2012 | GPⅢa | Lys580Asn | ITGB3 | FNAIT |
| | HPA-27bw | Cab[3a+] | 2013 | GPⅡb | Leu841Met | ITGA2B | FNAIT |

FNAIT,胎儿新生儿同种免疫性血小板减少症（fetal-neonatal alloimmune thrombocytopenia）；PTP,输血后紫癜（post-transfusion purpura）；PTR,血小板输注无效（platelet transfusion refractoriness）

**（一）HPA-1 血型系统**（Pl[A]、Zw 系统）

HPA-1 是最早被人们认识且具有临床意义的血小板同种特异性抗原,定位于 GPⅢa 分子上。GPⅢa 多肽链上第 33 位氨基酸的变化（Leu33Pro）决定了 HPA-1a/HPA-1b 的特异性,这一特异性是由 HPA cDNA 链上 T176C 多态性决定的。HPA-1a 与 HPA-1b 的基因频率在白种人中分别为 0.89 和 0.11,在汉族人中分别为 0.996 和 0.004,汉族人 HPA-1a 的基因频率明显高于白种人。HPA-1 特异性抗体与输血后紫癜综合征以及大多数新生儿同种免疫性血小板减少症有关。

**（二）HPA-2 血型系统**（Ko、Sib 系统）

血小板特异性抗原 Ko 是由 Van der Weerdt 等（1962）发现的。Saji（1989）发现在日本人中引起血小板输注无效的 Sib[a] 抗原,现已证实与 Ko[a] 特异性相同。Ko 抗原定位于 GPⅠbα 链上,抗-Ko 多为 IgM 型抗体,可直接使血小板凝集。Ko[a] 为低频等位基因,基因频率为 0.07～0.09（白种人）；而 Ko[b] 为高频等位基因,基因频率为 0.91～0.93（白种人）,汉族人与白种人 HPA-2 的基因频率相差不大。HPA cDNA C482T 核苷酸的突变导致 GPⅠbα 多肽链 Thr145Met 转变,产生 HPA-2a 和 HPA-2b 抗原。

**（三）HPA-3 血型系统**（Bak、Lek 系统）

HPA-3 的抗原决定簇位于 GPⅡb,是由单核苷酸 T2621G 变异引起多肽链 Ile847Ser 的转变,产生 HPA-3a 和 HPA-3b 抗原。Bak 是由 Von dem Borne（1980）在荷兰人中发现,第一例抗-Bak[a] 引起了新生儿血小板减少症。McGrath 等（1989）报告抗-Bak[b] 也与新生儿血小板减少有关,家系调查证实 Bak[a] 和 Bak[b] 呈等位基因分布。Boizard 等（1984）报道的血小板抗原 Lek[a] 与 Bak[a] 特异性相同。

**（四）HPA-4 血型系统**（Pen、Yuk 系统）

HPA-4 的抗原决定簇位于血小板膜糖蛋白 GPⅢa,单核苷酸 G506A 变异引起多肽链 Arg143Gln 的转变,产生 HPA-4a 和 HPA-4b 抗原。抗原 Pen 是由 Friedman 等（1985）报道的,相应的同种抗体发现于患新生儿血小板减少症小孩的母体血清中。Shibata 等（1986）报道 Yuk[a] 引起两例新生儿血小板减少,同年又报道 Yuk[a]/Yuk[b] 为一个新的血小板血型抗原系统,后来证实 Yuk[b] 与 Pen[a] 特异性相同。

**（五）HPA-5 血型系统**（Br、Hc、Zav 系统）

HPA-5 抗原定位于 GPⅠa,HPA-5 系统抗原的特异性在于 cDNA G1600A 多态性引起 Glu505Lys 替换。Br[a] 抗原是由 Kiefel 等（1988）报道的,后来证实 Br[a] 与 Woods 等（1989）报道的 Hc[a] 和 Smith 等（1989）报道的 Zav[a] 抗原特异性相同,在淋巴细胞上也有表达,被统一命名为 HPA-5 系统。

### （六）HPA-15 血型系统（Gov 系统）

HPA-15 系统抗原的特异性在于 cDNA C2108T 多态性引起 Ser682Tyr 替换,进一步的实验显示相应的抗原位于 CD109 糖蛋白上。Gov[a] 及其对偶抗原 Gov[b] 是由 Kelton 等 1990 年报道的,在一个多次输血的肾移植患者血清中发现了抗-Gov[a],导致血小板输注无效;在另一出血异常多次输血的患者血清中发现了抗-Gov[b],也导致血小板输注无效。

### （七）其他 HPA 低频血型抗原

目前共有 21 个不同的低频抗原被检出(见表 6-1),其中 17 个抗原位于 GPⅡb 或 GPⅢa 上。这些抗原均与 FNAIT 有关,母亲血清中发现的特异性抗体仅与父亲血小板上的 GPⅡb/Ⅲa 反应。多数抗原均局限于首报的病例,而 HPA-6w 和 HPA-21bw 例外,这两个抗原在日本人群中的频率分别是 1% 和 2%。另外,HPA-9bw 也在数例 FNAIT 病例中被检出。

## 第二节 血小板血型的临床意义

血小板表面存在众多复杂的血型抗原,主要有血小板特异性抗原(HPA)以及相关抗原(HLA-A、B 位点和 ABO 抗原)。通过输血、妊娠或骨髓移植等免疫刺激产生同种血小板抗体(HPA、HLA 抗体)。血小板抗体是造成同种免疫性血小板减少症的直接原因。最常见的是血小板输注无效,输血后紫癜,胎儿-新生儿同种免疫血小板减少症,自身免疫性血小板减少症等。

### 一、血小板输注无效和输注后紫癜

#### （一）血小板输注无效

多次接受输注的血小板减少症患者有可能出现输注后血小板上升低于预期值,甚至比输血前还要低,陷入血小板输注无效(platelet transfusion refractoriness,PTR)状态。判定血小板输注的效果可以通过校正的血小板上升数(corrected count increment,CCI)或血小板输注回收率来衡量。

$$CCI = \frac{[输血后血小板计数(\mu l) - 输血前血小板计数] \times 10^{11} \times 体表面积(m^2)}{输入的血小板总数(\times 10^{11})}$$

结果判定:输注后 1 小时 CCI <7500,24 小时 CCI <4500 说明血小板输注无效。

若一个体表面积为 1.5m² 的患者接受了 4×10¹¹ 的血小板输注后,其 1 小时血小板上升了 25 000/μl,按上述公式计算,其 CCI 应该为 9375。

血小板回收率(percentage platelet recovery,PPR):

$$PPR = \frac{(输血后血小板计数 - 输血前血小板计数) \times 血容量}{输入的血小板总数(\times 10^{11})} \times 100\%$$

血小板输注后 24 小时回收率 <20% 为输注无效。

血小板计数单位为 L,血容量按照每 kg 体重 75ml 计算。

若一个 80kg 体重的患者,输注了 4×10¹¹ 的血小板输注后,其 24 小时血小板上升了 25×10⁹/L,按上述公式计算,其 PPR 应该为 37.5%。

血小板输注无效通常由免疫和非免疫性因素所导致。

**1. 免疫因素** 反复输注血小板或有妊娠史的妇女,患者血清中可产生血小板同种抗体(HLA 和 HPA 抗体),当再次输入具有相应抗原血小板后,会产生血小板抗原和抗体的免疫反应,然后导致输入的血小板被大量巨噬细胞吞噬,血小板的寿命进行性缩短,表现为血小板减少,临床疗效不佳。

**2. 非免疫因素** 非免疫因素如弥散性血管内凝血(disseminated intravascular coagulation,DIC)、发热、感染、脓毒血症、严重出血、脾大、异基因移植、输注前血小板储存不佳、静脉使用两性霉素 B、血栓性血小板减少性紫癜等均可以导致血小板输注无效。

### (二)输血后紫癜(PTP)

输血后紫癜(post-transfusion purpura,PTP)多发生在有输血和妊娠史的女性。与 PTP 有关的抗体通常是 HPA-1a 抗体,其他涉及的是 HPA-1b、HPA-2b、HPA-3a、HPA-3b、HPA-4a 等在 GPⅡb/Ⅲa 上的抗原所针对的抗体。中国人 HPA-1a 的抗原频率 >99.99%,至今尚未发现该抗原阴性者。因此,HPA-1a 的抗原对国人意义不大。与红细胞抗体不同,PTP 患者自身抗原(通常 HPA-1a)阴性的血小板,与输入的抗原阳性的血小板一起也被破坏。这种导致自身血小板破坏的机制目前仍未完全阐明。可通过检测血清中的血小板抗体,结合血小板抗原定型、血小板基因分型,在急性期为本病提供诊断依据。

### (三)实验室检测

主要是进行血小板 HLA 和 HPA 抗体筛查及抗体特异性鉴定,以便进行配合型血小板输注,提高输注疗效。

### (四)治疗和预防

非免疫原因引起的 PTR 以治疗原发病为主,增加血小板的输入量来提高血小板输注效果。免疫因素引起的 PTR 必须采用配合型输注措施,否则盲目输注随机血小板将导致严重的输血反应。

**1. 配合型血小板输注**

(1)ABO 血型的选择:最好输注 ABO 血型同型的血小板。输注前一般不需要做主侧或次侧的红细胞交叉配血试验。有报道证实输注 ABO 不相合的血小板其 CCI 仅为相合的 77%。然而,紧急情况又无 ABO 同型血小板时,可输注 ABO 不同型血小板进行抢救。

(2)Rh 血型的选择:因为机器分离浓缩血小板悬液中可含有不等量的红细胞,对 Rh 阴性妇女若输注 Rh 阳性供者的机器分离浓缩血小板悬液,虽然血小板上没有 RhD 抗原,但若血小板制剂中混杂大量红细胞可能使受者产生 RhD 抗原同种免疫。因此,对 RhD 阴性的育龄妇女,最好避免使用 RhD 阳性供者的机器分离浓缩血小板悬液。急需输注血小板而又无法得到 RhD 阴性血小板时,输注 D 阳性供者血小板后,注射抗 D 免疫球蛋白,以防止免疫作用。

(3)交叉配型:为了解决血小板输血产生的同种免疫反应,最好的对策是对患者进行血小板抗体筛选进而对含有血小板抗体的患者进行"配合型血小板输注"。理想的血小板交叉配合试验应该包括 HLA 型和 HPA 型均能检测,达到配合型输注,可使血小板输注效果大大提高。

(4)配合型输注:由于反复多次输血患者产生的抗体可越来越多,有时同一患者体内可以同时产生多种特异性抗体,而使再次输注的交叉配型难度增加。目前国内外已有不少单位研究建立了 HPA、HLA 已知型单采血小板供者资料库。为血小板输注无效症患者提供 HPA、HLA 配合型供者血小板并获得很好疗效。

由于 HLA 抗原众多,故供者与受者 HLA 抗原完全一致的概率极低。在无 HLA-A、B 位点全相同的情况下,可采用交叉反应组(cross reactive epitope group,CREG)相同的配型策略。在每一个 HLA 分子实际上具有多个抗原位点,有些位点为多个 HLA 抗原所共有,称为公共抗原决定簇。根据抗原决定簇的特点,可将若干个交叉反应抗原组成几个 CREG。输注 CREG 内的不同 HLA 抗原将不会产生针对公共抗原决定簇的抗体。目前较为公认的有 9 个 CREG,它包含了 *HLA-A*、*B* 座位的 84 个等位基因(表6-2)。临床应用证明,在 CREG 水平上的 HLA 配型再加上 HPA 的同型输注可显著提高 PTR 患者的血小板输注后 1 小时或 24 小时回收率,降低产生同种免疫反应的风险。

表 6-2 HLA-A、B 交叉反应组抗原

| 交叉反应组 | HLA-A、B 位点 |
|---|---|
| A1C | A1,A3,A23,A24,A11,A29,A30,A31,A36,A80 |
| A10C | A25,A26,A34,A66,A11,A68,A69,A32,A33,A43,A74 |
| A2C | A2,A23,A24,A68,A69,B57,B58 |
| B5C | B51,B52,B62,B63,B75,B76,B77,B57,B58,B18,B49,B50,B35,B46,B53,B71,B72,B73,B78 |
| B7C | B7,B8,B13,B54,B55,B56,B27,B60,B61,B41,B42,B47,B48,B59,B67,B81,B82 |
| B8C | B8,B64,B65,B38,B39,B18,B59,B67 |
| B12C | B44,B45,B13,B49,B50,B37,B60,B61,B41,B47 |
| Bw4 | A23,A24,A25,A32,B13,B27,B37,B38,B44,B47,B49,B51,B52,B53,B57,B58,B59,B63,B77 |
| Bw6 | B7,B8,B35,B39,B41,B42,B45,B46,B48,B50,B54,B55,B56,B60,B61,B62,B64,B65,B67,B71,B72,B73,B75,B76,B78,B81,B82 |

在时间和血小板供者有限的情况下,应该尽量选择位点最匹配的供者的单采血小板。在同种免疫性血小板减少患者,HLA 匹配等级由高至低依次为 A、B1U、B1X、B2UX、C、D 和 R。A 级为供者和受者 4 个抗原完全匹配,例如供者和受者的 HLA 表型均为 A1,A3;B8,B27。B1U 级为 HLA1 个抗原未知或空缺,例如供者表型如前,受者 HLA 表型为 A1,-;B8,B27。B1X 级为存在 1 个 CREG 抗原,例如供者表型如前,受者表型为 A1,A3;B8,B7。B2UX 级为存在 1 个抗原空缺和 1 个 CREG 抗原,例如供者表型如前,受者表型为 A1,-;B8,B7。C 级为存在一个错配抗原;D 级为存在 2 个或以上错配抗原;R 代表随机选择供者。在 A、B1U 或 B2U 的情况下,血小板输注后将会获得较佳的 CCI。而一些在血小板上表达较少的抗原的错配(B44,B45),也会获得较好的效果。

必须指出,进行配合型血小板输血时要严格掌握适应证,排除 DIC、发热、感染,活动性出血,脾大及脾功能亢进等临床非免疫性因素。因为由这些因素造成无效状态的患者,输入的血小板被额外地消耗或破坏,以致使配合型血小板输血收不到良好效果。

血小板半衰期为 3~4 天,因此对有发热、脾大、感染、DIC 等非免疫因素导致的血小板输注无效患者,可采用缩短输注周期,每隔 2~3 天或隔天输注的方法,并根据具体血小板计数,可适当增加输血小板量。一般成人一次输血小板为 1 人份机采血小板,可适当增加至 2 人份。

**2. 目前为了避免 PTR、PTP 的发生,提高血小板输注疗效,可以采取如下的预防措施**

(1)提倡大型的血液中心建立 HLA、HPA 已知型供者资料库,充分为患者提供 HLA、HPA 配合型(同型)的单采血小板。

(2)配合型血小板输注:对血小板输注无效患者应积极提倡作血小板抗体检查,特别对含有血小板(HLA 和 HPA)抗体的患者做血小板交叉配型试验是非常必要的。

(3)HLA 同种异型免疫反应的预防:采用过滤去除白细胞、紫外线(UV)照射灭活抗原呈递细胞(antigen presenting cell,APC)功能等措施,可避免由于 HLA 抗体引发的血小板免疫性输血反应的发生。

(4)其他:有条件时也可通过血浆置换、静脉输注免疫球蛋白等措施避免血小板输血反应的发生。

## 二、胎儿新生儿同种免疫性血小板减少症

胎儿新生儿同种免疫性血小板减少症(fetal-neonatal alloimmune thrombocytopenia,FNAIT)与胎儿新生儿溶血病(HDFN)发病机制相似,妊娠期间由于母婴间血小板血型不同,胎儿的血小板抗原刺激母体产生血小板相关抗体,后者通过胎盘导致胎儿和新生儿血小板减少。FNAIT是最常见的胎儿或新生儿血小板减少的原因,最严重的并发症是颅内出血。该病在白种人中的发生率约为1/1000~1/2000,80%左右的FNAIT是由HPA-1a抗体引起的;但是在黄种人中,由于HPA-1a抗原频率极高,推测HPA-3a和HPA-4a抗体可能是引起FNAIT的主要原因。对母体和胎儿进行HPA DNA分型可为FNAIT的产前诊断提供依据,其实验诊断原理基本同HDN(表6-3):①母亲血清血小板特异抗体测定以鉴别是否血小板减少是由血小板特异抗体的反应引起;②母亲和父亲血小板抗原的基因分型以证实前者体内的抗体产生机制。本症的治疗主要是静脉注射免疫球蛋白与配合血小板输注。一旦FNAIT的诊断确立,母亲再次妊娠时有同样的患病风险。此时给予静脉注射免疫球蛋白或类固醇激素的治疗可以达到比较好的效果。

表6-3　HDFN和FNAIT的实验诊断

| 指标 | HDFN | FNAIT |
| --- | --- | --- |
| 母细胞表面缺乏常见抗原 | 红细胞抗原鉴定 | 血小板抗原鉴定 |
| 抗体特异性 | 红细胞抗体筛选 | 血小板抗体筛选 |
| 胎儿新生儿血细胞包被有IgG | 直接抗人球蛋白试验 | 血小板相关Ig检测 |
| 低频率抗原抗体 | 母血清+父红细胞 | 母血清+父血小板 |

## 三、自身免疫性血小板减少症

自身免疫性血小板减少症(autoimmune thrombocytopenia,AITP)由于自身免疫系统失调,机体产生针对自身血小板相关抗原(包括HPA、HLA等)的抗体,从而引起免疫性血小板减少。慢性ITP临床上最为常见,往往在明确诊断前已经有数月至数年的隐匿性血小板减少,发病在性别上没有差异。疾病罕有自发缓解,治疗上可以首先采用类固醇激素或(和)静脉注射免疫球蛋白,有效的免疫抑制剂或(和)脾脏切除术可以作为二线治疗措施。急性ITP主要是在儿童出现的病毒感染后的突发性血小板减少,患者在发病2~6个月后多数会自发缓解。静脉注射免疫球蛋白或抗-D免疫球蛋白在提升血小板数量上往往有效。

对患者血清和洗涤血小板的研究,发现患者的IgG、IgM和IgA同种抗体与一种或多种血小板膜表面的糖蛋白(Ⅱb/Ⅲa、Ⅰa/Ⅱa、Ⅰb/Ⅸ、Ⅳ和Ⅴ)作用。迄今为止,尚未发现血小板自身抗体特性与疾病的严重性相关或可以预测患者对治疗的反应性。由于巨核细胞表面存在与血小板相同的抗原成分,所以血小板自身抗体不仅可与自身或同种血小板结合,还能与巨核细胞结合而可能引起血小板的生成障碍。

体内针对自身血小板的抗体是本症血小板减少的主要原因。因此,ITP治疗时血小板的输注仅在血小板计数低至可能引起导致生命危险的出血时($20 \times 10^9$/L)考虑应用。

(王学锋)

**本章小结**

血小板表面的抗原非常复杂,既有与其他组织或细胞共有的抗原,也有其特有的抗原。目前,已经检出33个血小板特异性抗原,相应基因遗传的分子多态性的分子基础也已经阐明。当个体经由输血或妊娠被血小板表面抗原免疫后可能产生相应的抗体,从而引起血小板输注无效、输血后紫癜、胎儿-新生儿同种免疫血小板减少症、自身免疫性血小板减少症等多种血小板相关免疫性疾病。

掌握血小板的血型系统,对临床血小板减少的发病机制的理解和相关疾病的处理以及输血治疗,有重要意义。

# 第七章

## 血小板血型检测技术

通过本章学习,你将能够回答下列问题:

1. 固相红细胞吸附技术的原理是什么?
2. 单克隆抗体特异的血小板抗原固定试验的原理是什么?
3. 改进的抗原捕获酶联免疫吸附试验的原理与特点是什么?
4. 微柱凝胶血小板定型试验的原理是什么?
5. 用于血小板抗原基因分型的方法有哪些?

血小板抗体的实验室检测为协助临床诊断血小板血型抗原引起的同种免疫反应提供了重要依据。国际输血协会血小板免疫学工作组推荐使用多种方法进行血小板抗体的检测,包括使用糖蛋白特异性检测方法、使用完整血小板的检测方法以及 HPA 基因分型的方法,以便建立一套完善的体系进行血小板血型抗原和抗体的鉴定。

## 第一节　血清学检测

血小板血型血清学检测包括血小板抗原鉴定、抗体筛查和鉴定以及交叉配血,但是血小板血型血清学检测发展缓慢,主要是由于缺乏能推广使用的单克隆抗体以及行之有效的抗原抗体反应检测技术。以下介绍目前国内外常用的血小板血清学检测方法。

### 一、固相红细胞吸附技术

固相红细胞吸附技术(solid phase red blood cell adherence assay,SPRCA)是使用未裂解的完整血小板,广泛用于血小板抗体(HLA 和 HPA)检测和交叉配合试验,也可用于血小板抗原鉴定以及血小板自身和药物依赖性抗体检测。简易致敏红细胞血小板血清学技术(simplified sensitized erythrocyte platelet serology assay,SEPSA)和单克隆抗体固相血小板抗体试验(monoclonal antibody solid phase platelet antibody test,MASPAT)均属于这一技术,现以 SEPSA 为例进行介绍。

**1. 血小板抗体检测**　将血小板固相包被在微孔中,再与患者血清孵育洗涤后加入抗人 IgG 多抗和人 IgG 致敏的指示红细胞,静置或离心,肉眼判读结果(图 7-1)。如果患者血清中存在抗体,那么红细胞将在微孔底形成单层,判为阳性;否则指示红细胞将在微孔中央形成紧密的细胞扣,判为阴性。由于氯喹或酸可以破坏血小板表面的 HLA 抗原,故血小板经氯喹或酸预处理,则可区分抗-HPA 和抗-HLA;同时结合已知抗原特异性的血小板谱,可判断患者血清抗体特异性;若血小板未经预处理,则无法区分抗-HPA 和抗-HLA,仅能判断患者血清中有无血小板相关抗体。

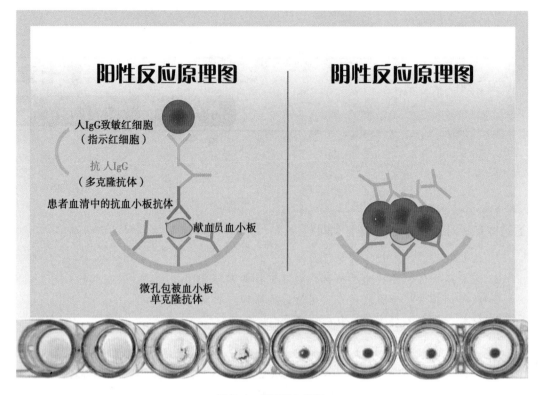

图 7-1 SEPSA 原理

**2. 血小板交叉试验** 献血者血小板包被在微孔内,再加入患者血清,反应后经指示红细胞观察结果,取阴性献血者血小板(配合型血小板)进行输注。

**3. 血小板抗原鉴定** 患者血小板被固定在微孔中后,加入已知特异性抗体反应,经过指示红细胞观察反应结果,并根据已知抗体判断血小板特异性抗原。

使用低离子强度介质(low ionic strength solution,LISS)可以提高血小板抗原抗体反应的敏感性。SEPSA 技术可以同时检出 HPA 抗体和 HLA 抗体,操作简便、快速、微量、敏感,不需要特殊仪器。而且固相化的血小板及抗 IgG 指示细胞能长期保存,使用方便。该技术可大样本批量操作,适宜于免疫性血小板减少症的诊断、发病机制的研究,以及开展配合型血小板输注治疗等工作。

## 二、单克隆抗体特异的血小板抗原固定试验

单克隆抗体特异的血小板抗原固定试验(monoclonal antibody-specific immobilization of platelet antigens assay,MAIPA)是 1987 年 Kiefel 等报道的一项应用较为广泛的免疫学技术。血小板先结合人的同种抗体,然后与不同的抗血小板膜糖蛋白的(抗 GP I b、GP II b、GP III a、GP IX、HLA 等)鼠抗人血小板单克隆抗体孵育。经洗涤后裂解血小板,将产物移至包被的羊抗鼠 IgG 微孔板内,通过加入辣根过氧化物酶标记羊抗人 IgG,经酶底物显色可以检测血小板膜糖蛋白特异的同种抗体(图 7-2)。

该项技术的特点是敏感性强,如血小板膜上表达很少的 HPA-5 抗原,也能很好地检测出来。该技术可以仅固定 GPs,因此可以去除血小板非特异性抗体,尤其是 HLA 抗体的干扰,单独检测 HPA 抗体。在疑为 FNAIT 时,采用本法可以对双亲进行配型,以检出许多低频的同种异体抗原。但是未知抗体检测必须使用一组单克隆抗体,后者不能对所有糖蛋白具有活性。患者体内的同种抗体与单克隆抗体和同一抗原决定簇反应,可以引起假阴性结果。

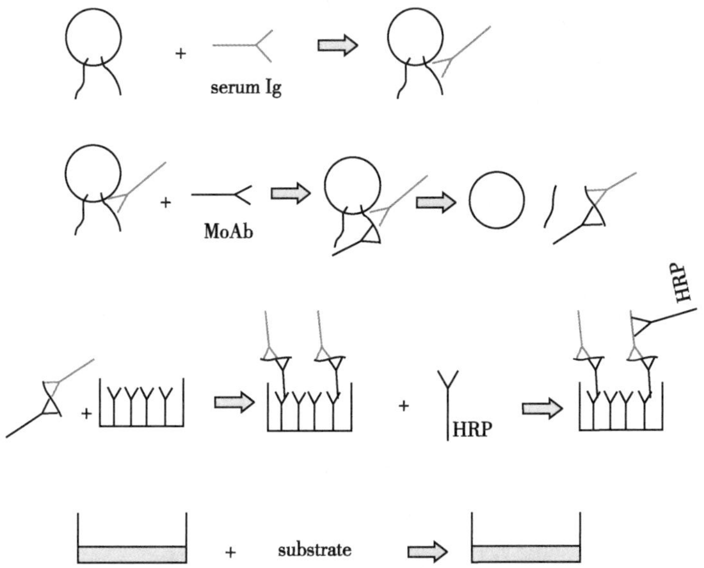

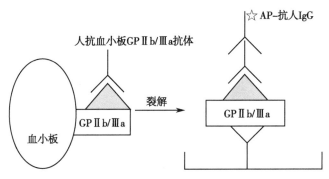

图 7-2　MAIPA 原理

### 三、改进的抗原捕获酶联免疫吸附试验

改进的抗原捕获酶联免疫吸附试验（modified antigen capture ELISA，MACE）是将献血者或随机混合血小板与患者血清混匀反应。血小板与抗体致敏，洗涤后加入血小板细胞裂解液，将裂解后的抗原抗体复合物分别加入包被有抗 GP I b、GP II b、GP III a、GP IX、HLA 等小鼠抗人单克隆抗体的微孔内，复合物中的血小板膜蛋白与相应的抗体结合而被固定在微孔中。再加入酶标羊抗人 - IgG（该二抗仅与原复合物中的抗体结合，而不与包被在微孔中的抗体结合），经底物显色，终止反应后测 405nm 处吸光度 A，待测样本 A 值大于或等于 2 倍阴性对照 A 值为阳性（图 7-3）。此法特异性较高，血小板无需氯喹或酸预处理就能区分血清中的 HLA 和 HPA 抗体。

图 7-3　MACE 原理

### 四、流式细胞术

**1. 血小板抗原鉴定**　应用流式细胞术（flow cytometry，FCM）鉴定血小板抗原，是取患者血小板与已知特异性的血小板抗体反应，再加入荧光素（如 PE）标记的抗人 - IgG，避光反应后加入 PBS 悬浮，上机分析。根据细胞在流式细胞仪上的前向角和侧向角确定血小板区域，排除红细胞、白细胞和碎片的干扰，并分析血小板区的荧光强度。阴性对照管内以血小板抗体阴性血清代替待检血清，根据阴性血清确定 Cutoff 值，判断反应结果。可以根据已知血小板抗体的特异性来鉴定血小板抗原特异性。

**2. 血小板抗体检测和交叉试验**　若检测已致敏在血小板上的血小板相关抗体,则血小板经洗涤后直接加入荧光标记抗人-IgG 作为二抗,并上机检测。若检测血清中游离的血小板抗体,则需增加随机混合血小板与患者血清致敏步骤,其余步骤类似,该试验尚不能确定抗体特异性(图7-4)。

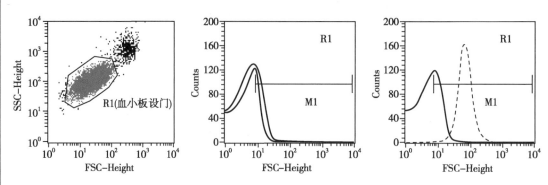

图 7-4　FCM 法检测血小板相关抗体

R1 为血小板设门;中图为血小板抗体阴性;右图为血小板抗体阳性

(实线为二抗的 $IgG_{1,\kappa}$ 同型对照管,虚线为测定管)

FCM 法检测血小板抗体敏感性非常高,该法使用完整血小板,可以检测针对 MAIPA 和 MACE 法不易检测的裂解后不稳定 GP 表位的同种抗体。此法缺点是需要特殊仪器和专业操作人员,成本较高。

## 五、微柱凝胶血小板定型试验

微柱凝胶血小板定型试验(microcolumn gel test for platelet typing)是建立在传统血小板检测和免疫微柱凝胶基础上的一项新技术。将血小板、待检血清和指示红细胞加到微柱反应腔中,经孵育和离心后,观察结果。如果血小板被抗体致敏,则形成血小板-血小板抗体-抗 IgG- 指示红细胞四位一体的凝集网络,离心后被滞留在微柱上面或中间,结果显示阳性;如指示红细胞离心后沉淀到柱底,则为阴性结果。该法操作简便、快速、敏感性强,结果易于观察。图 7-5 显示 HPA-1a 抗体阳性。

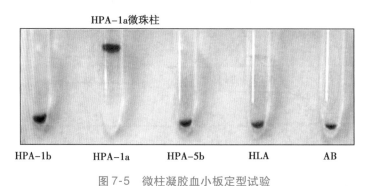

图 7-5　微柱凝胶血小板定型试验

## 六、检测血小板自身抗体的试验

很多血小板抗体检测试验被用于 ITP 患者血小板自身抗体检测,虽然这些方法都较为敏感,但缺乏特异性。一些针对血小板 GP Ⅱ b/ Ⅲ a、Ⅰ a/ Ⅱ a 和(或)Ⅰ b/ Ⅸ 复合物上的特异性表位的抗体检测方法可以提高区分 ITP 和非免疫性血小板减少症的特异性,但其敏感性较低。近年报道了使用洗涤血小板的放散液进行血小板谱检测的方法。在 ITP 患者自身血小板上,可检出与之结合的自身抗体,但约17%的案例在血清中未检出类似反应性的血小板自身抗体。

## 七、检测药物依赖性血小板抗体的试验

各项检测血小板结合Ig抗体的血清学试验均可改良后用于检测药物依赖性血小板抗体。患者血清/浆与正常血小板同时在药物存在或不存在两种情况下进行检测。FCM法是最敏感和最常用的检测IgG和IgM型药物抗体的方法。然而,其他因素如药物抗体可能针对药物代谢物而非药物本身,很多药物的最适检测浓度尚未确定,疏水性药物较难溶解等,故药物抗体检测方法还存在较大局限性。

# 第二节 分子生物学检测

HPA血清学分型受人源抗血清稀少及FNAIT、PTP或PTR患者较难获取足够的血小板用于血清学检测的限制,故一直希望有一种更实用的方法取代血清学方法。20世纪90年代后,随着血小板同种抗原系统的相应基因序列被阐明,分子生物学技术的不断发展和对血小板抗原、基因结构研究的突破性进展,使血小板血型的基因分型成为可能。由于目前所知的大部分*HPA*等位基因多态性皆为单核苷酸多态性(single nucleotide polymorphism,SNP),故HPA的基因分型方法与SNP检测方法类似,目前主要有以下方法用于血小板抗原基因分型。

## 一、PCR-限制性片段长度多态

PCR-限制性片段长度多态性(PCR-RFLP)是扩增针对血小板目的等位基因的DNA片段,用特异性的核酸内切酶消化和电泳分析鉴定各等位基因。PCR-RFLP法比较简单,DNA纯度要求不高,实验重复性好,可进行大批量检测,如人群基因频率调查。缺点是酶切条件不易掌握,特别是双酶切时的反应体系和温度;而且PCR-RFLP法需要一定的限制性酶切图谱,故并非每一个*HPA*等位基因都可以直接使用此法进行分型。通过引物修饰产生"人为的酶切位点",使PCR产物能直接用于RFLP,已能成功地用于大部分*HPA*等位基因分型。

## 二、PCR-等位基因特异性寡核苷酸探针

PCR-等位基因特异性寡核苷酸探针(PCR-allele specific oligonucleotide probes,PCR-ASO)用一对特异性引物扩增包含*HPA*等位基因多态性的一段DNA,然后将PCR扩增产物点样固定于杂交膜上,分别与2个5′端标记有地高辛的特异性寡核苷酸探针进行杂交。这2个探针仅有一个碱基的差别,如在HPA-1系统中,分别针对HPA-1a和HPA-1b。可根据杂交结果判断HPA特异性。PCR-ASO具有特异性强的优点,但杂交过程,比较费时、繁琐,杂交背景较强或杂交信号较弱时,结果难以判断。

## 三、PCR-序列特异性引物

PCR-序列特异性引物(PCR-SSP)是最简单常用的血小板HPA分型方法。将多态性核苷酸设计为引物的3′端,就可以分别扩增不同的*HPA*等位基因,再进行电泳成像分析(图7-6)。该技术具有快速、简便和可靠之优点。在分型过程中,除引物设计必须合理、特异外,在反应中要仔细调节$Mg^{2+}$浓度,严格控制退火温度。

笔记

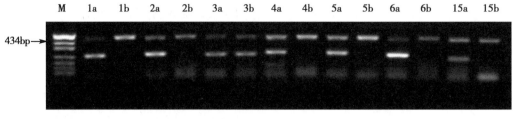

图 7-6　*HPA* 基因分型

## 四、DNA 序列分析

DNA 序列分析(DNA sequencing)是利用 PCR 或克隆纯化制备 DNA 或 cDNA 模板,用 DNA 序列分析仪对 *HPA* 多态性位点进行序列分析。该法能直接检测 *HPA* 的未知多态性位点,但耗时较长,常用于新突变位点的检测。

血清学方法简单、快速、成本低,血型抗原的血清学定型是基因分型的前提。目前还没有合适的分子生物学方法进行血小板抗体检测和血小板交叉试验。分子生物学方法结果准确、可靠,样本要求低(不需要血小板)。两者各有所长,应相互参考,相互补充。目前,血小板血型抗原分型主要运用分子生物学技术,而血小板抗体检测和交叉试验主要运用血清学技术。针对不同实验检测目的,各实验室可以根据各种检测方法的特点,选择适合自己的实验方法。

(王学锋)

---

本章小结

传统研究血小板血型的方法主要依靠血清学分型。近年来,随着分子免疫学、分子生物学的发展和各种标记技术(如流式细胞术、荧光显微镜、免疫电镜等)在医学领域的应用,血小板血清学检测方法有了很大进展,一些分子生物学技术也开始应用于血小板血型分型。

血小板血型(包括血小板抗原及其对应抗体)在临床医学和输血实践中具有重要意义,利用可能的方法检测血小板抗体,可以提高血小板输注的安全性和有效性;在此基础上,为发现新的血小板抗原提供有效的手段。

# 第八章

## 临床输血治疗技术

通过本章学习,你将能够回答下列问题:

1. 什么是治疗性血液成分去除及置换术?
2. 什么是治疗性血液成分单采术?
3. 什么是病理性血液成分及其去除原则?
4. 常用的血浆置换液有哪些? 如何应用?
5. 什么是细胞治疗? 常用的细胞治疗类型有哪些?

输血作为一种常见的治疗手段,在临床广泛应用。现代临床输血已不仅仅是血液及其成分的简单输注,已发展到了血液病理成分的去除治疗以及特殊免疫细胞和干细胞的输注治疗,是 21 世纪重要的医学发展方向,为多种恶性肿瘤和临床疑难疾病的治疗带来了希望。

## 第一节 治疗性血液成分去除及置换术

治疗性血液成分去除及置换术(therapeutic blood components exchange,TBCE)是一种减除患者血液中病理性成分的治疗技术。该技术已成为一种临床常用治疗方式,临床上应在病理性血液成分去除及置换的基础上积极治疗原发病因。

### 一、概 述

TBCE 是将血液中的某一种病理性成分去除,再将其余成分还回去,或同时补充一定量的置换液,可分为治疗性置换术和治疗性单采术。治疗性置换术主要有治疗性血浆置换术(therapeutic plasma exchange,TPE)和治疗性红细胞置换术(therapeutic red blood cell exchange,TRCE)。常用的方法有手工法和自动化仪器法。治疗性单采术,主要指治疗性血细胞单采术(therapeutic hemocytes apheresis,TCA),又分为治疗性红细胞单采术、治疗性白细胞单采术、治疗性血小板单采术和治疗性外周血造血干细胞单采术等四种。

### 二、治疗性血液成分置换术的生理学基础和作用机制

血液是机体循环系统中由液态血浆和自由悬浮于血浆中的血细胞组成的一种红色、不透明的黏性液体。TBCE 是建立在血液生理学基础上的一种治疗技术。

#### (一)病理性成分

病理性成分是指患者血液内所含有的能引起临床病症的含量或功能异常的血液成分和内、外源性有害物质。主要有三类:①造血系统异常增殖(如白血病、血小板增多症、真性红细胞增多症等)产生的过量或功能异常的血细胞;②体内、外原因(如遗传、免疫等)直接或

间接引起的含量或功能异常的血浆成分(如低密度脂蛋白、异常免疫球蛋白、同种或自身抗体、免疫复合物等);③内、外源性毒性物质(如代谢性毒物质、药物等)。

**1. 病理性成分的去除效率**　TBCE 过程中病理性成分的去除率与还输的置换液量有一定关系。一般按如下参数估计患者血浆中病理性成分的变化。理论上预计:1 个血浆容量的置换,可去除病理性成分约 63.2%;2 个血浆容量的置换,可去除约 86.5%;3 个血浆容量的置换,可去除约 95%。相对应的,血液成分剩余率估计:1 个血浆容量置换后,血浆中病理性成分的剩余率为 36.8%;2 个血浆容量置换后,剩余率为 13.5%;3 个血浆容量置换后,剩余率为 5%。

血液容量估计,一般为 75ml/kg 体重。血浆容量估计,一般为 40ml/kg 体重,或 75ml/kg × (1 − 血细胞比容)。

**2. 病理性血液成分去除治疗的原则**　需遵循 4 个原则:①血液中含有能被 TBCE 去除的、明确的病理性成分;②病理性成分能充分去除,并能有效地消除或减轻对靶组织的致病作用;③病理性成分所致的基本病症能得到治疗,或经过一段时间或药物治疗后有明显改善;④能恢复受累器官的功能。

**3. 病理性血液成分去除的方法**　主要有手工法和全自动仪器法。

(1)手工法:是指采用多联塑料袋进行血液采集、分离、还输等过程的方法。将患者血液采集到一个含有抗凝剂的血袋中,然后根据制备血液成分的要求,设定温度和离心机转速、离心时间,用大容量离心机离心分离;各种血液成分因比重不同而分层,去除病理性成分,再将正常成分回输给患者,即完成一轮操作。根据临床需要,可进行若干循环。在进行成分分离和去除的同时,给患者输注与去除成分等量的置换液,以维持患者的血容量及体液平衡。该法的优点是不需要特殊设备,只要有大容量低温离心机即可开展此项技术,费用低,易在基层医院开展;缺点是操作时间长,易造成污染,且一次去除病理性成分量不大,不适合病情重而需尽快去除大量病理成分的患者。手工法多用于血浆置换。

(2)血液成分分离机法:应用自动化的血液成分分离机,在无菌密闭塑料管道系统内完成采血、离心、成分去除和回输整个工作程序。按工作原理,可分为三类。

1)离心式血液成分分离机:这是目前应用最为广泛的一种,又称为血细胞分离机。这种分离机既能进行血细胞单采也能进行血浆置换。基本原理是根据血液的各种成分密度不同,将血液引入特制的离心泵内,经离心后将血浆和各种血细胞成分分层并分离,去除所设定的病理性成分,将其余成分回输患者体内。离心式血液成分分离机又分为间断流动离心式和连续流动离心式两种,前者只需一条静脉通路,后者则要求两条静脉通路。

2)膜滤式血液成分分离机:应用通透性和生物膜相容性都较好的高分子材料制成的膜滤器(孔径 0.5nm),能用于血浆置换而不能用于血细胞单采。

3)吸附柱式血液成分分离机:属于血浆分离机的一种类型,只能用于血浆置换术。

(二)抗凝剂

在单采和置换术中为防止血液凝固,流到体外的血液必须进行抗凝。最常用的抗凝剂是柠檬酸葡萄糖溶液(acid citrate dextrose solution, ACD),有 ACD-A 和 ACD-B 两种配方。也可采用肝素作为抗凝剂。

**1. ACD-A**　柠檬酸盐与血中游离钙结合,形成柠檬酸钙复合物阻断凝血通路而起抗凝作用。在单采和置换术中,全血以 30 ~ 80ml/min 的流速泵入分离机,输入 ACD-A 与全血的比例是 1:8 ~ 1:12(血细胞比容高者用 1:12,低者用 1:8)。治疗前服用钙片或饮用一杯牛奶(200ml)可有效地预防低血钙的发生。柠檬酸盐在体内代谢较快,在肝功能正常情况下清除迅速,术后 90 分钟就可被肝细胞所代谢,钙离子恢复正常。

**2. 肝素**　是一种高分子酸性黏多糖,其主要作用是增强抗凝血酶Ⅲ的生物活性,阻止凝血酶的生成以达到抗凝目的。对于有高凝状态、柠檬酸盐过敏以及施行大量白细胞单采术的患者可使用肝素抗凝。肝素的剂量根据活化的凝血时间（activated coagulation time，ACT）或试管法凝血时间（coagulation time，CT）确定。成人首次静脉注射肝素 2000～5000U，并持续静脉滴注肝素 300～1200U/h；儿童首次静脉注射肝素 40U/kg，再以小剂量肝素静脉滴注维持。在操作期间，ACT 每 30 分钟测定 1 次，以求达到 ACT 为 150～300 秒（正常值 90～120 秒）。如不能测定 ACT，则应测定 CT，CT 维持在 20～30 分钟（正常值 4～12 分钟）为宜。ACT 或 CT 缩短，适当添加肝素，ACT 或 CT 延长，应减少肝素剂量。

**3. ACD-A 和肝素混合使用**　ACD-A 与全血的比例应维持在 1∶20～1∶30，多数采用 1∶24 或 1∶26。肝素的剂量为术前静脉注射 50mg/（kg·h），术中用 20～30mg/（kg·h）维持（肝素 1mg 为 125U）。联合应用 ACD-A 和肝素抗凝有时也用于大剂量白细胞单采术。这些单采术平均要处理血浆 27L（24～33L）。ACD-A 与全血的比例为 1∶24，每 50ml ACD-A 溶液中加入肝素 3000U。

### （三）置换液

在 TBCE 尤其是血浆置换术中，为维持患者血容量的动态平衡，需补充一定量溶液替代已被去除的血浆，该溶液称为置换液。常用的有以下几种：

**1. 晶体溶液**　包括生理盐水、林格液、平衡盐液。该类溶液的优点是价格低、过敏反应少、无传播疾病的危险；缺点是不含凝血因子和免疫球蛋白，扩张血容量效果差、输入过多可引起组织水肿。

**2. 血浆代用品**　包括右旋糖酐、明胶等。其优点是扩容效果好，价格低，无传播疾病的危险；缺点是不含凝血因子，用量大时会有出血倾向，偶有皮肤瘙痒等过敏反应。右旋糖酐可对交叉配血产生干扰（出现假凝集）。

**3. 蛋白质溶液**　包括白蛋白、新鲜冰冻血浆、冷沉淀和静脉注射用的免疫球蛋白等。白蛋白的优点是扩容效果好，但价格贵，不含凝血因子和免疫球蛋白；新鲜冰冻血浆，含有免疫球蛋白、各种凝血因子，缺点是异体蛋白输注可产生过敏反应及有传播疾病的危险；冷沉淀含有丰富的纤维蛋白原和Ⅷ因子，亦有因异体蛋白输注可产生过敏反应及传播血源性疾病的危险。

置换液的选择原则主要为：①维持正常血浆容量：特别是胶体溶液，通常晶体与胶体液的比例为 1.5∶1～2∶1。②补充患者需要成分：如缺乏某种正常血浆成分所致的疾病，需要补充相应的成分；大量、频繁、长期的血浆置换，常易导致医源性低蛋白血症，宜用蛋白液作为置换液。③有凝血异常或免疫球蛋白低下的患者，宜用新鲜冰冻血浆，或静脉用丙种球蛋白等。④抑制病理性成分产生：为防止血浆置换后"反跳"，可选用含有免疫球蛋白的置换液，反馈地抑制病理性成分的产生。⑤能大量结合病理性成分：去除内源性或外源性毒性物质，通常选用白蛋白作置换液。⑥患者临床情况：置换液的组成与某些药物的使用，应与患者的病情相结合，按上述原则进行调整。

## 三、治疗性血液成分置换术的临床应用

### （一）TPE

TPE 的目的是去除患者血浆中存在的病理性成分，主要包括：①体内、外病因（遗传、免疫等）直接或间接引起含量或功能异常的血浆成分，如：低密度脂蛋白、异常免疫球蛋白、同种或自身抗体和免疫复合物等；②内、外毒素物质，如：代谢性毒性物质、药物和毒物等。

**1. 适应证**　TPE 适用于多种疾病时血液中病理成分的去除和置换。美国血库协会（American Association of Blood Banks，AABB）将 TPE 治疗的疾病分为四类：第一类为标准的可接受治疗的疾病；第二类为可接受辅助治疗的疾病；第三类为疗效不确定的临病（利益/风

险比例不定);第四类为研究缺乏效果的疾病。

**2. 临床应用** 临床常见的 TPE 适应证如下:

(1)中毒性疾病:①药物性中毒:如麻醉药、洋地黄、地西泮类药物中毒;②有机磷中毒:农药、灭鼠药等;③代谢性中毒:代谢性酸中毒、急性肝衰竭、高胆红素血症、细菌内毒素血症等。TPE 可迅速清除体内与蛋白质结合的这些大分子病理性物质,迅速有效地降低血浆毒物或药物的浓度,是这类患者最有效的治疗措施之一。

(2)血液高黏滞综合征:主要见于巨球蛋白血症、多发性骨髓瘤、轻链病等浆细胞克隆性疾病以及异常冷球蛋白血症患者。TPE 治疗可取得显著疗效。因这类患者常有血浆纤维蛋白原增高,而新鲜冰冻血浆和冷沉淀含纤维蛋白原,故不宜用做置换液,可选用晶体液、低分子右旋糖苷及白蛋白作为置换液较好。

(3)血栓性血小板减少性紫癜:这是一种少见的、病因不明的危急综合征。血浆输注和 TPE 治疗血栓性血小板减少紫癜具有较好的疗效。由于本病的发病机制与血浆中缺少某种因子可能有关,故用新鲜冰冻血浆作为置换液较好。

(4)溶血性尿毒综合征:病因不明,目前认为可能与病毒感染有关,尚无特殊疗法。TPE 需每天进行,每次置换 1.5~2.0 个血浆容量,最好以新鲜冰冻血浆作为置换液,必要时还要补充浓缩血小板。

(5)肺出血肾炎综合征:本病较为罕见,主要表现为肾小球炎、小肺泡出血和循环血中存在抗肾小球基底膜抗体。TPE 可去除抗肾小球基底膜抗体,应每天进行一次,每次置换 1.5 个血浆容量,置换液以 5% 白蛋白为好。

(6)重症肌无力:本病属自身免疫性疾病。TPE 可以迅速降低患者血液中抗乙酰胆碱受体的自身抗体滴度,使症状得以缓解。一般在 1~2 周内做血浆置换 5~6 次。

(7)急性吉兰-巴雷综合征:本病是一种急性自身免疫性脱髓鞘多神经病变性疾病。TPE 能清除患者血浆中的抗体、淋巴因子和感染后产生的炎症介质,是一种有效的治疗方法。急性期的患者应尽早使用 TPE 能缩短严重症状的持效期。对慢性型的患者在使用其他的治疗方法无效时,也可考虑应用 TPE。

(8)家族性高胆固醇血症:是一种遗传性代谢缺陷疾病。TPE 的疗效是短暂的,往往需要连续治疗,通常需要每 2 周置换 1 次。

(9)母婴血型不合的妊娠:母体血浆中含高效价的对应胎儿血型抗原的免疫性抗体(IgG),可通过 TPE 迅速去除。一般认为将母体抗体效价降低到 64 以下才比较安全。

(10)ABO 血型不合的骨髓移植:在骨髓移植时,如果受者与供者的 ABO 血型不合可使受者产生抗-A 或抗-B 而引起溶血反应。采用大剂量 TPE 来去除上述抗体,则可防止此类溶血反应的发生。

(11)自身免疫性溶血性贫血:某些原因产生的红细胞自身抗体使红细胞破坏加速引起的一种获得性溶血性贫血,临床上较常见。按血清抗体性质可分温抗体型和冷抗体型两种。采用 TPE 治疗可取得较好效果。

(12)系统性疾病:系统性红斑狼疮、结节性多动脉炎、皮肌炎、类风湿关节炎等是目前无特殊疗法的疾病。类风湿关节炎为一种自身免疫性疾病,患者体内会出现 IgG 或 IgM 抗体、免疫复合物及 T 细胞功能变化。系统性红斑狼疮为多系统疾病,累及多个器官的结缔组织,是一种炎症性病变。应用 TPE 可使患者血中免疫复合物水平很快降低。

(13)伴有抑制物的血友病:血友病患者由于长期应用凝血因子浓缩剂治疗,血液循环中出现凝血因子的抑制物而呈难治状态。这种情况下,先实施 TPE,将血浆中的凝血因子抑制物迅速清除或减少,再输入凝血因子浓缩剂就能达到止血治疗的效果。

**（二）TCA**

TCA又称治疗性血细胞单采术,主要去除造血系统各种恶性增生性疾病产生的过量的病理性细胞,以减少其对机体的致病作用,可分为治疗性红细胞单采术、治疗性白细胞单采术、治疗性血小板单采术和治疗性外周血造血干细胞单采术四种。

**1. 适应证**

（1）治疗性白细胞单采术可分为:①粒细胞去除治疗;②淋巴细胞去除治疗;③混合性白细胞去除治疗。也可采取淋巴血浆去除治疗术。主要用于治疗各种白血病伴脑或肺部白细胞浸润,白细胞计数 $>100 \times 10^9/L$。通常一次单采可减少细胞总数的 $25\% \sim 50\%$。

（2）治疗性红细胞单采术适用于真性红细胞增多症伴高黏滞血症(血红蛋白 $>180g/L$)、镰状细胞贫血伴急性危象、遗传性红细胞增多症。红细胞置换术适用于新生儿溶血病、急性溶血性输血反应、自身免疫性溶血性贫血、CO中毒,以及其他原因引起的红细胞异常及溶血。

（3）治疗性血小板单采术适应于:①原发性血小板增多症伴血栓形成或出血,血小板计数 $>1000 \times 10^9/L$;②慢性粒细胞白血病;③其他原因引起的血小板增高。每次单采理论上可降低血小板 $50\%$,但患者脾脏大小可影响采集效果。

（4）外周血造血干细胞:①自体外周血造血干细胞移植:用于实体瘤和淋巴瘤的大剂量化疗后支持治疗;②异体外周血造血干细胞移植:用于急、慢性白血病、多发性骨髓瘤、骨髓增生异常综合征和其他干细胞性疾病和遗传性疾病的治疗。

**2. 临床应用**

（1）真性红细胞增多症:本病患者常伴有高黏滞综合征,对于白细胞或血小板计数偏低难以化疗的患者,施行红细胞单采术最为合适。一般单采浓缩的红细胞200ml可使血红蛋白下降 $8 \sim 12g/L$,平均10g/L。在实施红细胞单采术的同时要以同样速率输注与采出的浓缩红细胞等量的晶体液(生理盐水或平衡盐液)及胶体液(明胶),一般先用晶体液,后用胶体液。多数患者单采红细胞一次就可取得良好效果。

（2）镰状细胞贫血:患者血液中含有的大量不能变形的镰状细胞引起微循环淤滞,导致组织缺氧或坏死,临床可出现痛性危象、阴茎异常勃起、卒中和多器官功能衰竭等并发症。一旦出现上述并发症,宜立即进行红细胞置换术,在单采患者病理性红细胞的同时输入等量正常红细胞,使正常红细胞占红细胞总数的 $60\% \sim 80\%$。治疗后,患者的血细胞比容不应超过 $0.30 \sim 0.35$,以免增加血液的黏滞度。

此外,治疗性红细胞单采术或置换术有时可用于治疗阵发性睡眠性血红蛋白尿症、难治性温抗体型自身免疫性溶血性贫血、恶性疟疾及卟啉病等。红细胞置换量较大时可选用洗涤红细胞或去除白细胞的悬浮红细胞,以避免或减轻同种免疫反应。

（3）白血病:当急性白血病(acute myeloid leukemia,AML)和慢性白血病(chronic myelognous leukemia,CML)白细胞计数超过 $100 \times 10^9/L$ 时,患者很容易发生白细胞淤滞,引起脑和肺的梗死或出血。治疗性白细胞单采术,可迅速减少血液循环中的白细胞。这种治疗方法不能推迟或防止慢性粒细胞白血病急性病变的发生,而且疗效短暂,必须与化疗配合应用才能维持疗效。

（4）原发性血小板增多症:本病为慢性型巨核细胞系肿瘤增殖性疾患。临床上以原因不明的血小板持续性增多、出血、血栓形成以及脾大为主要特征。血小板计数 $>1000 \times 10^9/L$ 伴有出血和血栓形成者是施行治疗性血小板单采术的适应证。处理全血量为患者血容量的1.5倍时可减少血小板 $40\%$ 左右。因血小板可不断从肿大的脾脏进入血液循环中,故有明显脾大者应连续几次血小板单采术才能获得满意疗效。

（5）其他疾病:目前治疗性血细胞单采术已用于恶性肿瘤的治疗。利用血细胞单采术,结合药物的动员作用可获得一定数量的外周血干细胞。这些干细胞可用于淋巴瘤和某些实体瘤化疗后重建造血和免疫功能。

### （三）不良反应和并发症及其处理

一般情况下，TBCE 是比较安全的，但也可能出现一些不良反应及并发症，其发生与操作技术的熟练程度、血容量改变、置换液等有关。TCA 发生不良反应和并发症的概率较低，而 TPE 相对较高。由于体外循环处理血量较大，用于抗凝的柠檬酸盐抗凝剂用量也会随之增加，因此，应特别注意预防低钙血症的发生，可适量口服或静脉补钙。在 TPE 中血浆去除量和置换液回输量应保持动态平衡，否则会出现血容量过高或过低，导致一系列心血管反应。还应注意，TPE 后可出现的反跳现象。应尽量避免在术前 1 小时内或在术中给药。此外，应注意因输入血浆或置换液所引起的过敏反应和凝血功能异常。治疗时因静脉穿刺，也可引起血肿。治疗时因体外循环时间较长，体外循环血流速度快，提倡进行动态心电监护，主管医生也是治疗的主要负责人，应主动配合技术操作人员做好各种应急处理。

## 第二节 血液成分单采术

血液成分的获得可采用手工方法从采集的全血中分离制备，或采用全自动血液成分分离机从捐献者直接采集出来。从全血分离制备的血液成分通常包括细胞成分（如悬浮红细胞、血小板和粒细胞等）和血浆成分，血小板和粒细胞制剂要达到一定治疗剂量通常需汇集多人份才能合格。采用全自动血液成分分离机通常可从单个捐献者采集一定治疗剂量的血小板、血浆和外周血造血干细胞等。用全自动血液成分分离机从单个志愿者采集的血液成分称为血液成分单采术，采集产品多为单采血小板、单采血浆和外周血干细胞，其原理与用血液成分分离机进行去除治疗是一样的。如果采集对象为血浆捐献者，在采浆站进行，则采集的血浆产品称为原料血浆，供应于血液制品生产厂家，用于血液制品的生产。

### 一、单采血小板

全自动血细胞分离机采集献血者的血小板所制成的血小板制剂为单采血小板制剂。由于单采血小板是从单一个体用机器采集而来，通常又称为机采血小板。单采血小板制剂具有纯度高、质量好等优点，应用广泛。一般情况下，可以从单个献血者体内采集 1~2 个成人治疗剂量的血小板（$\geq 2.5 \times 10^{11}$ 血小板/袋），且可去除白细胞。

**1. 单采血小板对献血者的要求** 献血者除符合捐献全血的全部体检要求外，还需符合以下要求：

（1）采前血小板计数 > $150 \times 10^9$/L，血细胞比容 > 38%。如血小板计数达到 $\geq 300 \times 10^9$/L 时，可以进行采集 2 个血小板治疗剂量（$\geq 5.0 \times 10^{11}$ 血小板）。

（2）单采血小板采集过程通常需要持续 1.0~1.5 小时，要求献血者静脉必须充盈良好。

（3）献血前 1 天最好多饮水，当日需进食早餐，宜清淡饮食，如稀饭、馒头。

（4）献血者在献血前 1 周不得服用阿司匹林、吲哚美辛（消炎痛）、保泰松、布洛芬、维生素 E、双嘧达莫（潘生丁）、氨茶碱、青霉素及抗过敏类药物。

（5）单采血小板献血间隔时间为 1 个月。

**2. 采集血小板** 单采血小板需要应用全自动血液成分分离机，不同型号的血细胞分离机，具有不同的操作程序，应根据仪器厂商的操作说明进行，严格执行其使用规程；安装好采集管路等一次性耗材后，选择血小板采集程序并设定相应的参数后开始采集。完成后，取出产品轻轻摇动 3~5 分钟，使血小板解聚并混匀，贴好标签，放入血小板保存箱保存。我国标准单采血小板计数应达到 $\geq 2.5 \times 10^{11}$/袋，白细胞混入量 $\leq 5.0 \times 10^8$/袋，红细胞混入量 $\leq 8.0 \times 10^9$/袋。

**3. 单采血小板的保存**　经开放或采用普通血袋的单采血小板(125～200ml)保存期为22℃振摇24小时;未经开放处理并采用血小板专用保存袋的单采血小板(250～500ml)保存期为22℃振摇可达5天。

血小板的保存方式还有4℃低温保存和冰冻保存等,但这些方式还未得到广泛应用。

## 二、单　采　血　浆

利用全自动血细胞分离机可以采集血浆,其原理与单采血小板相似,一次可采集血浆约600ml,采集后可在6小时内速冻并冷藏,制成新鲜冰冻血浆。

单采血浆如在血浆采集站进行,则为原料血浆,用于血液制品的生产,严禁流入临床使用。

## 三、外周血造血干细胞的采集

外周血造血干细胞的采集方法与血细胞单采技术相同,使用全自动血细胞分离机连续分离外周血中单个核细胞。

## 四、粒细胞单采术

某些特殊情况下,患者因感染无法控制、大量抗生素使用无效、其自身白细胞计数又极低,可采用连续多次输注同种异体粒细胞的方法进行抗感染治疗。利用全自动血细胞分离机可以采集献血者粒细胞,其原理与单采血小板相似。因粒细胞输注易导致输血不良反应,使用这种治疗方法时应谨慎。

# 第三节　细胞治疗

在正常人体中通常都具有两种特殊作用的细胞,即免疫细胞和干细胞,前者可以抵抗病毒、细菌、杀灭肿瘤,保证人体功能正常和健康;后者可以定向分化出多种功能独特的细胞,用来修复受损的人体器官组织。细胞治疗(cell-based therapies)是一种利用某些具有特定功能的细胞的特性,采用生物工程方法获取,或(和)进行体外扩增、培养等处理后,使其具有增强免疫、杀灭病原体和肿瘤细胞、促进组织器官再生和机体康复等治疗功效,从而达到治疗疾病的目的。

自体骨髓移植在20世纪80年代中期已经得到广泛的应用,后来逐渐采用外周血造血干细胞移植方式,数以千计的患者得到了有效治疗。除常见的外周血造血干细胞广泛应用于临床外,其他一些细胞治疗项目已逐渐显示出应用前景。

## 一、树突状细胞

树突状细胞(dendritic cell,DC)因其在形态上呈树枝状突起而命名,是由其丰富的胞质皱褶而形成的,便于细胞与周围病原体进行广泛而充分的接触并捕获抗原物质,是体内功能最强的抗原递呈细胞,可有效地诱导静息T细胞增殖和应答,促进细胞毒性T淋巴细胞(cytotoxic T lymphocytes,CTL)和辅助性T淋巴细胞的生成,是机体免疫反应的启动者和参与者。DC存在于除脑组织外的多种组织和器官中。人树突状细胞起源于造血干细胞,来源有两条途径:①髓样干细胞在GM-CSF的刺激下分化为DC,称为髓样DC(myeloid dendritic cells,MDC),也称DC1,与单核细胞和粒细胞有共同的前体细胞;②来源于淋巴样细胞,称为淋巴样DC(lymophiod dendritic cells,LDC)或浆细胞样DC(plasmacytoid dendritic cells,PDC),即DC2,与T细胞和NK细胞有共同的前体细胞。

DC 治疗肿瘤最常用的技术为 DC 肿瘤疫苗(简称 DC 瘤苗),通过体外诱导培养 CD34$^+$造血干细胞或外周单个核细胞分化成为成熟的 DC,以此负载肿瘤抗原,回输体内后诱导激发针对特异性抗肿瘤细胞免疫应答,达到杀伤肿瘤细胞并产生免疫记忆的目的。其原理为:①抗原递呈作用;②高水平表达共刺激分子和黏附分子而促进 DC 与 T 细胞的结合;③调节 T、B 淋巴细胞分化发育;④诱导免疫耐受。

DC 瘤苗的制备:经淋巴细胞分离液分离外周血的单个核细胞,贴壁 2 小时后加入 GM-CSF、IL-4 诱导一定时间(通常 7~14 天),观察细胞形态,表面标志,采用混合淋巴细胞培养法检测其刺激同种异体淋巴细胞增殖的能力。如果经诱导生成的细胞具有典型的 DC 形态特征和表面标志,如 CD83、CD86、HLA-DR 等,经 TNF-α 诱导培养后形成成熟 DC,可高表达细胞表面标志。

DC 瘤苗的临床应用:DC 瘤苗具有杀灭肿瘤细胞的作用,有助于减少恶性肿瘤的转移与复发,对于改善患者的生活质量具有重大意义。DC 在自身免疫性疾病和移植免疫耐受等方面也具有重要治疗作用。

## 二、间充质干细胞

间充质干细胞(mesenchymal stem cells,MSCs)也称骨髓基质来源干细胞(bone marrow stroma derived stem cells),又因为呈成纤维细胞样外观,因此被称为集落形成单位成纤维细胞(colony forming units fibroblasts,CFUF),是存在于骨髓中一类非造血干细胞,在适宜的条件下可以分化为多种组织细胞,如成骨细胞、软骨细胞、成肌细胞、神经细胞等。MSCs 具有来源充足,容易获取,易于培养和自体移植,不存在伦理、道德和法律争议等优点,克服了利用胚胎干细胞的弊端。

脐血 MSCs 也可在不同的培养基中向心肌细胞、脂肪细胞、骨细胞、软骨细胞等分化。在心血管疾病的治疗中 MSCs 的治疗潜能很大,人脐血的 MSCs 能成为治疗损伤心肌的重要细胞来源。裸鼠动物模型表明,肌内注射脐血 MSCs 对局部缺血具有治疗作用。运用细胞片技术,将单层的一整片 MSCs 移植到心肌梗死后瘢痕组织部位,结果显示移植薄片逐渐变厚,新血管形成,移植的细胞有阻止心室壁变薄的趋势,改善了心脏功能。因此,MSCs 在临床治疗疾病方面具有广泛的应用前景。

## 三、自然杀伤细胞

自然杀伤细胞(natural killer cells,NK cells)是机体抗御感染和防止细胞恶性转化的重要免疫调节细胞,无需抗原致敏即可直接杀伤靶细胞,包括肿瘤细胞、病毒或细菌感染的细胞。NK 细胞起源于骨髓 CD34$^+$造血祖细胞(hematopoietic progenitor cells,HPC),其发育、成熟可能循骨髓途径或胸腺途径。人类 NK 细胞约占全血淋巴细胞的 10%~15%。NK 细胞是一种独特的淋巴细胞,形态上像大颗粒淋巴细胞,但不同于 T 细胞和 B 细胞,缺乏膜表面免疫球蛋白,不表达特异性抗原识别受体。NK 细胞特异性表达 CD56,而缺乏 T 细胞抗原 CD3。

NK 细胞具有识别正常自身组织细胞和体内异常组织细胞的能力,表现为其仅杀伤病毒感染细胞和突变的肿瘤细胞,而对宿主正常组织细胞一般无作用。NK 细胞杀伤靶细胞可通过释放穿孔素和颗粒酶引起靶细胞溶解;通过 Fas/FasL 途径引起靶细胞凋亡;分泌多种免疫调节细胞因子(如 IFN-γ、TNF-α、GM-CSF),通过与靶细胞表面相应受体结合而杀伤靶细胞;NK 细胞表达的 IgG FcγRⅢ(CD16)与抗体 Fc 段结合,通过抗体依赖的细胞介导的细胞毒(antibody-dependent cell-mediated cytotoxicity,ADCC)作用杀伤靶细胞。

NK 细胞的分离制备:可采用 Percoll 非连续密度梯度离心法、单抗铺皿(panning)分离法、磁化细胞分离器(MACS)分离法等方法获得 NK 细胞;可采用免疫组化法、MTT 法等对

NK 细胞的纯度、酶活性及细胞毒性进行鉴定。

NK 细胞的临床应用:①NK 细胞的免疫治疗主要是利用细胞因子体内扩增、激活 NK 细胞和体外产生淋巴因子激活的杀伤细胞(lymphokine- activated killer cells,LAK cells)、细胞因子诱导的杀伤细胞(cytokine- induced killer cells,CIK cells)杀伤自体肿瘤细胞;②同种异体 NK 细胞具有足够强的免疫抑制作用,可增强移植物抗白血病(graft- versus leukemia,GVL)作用,却不会引起移植物抗宿主病(graft versus host disease,GVHD)的发生,可促进非清髓预处理后相合或不相合造血干细胞的植入。

## 四、细胞因子诱导的杀伤细胞

CIK 细胞是人外周血单个核细胞(peripheral blood mononuclear cells,PBMC)在体外经 CD3 单抗和多种细胞因子(IFN-γ、IL-2 等)刺激后获得的以表达 $CD3^+CD56^+$ 标志为主的免疫效应细胞,具有 T 淋巴细胞的杀瘤活性和 NK 细胞的非 MHC 限制性的杀瘤优点。CIK 细胞治疗已用于肾癌、恶性黑色素瘤、结肠癌、淋巴瘤等多种肿瘤的临床研究,并取得了一定的治疗效果,对改善肿瘤患者生命质量和延长生存期具有非常积极的作用。

CIK 细胞最初是指在正常人体外周血中只占 1% ~5% 的 $CD3^+CD56^+$ 的 T 淋巴细胞,目前国内外制备的用于过继免疫治疗的 CIK 细胞,实际上是体外扩增出的以 $CD3^+CD56^+$、$CD3^+CD8^+$ 为主的异质性细胞群。也可将 DC 细胞与 CIK 细胞联合培养,制备杀瘤活性更强的 DC- CIK 细胞。

CIK 细胞抗肿瘤作用可通过以下途径发挥杀瘤作用:①对肿瘤细胞的直接杀伤作用;②活化后产生的大量炎性细胞因子的抑瘤杀瘤作用;③诱导肿瘤细胞凋亡及坏死;④促进 T 细胞增殖活化。

CIK 细胞的分离制备:将人外周血单个核细胞在体外用多种细胞因子(IFN-γ、IL-2、IL-1α、CD3 McAb)共同培养一段时间后获得的一群免疫效应细胞。

CIK 细胞的临床应用:CIK 细胞对多种实体瘤均有明显疗效,对白血病也有良好疗效,尤其是骨髓移植或化疗缓解后能够清除残存的肿瘤细胞,防止复发。可能还具有杀灭肝炎病毒的作用。

以上为目前临床常见的细胞治疗项目,有的还处于临床试验阶段,还有正在广泛研究的诱导多功能干细胞(induced pluripotent stem cells,iPS cells)的快速进展将使细胞治疗领域发生巨大变化,更有利于临床疾病的治疗。

(赵树铭)

## 本章小结

本章主要描述临床常见的治疗性血液成分去除及置换术的原理及临床应用,常用的血浆置换术置换液的选择原则及常见疾病的临床应用。血浆置换术中常用的置换液有:晶体液、血浆代用品、蛋白质溶液;其选择原则:①维持正常血浆容量;②补充患者需要成分;③有凝血异常或免疫球蛋白低下的患者,宜用新鲜冰冻血浆,或静脉用丙种球蛋白等;④抑制病理性成分产生;⑤能大量结合病理性成分;⑥患者临床情况。临床常见的适应证有:中毒性疾病,如药物性中毒、有机磷中毒、代谢性中毒;血液高黏滞综合征;重症肌无力;急性吉兰-巴雷综合征;母婴血型不合的妊娠;ABO 血型不合的骨髓移植等。血液成分单采与血液治疗性成分去除术的区别。临床常用的细胞治疗类型及发展趋势,目前在临床常用的细胞治疗有造血干细胞、树突状细胞、细胞因子诱导的杀伤细胞、自然杀伤细胞等。

# 第九章

## 血液及血液成分的制备和保存

通过本章学习,你将能够回答下列问题:

1. 血液的组成、血液成分分类有哪些?
2. 血液成分的主要制备方法有哪些?
3. 各类血液成分的主要含量是多少?
4. 血液辐照处理的方法、原理是什么?
5. 血浆病毒灭活的方法、原理是什么?
6. 血液成分保存的要求是什么? 保存期多长?

血液是人体的重要组成部分,发挥着重要的作用,由血细胞成分和血浆成分组成。人体的血容量是根据生理需要调节的,正常人的循环血容量的范围为(44～100)ml/kg,若体重及身高的比例合理,成年男性平均为 77.6ml/kg,成年女性 65.2ml/kg。新生儿的血容量为 85ml/kg,儿童的血容量和体重的比例与其年龄密切相关。输血是临床一种重要的治疗手段,与药物治疗不同,它给予患者的是正常人体所拥有的血液或血液成分,以恢复患者血液功能。传统的输血是给患者输注全血,但全血中所含的凝血因子、血小板、粒细胞等数量有限,且在保存过程中已大量失活或功能丧失,难以达到预期的治疗目的;而且输注大量全血又会带来副作用,如增加心脏负担,引起循环超负荷、心力衰竭、肺水肿,甚至死亡等。随着对全血输注的缺点的认识深入和增加,从 20 世纪 70 年代起,现代输血医学越来越主张使用成分输血。成分输血就是应用经物理方法制备的高纯度、高浓度的血液组分制剂治疗疾病的输血措施,是现代输血医学发展史上的重要里程碑。成分输血因血液成分浓度高、质量好,输血治疗效果明显;血液成分的保存质量达到最优,时间达到最长;此外,成分输血可最大限度地减少输血反应(副作用)。成分输血实现了一血多用,最大限度地节约血液,保护血液资源。

血液成分通常是指在一定条件下采用特定的方法将全血中分离的一种或多种成分血液制剂,单采血液成分也称为血液成分。常用的血细胞成分有红细胞、白细胞和血小板。红细胞成分制剂主要有浓缩红细胞、悬浮红细胞、单采红细胞、去白细胞红细胞悬液、洗涤红细胞悬液、冰冻红细胞、辐照红细胞和年轻红细胞等;白细胞成分制剂为浓缩白细胞、浓缩粒细胞、辐照白(粒)细胞、单采粒细胞;血小板成分制剂主要为浓缩血小板、单采血小板、洗涤血小板、冰冻血小板、去白细胞浓缩血小板、辐照血小板等;血浆成分制剂有新鲜冰冻血浆、普通冰冻血浆、病毒灭活新鲜冰冻血浆、病毒灭活血浆、去冷沉淀血浆等;血浆蛋白制品有白蛋白、正常人免疫球蛋白、特异性免疫球蛋白、静脉注射免疫球蛋白(intravenous immunoglobulin,IVIG)、各种凝血因子制剂和抗凝血酶浓缩剂等。

## 第一节 全血的采集和保存

### 一、全血的采集

全血是指采用特定的方法将符合要求的献血者体内一定量外周静脉血采集至塑料袋内,与一定量的保养液混合而成的血液制剂。

全血理论上讲含有血液的全部成分,包括血细胞及血浆成分。但基于所用的保养液,将致血液中某些成分丢失,但增加了保养液的成分;血液离开人体,其成分将随时间、保存条件及血液保护剂的不同而发生变化;同时全血的成分含量还受献血者个体差异的影响。全血的贮存时间长短主要取决于保养液和保存条件。随着贮存时间的延长,全血中的有效成分(红细胞、白细胞、血小板、凝血因子等)会逐渐减少或失活,相关成分功能(如2,3-DPG、ATP、红细胞变异能力、携氧能力等)逐渐降低甚至丧失;而一些有害成分(氨、游离血红蛋白、血钾、细胞碎片、泛素等)又会逐渐增加。

全血可按容量(ml)或单位进行计量,国外常将450ml全血计量为1单位;我国将200ml全血计量为1单位,即1单位全血为200ml全血。

全血可直接应用于临床输注,同时又可以作为血液成分制备的原料。全血的采集质量直接影响着全血本身和后续所制备的相关血液成分的质量。

全血采集多在血站(血液中心、中心血站)内进行,随着无偿献血工作的推广和方便献血者献血需要,现在采血(献血)场所是多元化的,目前将献血场所分为三类:固定献血场所(设置血站内、血站外的固定献血室)、临时献血场所(在机关、厂矿企业、社区、学校、医院等单位临时设置的献血场所)和献血车(流动采血车、流动献血屋)。所有的采血场所均应符合国家相关要求,一般应包括献血登记、血源管理、等候区、体检室、采血室、休息室、抢救室、检验室等,各区域应相对独立,人流、物流、信息流流向合理,具体按《献血场所配置要求》(WS/T 401—2012)执行。

我国已全面使用一次性密闭式无菌塑料血袋采集系统,采用开放式采血方式。此方式有助于提高采血效率和加强采血者与献血者的交流以减少献血不良反应的发生。

**(一)献血**(采血)**场所配置**

献血场所的人员、设施、设备和器具、关键物料的配备按有关规定执行,所有物品、器材均应达到使用要求,按相关要求进行场所、物品消毒。

**(二)采血人员准备**

采血人员调整好心理与情绪,进入献血者服务工作状态,情绪稳定,工作热情,说话和气,态度和蔼,耐心细致周到。熟悉采血技术操作规程,尤其应注意关键控制点和近期变更的操作步骤。采血人员着工作制服,不佩戴戒指、手镯(链)等饰物。采血人员保持手卫生,具体操作按照《医务人员手卫生规范》(WS/T 313—2009)的规定执行。

**(三)采血器材准备**

**1. 采血器材清单** 建立采血器材卡片,列出采血所需的全部器材。采血人员按卡片准备和核查采血器材的种类和数量。采血器材的数量与预计采血量相适宜。一次性使用物品在有效期内且包装完好。采血器材准备工作应有专人复核。

**2. 血袋质量检查** ①无破损、无渗漏、无污染,抗凝剂和保养液无变色;②处于有效期内;③宜采用具有留样袋的血袋。

**3. 标本管准备** ①带有分离胶用于检测病毒核酸的标本管;②用于酶联免疫吸附法(ELISA)、丙氨酸转氨酶(alanine transaminase,ALT)和血型检测的标本管。

**4. 皮肤消毒剂** 一般选用含碘消毒剂,对碘过敏者可选用其他消毒剂;所用消毒剂应当符合相应的国家标准要求;处于有效期内。

**5. 采血仪(秤)** 开启并检查采血仪(秤),检查证实处于正常状态。

**6. 热合机** 开启并检查热合机,证实处于正常状态。

**7. 健康征询物料** 体重磅秤、血压计、听诊器、献血者健康情况征询表、献血宣传资料等。

**8. 快速检测设备、试剂与物料** ALT 快速检测仪、ALT 快速检测条、硫酸铜溶液(或血红蛋白快速检测仪)、乙型肝炎表面抗原(hepatitis B surface antigen,HBsAg)快速检测条、ABO 血型试剂与反应板、扎指针等。

**9. 其他器材** 各种标签、电脑、扫描枪、血液保存冰箱(运输箱)、洗手液、各种记录表格、纪念品、献血证、抢救器材与药品等。

### (四)献血者准备

应加强宣传无偿献血知识,特别是对献血者应注意精神和饮食的细心询问和观察,建议并要求献血者献血前一晚应有充足的睡眠,献血当日早餐应为清淡饮食、餐量与平时相同;献血前可适当或鼓励饮用糖水、温水或饮料。献血者应认真、如实填写"献血者健康情况征询表"中的相关内容,并签名。血站应为献血者提供私密性强的环境,切实做好献血者隐私保护、个人信息保密。

### (五)献血者健康征询

应严格认真核对献血者身份信息;问询献血者健康状况,进行必要的体格检查;询问献血者的既往献血经历、近日休息等情况,评估出现献血不良反应的可能性和不适合献血的情况,解答献血者提问。

### (六)献血者快速检测

对献血健康征询符合《献血者健康检查要求》(GB 18467—2011)的献血者,再次核对献血者身份信息;选择献血者无名指进行皮肤消毒,应用扎指针扎刺,取血进行 ABO 血型、Hb、ALT、HBsAg 快速检测。

### (七)血液采集

在静脉穿刺前,应核对献血者身份。在血液采集过程中应当加强与献血者的沟通,尤其是进行每一项主要操作之前,应当与献血者沟通并取得配合。观察献血者面部表情和肢体语言,是否处于紧张、害怕甚至恐惧状态。如发现这些不利情况,则不急于采血,做好宽慰工作,待献血者解除思想顾虑,充分放松后开始采血。

应选择无损伤、炎症、皮疹、皮癣、瘢痕的皮肤区域为穿刺部位。选择上肢肘部清晰可见、粗大、充盈饱满、弹性好、较固定、不易滑动的静脉,通常选择的静脉主要有肘正中静脉、头静脉、前臂正中静脉、贵要静脉等;使用止血带可使静脉充盈,便于触及和穿刺。

用无菌棉拭蘸取适量使用皮肤消毒剂,以穿刺点为中心,自内向外螺旋式旋转涂拭,消毒面积不小于6cm×8cm。消毒作用 1~3 分钟,消毒 2~3 遍。待消毒剂干后行静脉穿刺。

静脉穿刺成功后,如果使用的带留样袋的采血袋,松开留样袋夹子,使最先流出的血液流入留样袋,约 15~20ml,用做血液检测标本。夹闭留样袋夹子,松开阻塞件下端止流夹,使血液流入采血袋。如果使用不带留样袋的采血袋,松开夹子,使血液直接流入采血袋。

维持静脉穿刺点与血袋的落差,保持血流通畅。嘱献血者做握拳和松手动作,以促进静脉回流。血液开始流入采血袋后,即将其与抗凝剂轻匀混合。宜采用连续混合采血仪。应当对采血时间进行控制,一般情况下,采血 200ml 需要 3 分钟,采血 400ml 需要 6 分钟。200ml 全血采集时间 >5 分钟,或 400ml 全血采集时间 >10 分钟,应给予特殊标识,所采集的全血不可用于制备血小板。200ml 全血采集时间 >7 分钟,或 400ml 全血采集时间 >13 分钟,所采集的全血不可用于制备新鲜冰冻血浆。注意与献血者进行交流,观察献血者面容、表情,及时发现并处置献血反应。

采血结束和献血者休息与观察。采血量达到要求时,嘱献血者松拳,松开止血带,合闭止流夹,用创可贴/消毒棉球/纱布轻按静脉穿刺点,拔出针头后即加重按压,用弹力绷带包扎,松紧度适中。嘱献血者在献血者休息处用茶点,休息 10 ~ 15 分钟。如出现献血不良反应,按相应程序处理。

发给献血者无偿献血证和纪念品,表示感谢,鼓励定期献血。

### (八) 留取标本与热合

检测结果用于判定血液能否放行的标本只能在献血时同步留取,不得在献血者健康检查时提前留取。将标本管内促凝剂或抗凝剂与血液充分混匀。

血袋及血液标本标识,一次只能对来源于同一献血者的一份血袋、标本管和献血记录进行标识。经核对后,将唯一性条形码标识牢固粘贴在采血袋、标本管、转移袋、血袋导管、献血记录单上。

在标本管与留样针/静脉穿刺针分离前开始标识,对采血袋和标本管的标识应当首先连续完成,不应中断。宜在标本管与留样针/静脉穿刺针分离前核查采血袋、血液标本、献血登记表,所标识的献血条形码应一致。宜采用计算机程序进行核查。

分段热合血袋导管,以供交叉配血、血型复查和血液标本保存使用。血袋应保留注满全血的导管至少 35cm。

## 二、全血的保存

采集后的血液应按照要求进行暂存。全血采集后应尽快在合适的温度下保存。

全血保存时间的长短主要取决于保养液。全血保存液由保存 24 小时逐渐发展至现在可以保存 35 天,所用的抗凝剂主要有以下几种:①柠檬酸钠溶液,1914 年 Hustin 首先发现柠檬酸钠与血液中的钙作用可形成可溶性的螯合物;研发出第一个血液保存液,它由柠檬酸盐与葡萄糖组成;1918 年发现冷藏可以延长血液保存时间,开始用柠檬酸钠作为血液抗凝剂保存血液,实现了间接输血法的诞生,这是输血发展历史上的一大进步。单纯柠檬酸钠由于不含葡萄糖,保存期仅为 5 天。②柠檬酸-柠檬酸钠-葡萄糖保存液 ( acid- citrate- dextrose, ACD ),从 1943 年第二次世界大战中开始使用该抗凝剂,在柠檬酸钠- 葡萄糖保存液中加入柠檬酸。葡萄糖是正常红细胞酵解过程中的必需底物,其主要功能是氧化供能,延长红细胞的保存期,保存期可延长至 21 天。柠檬酸还可延缓保存中红细胞脆性的增加。③柠檬酸-柠檬酸钠-磷酸二氢钠-葡萄糖保存液 ( citrate- phosphate- dextrose, CPD ),1957 年有人在 ACD 保存液中加入磷酸盐,使其 pH 有所提高(5.63),成为 CPD 保存液(柠檬酸盐- 磷酸盐- 葡萄糖),由于加入磷酸盐后 pH 的提高,使 2,3-DPG 下降速度减慢,保存 1 周后 2,3-DPG 不变,保存 2 周后仅下降约 20% 。④柠檬酸盐-磷酸盐-葡萄糖-腺嘌呤 ( citrate- phosphate- dextrose- adenine, CPD- A),该保存液是在 CPD 的基础上增加了腺嘌呤,可以促进 ATP 的生物合成,有利于红细胞活性的维持,大大延长血液保存期,从原来的 21 天延长到 35 天。还有对部分配方进行稍加修改的改良保存液。各种保存液的有效期均是指红细胞在保存期其输入到人体 24 小时后红细胞仍有 70% 以上存活率所对应的时间。常见的各种血液保存液配方及保存时间见表 9-1。

由于全血含一定量的抗凝剂(保养液),保存温度 2 ~ 6℃仅是红细胞的最佳保存温度,在此条件下,血液中凝血因子、白细胞、血小板等有效成分会很快失活。白细胞寿命只有 5 天,其中粒细胞死亡最快,淋巴细胞最慢(图 9-1)。血小板在 24 小时内至少有 50% 丧失功

表 9-1 血液保存液配方(g/L)及保存时间

| 保存液 | 柠檬酸钠 $C_6H_5O_7Na_3 \cdot 2H_2O$ | 柠檬酸 $C_6H_5O_7 \cdot H_2O$ | 无水葡萄糖 | 磷酸二氢钠 | 腺嘌呤 | 比率(保养液 ml/血 ml) | 保存天数 |
|---|---|---|---|---|---|---|---|
| ACD-A | 22.0 | 8.0 | 24.5 | - | - | 1.5:10 | 21 |
| ACD-B | 13.2 | 4.8 | 14.7 | - | - | 2.5:10 | 21 |
| CPD | 26.3 | 3.27 | 25.5 | 2.22 | - | 1.4:10 | 21 |
| CP2D | 26.3 | 3.27 | 51.1 | 2.22 | - | 1.4:10 | 21 |
| CPDA-1 | 26.3 | 3.27 | 31.8 | 2.22 | 0.275 | 1.4:10 | 35 |
| CPDA-2 | 26.3 | 3.27 | 44.6 | 2.22 | 0.550 | 1.4:10 | 42 |

能,48 小时更为显著,72 小时后其形态虽然正常,但已失去止血功能(图 9-2)。全血保存在 4℃超过 24 小时后仅含有少量的有功能活性的血小板和稳定的凝血因子(F Ⅱ、F Ⅶ、F Ⅸ、F Ⅹ)及纤维蛋白原。热不稳定性凝血因子 F V 和 F Ⅷ随时间延长而逐渐降低,F Ⅷ(抗血友病因子)保存 24 小时后活性丧失可达 50%,F V 保存 3~5 天也丧失活性可达 50%。全血保存至 21 天时 F V 的含量降低到正常水平的 30%,而 F Ⅷ降低到仅 15%~20% 水平。所以,4℃保存 5 天的全血,基本成分是红细胞、血浆蛋白和稳定的凝血因子。随着保存时间的延长,各种血液成分的生理生化指标会发生改变(表 9-2),即所谓的贮存损伤。一般情况下这些贮存损伤引起的变化对受血者不会带来明显的临床影响,但应用于幼儿和新生儿受血者需特别注意。

表 9-2 全血保存过程中一些生化指标的变化

| 项目 | ACD(保存天数) | | | | | CPD(保存天数) | | | | | CPD-1(保存天数) | | | | |
|---|---|---|---|---|---|---|---|---|---|---|---|---|---|---|---|
| | 0 | 7 | 14 | 21 | 35 | 0 | 7 | 14 | 21 | 35 | 0 | 7 | 14 | 21 | 35 |
| 血浆 pH | 7.0 | 6.79 | 6.73 | 6.71 | | 7.2 | 7.0 | 6.89 | 6.84 | | 7.60 | | | | 6.98 |
| 红细胞存活率(%) | 100 | 98 | 85 | 70 | | 100 | 98 | 85 | 80 | | 100 | | | | 79 |
| ATP(%) | | | | | | 100 | 96 | 83 | | | 100 | | | | 57 |
| 2,3-DPG | 100 | 60 | 23 | 10 | | 100 | 99 | 80 | 44 | | 100 | | | | 5.0 |
| 血浆 $Na^+$(mmol/L) | 172 | 158 | 150 | 146 | | 175 | 163 | 155 | 152 | | | | | | |
| 血浆 $K^+$(mmol/L) | 10.0 | 20.0 | 29.0 | 35.0 | | 3.9 | 11.9 | 17.2 | 21.0 | | 4.20 | | | | 27.3 |
| 血浆 FHb(mg/L) | 100 | 220 | 350 | 530 | | 17 | 78 | 125 | 191 | | 82 | | | | 461 |

　　全血保存时,其中各种成分的变化说明"全血不全",即全血中各种成分包括红细胞在内的各种成分的生物活性、生理功能随保存时间的延长,均有不同程度地衰减,起不到它们在循环中的生理作用。因此,国内外均把全血作为制备血液成分的原料,将全血及时分离制备成各种血液成分。

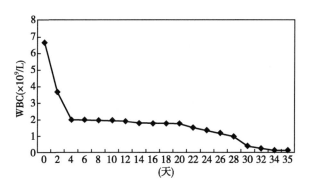

图 9-1 全血保存过程中白细胞计数的变化

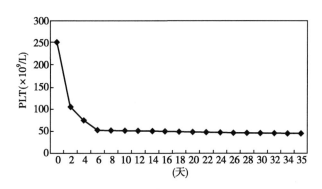

图 9-2 全血保存过程中血小板的变化

## 第二节 红细胞的制备和保存

血液成分制备的原则是采用手工或血细胞分离机方法将全血中各种血液成分制备成体积小、浓度高、纯度好的统一规格的有效治疗成分。

无论是手工法还是血细胞分离机方法,血液成分制备的原理多利用离心、过滤、磁材料等物理的方法来分离,最常应用的是利用各种血液成分相对密度的差异,通过离心分层而得到浓度、纯度较高的单一成分。血液成分的相对密度分别是:血小板 1.030 ~ 1.060,淋巴细胞 1.050 ~ 1.078,粒细胞 1.080 ~ 1.095,红细胞 1.090 ~ 1.111,血浆 1.025 ~ 1.030。采用全自动血细胞分离机单采某种血液成分可得到比手工法纯度更高、剂量更大的单一成分。

手工法制备血液细胞成分最常用的是使用多联塑料血袋和大容量低温离心机来完成的。

多联塑料采血袋(图 9-3)是用于血液成分制备的原料全血采集的容器,也是各种血液成分制备的容器。它的使用经历了几十年的发展过程。常用的采血袋有二联袋、三联袋和四联袋等。

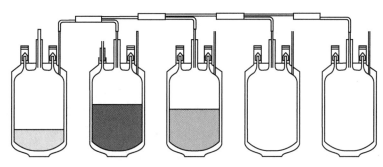

图 9-3 多联塑料采血袋

由于多联塑料采血袋在设计上做到了多个塑料单袋相连成密闭无菌系统,包括有采集全血的首袋、有添加液(additive solution)的子袋及 1～2 个空的卫星袋。在首袋使用的多是保养液,既能抗凝又有利于红细胞的保存。在成分分离制备过程中,大部分保养液随血浆分离而去,不利于红细胞的保存,为了克服这一问题,在采血多联袋中有一红细胞添加液联袋。制备血液成分时,将全血在采集到多联袋系统的首袋(含保养液的袋子)后,通过控制离心可将全血分成不同的层面:血浆在最上层,呈浅黄色;红细胞在最下层,呈红色;白细胞(含粒细胞、淋巴细胞等)为一灰白色的膜层(简称白膜层),悬浮在红细胞上层;在白膜层之上和血浆下层(下部分)为血小板层。基于不同的离心力,血小板分层可不同,同时不易观察,血小板常处在血浆层内。利用挤压的方法,将它们一一分到与首袋密闭相连的其他袋子中,再根据制备需要进一步离心制备得到较纯的单一成分。

血液成分制备时需要将多联袋装在设定的离心机中并在一定的条件下,进行离心,然后采用挤压等方法制备出各种血液成分。一般需采用大容量低温离心机,离心机半径、离心转速、离心时间、离心温度、离心加速强度及离心刹车强度等均影响血液成分的分离效果。

离心力(RCF)计算公式为:

$$RCF(\times g) = 28.38 \times R \times (rpm/1000)^2$$

RCF 为相对离心力($\times g$);R 代表离心半径(英寸,inches),1 英寸 = 2.54cm;rpm 代表每分钟转速。

或根据以下简单公式:

$$RCF = 0.0000118 \times RN^2$$

RCF 为相对离心力($\times g$);R 代表离心半径(cm);N 代表每分钟转速(rpm)。

血液成分手工制备和保存还需要其他设备,包括:速冻冰箱 −50℃、−20℃ 以下低温冰箱、高频热合机、血小板保存箱(22±2)℃、冷沉淀融化箱、4℃恒温水浴制备冷沉淀装备、净化台(100 级,开放采血袋使用,多联袋可不需要净化台)、分离支架或分浆夹或全自动成分分离器、托盘天平(精确度为1g)或自动电子平衡称、电子秤及无菌接口机,以及各种塑料血袋和止血钳、离心用平衡物等。

血液成分手工制备一般应注意的事项为:

(1)收集已采全血的多联袋,在进行血液细胞成分制备前,应检查采血袋的热合部位是否漏血,各种标签是否齐全等。

(2)检查离心桶内壁是否光滑,有无遗留的硬物、尖锐物,如采血袋上封闭管路的硬塑卡子等。

(3)根据制备各种血液成分的要求,按不同规格型号的离心机,经实验摸索,设定不同转速、时间、温度进行离心。最高离心力不能超过 $5000 \times g$。

(4)将多联袋规整地放入离心桶(最好先将离心桶置于离心套杯中)内,用平衡物平衡血袋。将平衡后盛有血袋离心桶(杯)对称放入离心机内。必须将所有的平衡物和多联袋上的连接塑料管盘放入离心桶中,防止因塑料管路缠绕而造成的损坏。

(5)开动离心机前,如配有稳压器应先开稳压器,再开动离心机,提前使温度达到设定温度。根据不同的分离要求设定时间、转速、升降速率等。

(6)开动离心机后,注意转速变化,观察有无异常噪声、气味、振动等。在未达到预定转速之前不要离开离心机。待离心机停稳后,打开离心机盖和防护盖,轻轻取出离心桶(杯),注意机器停止转动之前不得打开离心机盖(现在绝大部分离心机均有自动防护锁)。

(7)血液经离心后轻轻取出,进行外观检查。观察离心后血袋、塑料管有无渗漏,离心桶中有无血痕,如有破损应查找渗漏点。凡当血袋破漏者,血液应报废处理,并对离心桶进行有效的消毒处理。

(8)应观察离心后各种血液成分的分层情况,若血液成分分层不清,血脂严重,以及血细胞比容太低等不合格者,应重新离心或不再用于成分制备。

(9)每天工作结束前必须擦拭离心机内部,晾干离心仓,并清洁整理台面、地面。

红细胞是血液的主要成分之一,占全血总量的40%以上。由于全血的缺点,绝大多数临床输血不再使用全血,临床输血以输注红细胞制剂为主,比例可达98%以上,而且多数使用已滤除白细胞的悬浮红细胞制剂。红细胞制剂常见有浓缩红细胞、悬浮红细胞、去白细胞红细胞、洗涤红细胞、冰冻红细胞、年轻红细胞、辐照红细胞等。国外近年来开展单采红细胞制剂(如在美国,可从一个献血者单采2单位红细胞,或1单位红细胞和1单位血浆),我国部分单位有开展。

下面分别介绍常见的红细胞制剂的制备和保存等。

## 一、浓缩红细胞

浓缩红细胞(concentrated red blood cells,CRBC)也称为压积红细胞或少浆全血,是将采集的全血中大部分血浆在全封闭的条件下分离后剩余的部分所制成的红细胞成分血。浓缩红细胞可以在全血有效保存期内任何时间分离出部分血浆制备而成。一般推荐用二联塑料采血袋采集的全血制备浓缩红细胞。

### (一)制备方法

1. 用二联袋(装有保养液的主袋和一空转移袋)采集200ml或400ml全血于主袋内。
2. 将二联袋在2~6℃低温离心机内离心,离心力3400×g,离心8分钟,沉淀红细胞。
3. 轻轻取出离心后的全血,在低温操作台上用分浆夹将大部分血浆分入空的转移袋内。
4. 用高频热合机切断塑料袋间的连接管,制备成浓缩红细胞制剂。

### (二)浓缩红细胞的保存

浓缩红细胞含有全血中全部红细胞、白细胞、大部分血小板和少量血浆,具有补充红细胞的作用。浓缩红细胞制剂的保存与全血相同,温度为2~6℃,保存期与全血相同。含ACD-B、CPD保养液的浓缩红细胞保存期为21天,含CPDA-1保养液的浓缩红细胞保存期为35天。

## 二、悬浮红细胞

悬浮红细胞(suspended red blood cells,SRBC)又称添加剂红细胞(red blood cells in additive solution),将全血中的大部分(90%)血浆在全封闭的条件下分离后并向其中加入红细胞添加液制成的红细胞成分血。悬浮红细胞是目前国内临床应用最广泛的一种红细胞制剂,适用于大多数需要补充红细胞提高携氧能力的患者。一般采用三联袋方法制备悬浮红细胞。

### (一)制备方法

采集血液的容器为塑料袋,我国每次采血1U(200ml全血)、1.5U(300ml全血)或2U(400ml全血)。三联袋一般主袋内含有抗凝剂柠檬酸盐-葡萄糖(ACD)或柠檬酸盐-磷酸盐-葡萄糖(CPD),红细胞保存液袋和空袋。

将全血采集于三联袋的主袋内,在适宜条件下暂存和运输后送达成分血液制备间。制备时先将全血与抗凝剂充分混合后,在一定时间内(如需制备新鲜冰冻血浆,则应在6小时内)分离制备。具体方法为:

1. 用带有红细胞保存液(如MAP)的三联袋(或四联袋)采集全血。将装有全血的三联袋在大容量冷冻离心机内离心,温度2~6℃,离心力3400×g,离心时间为7分钟。
2. 轻轻取出离心后的血袋悬挂于分离支架上或放入压浆板内,折断管道内塑料卡子,将上层不含血细胞的血浆分入空的转移袋内,注意不能有红细胞混入,用塑料卡子将血浆袋封闭。

3. 将与红细胞保存液相连的管道上的塑料卡子折断(或打开),把末袋中的保存液加入主袋红细胞内,使红细胞与保存液充分混匀。

4. 用高频热合机切断塑料袋间的连接管,封闭红细胞悬液袋上的所有管道,制成悬浮红细胞。

### (二)保存

悬浮红细胞制剂是含有全血中全部的红细胞、一定量白细胞、血小板、极少量血浆和保养液的混悬液。红细胞添加液种类较多(表 9-3),如 MAP(甘露醇-腺嘌呤-磷酸盐)、SAGM(生理盐水-腺嘌呤-葡萄糖-甘露醇)、CPDA-1、AS-1、AB-3、AS-5 等。一般保存在(4 ± 2)℃,含 CPDA-1、MAP、SAGM 保养液的红细胞保存期为 35 天;含 AS-1、AS-3、AS-5 保养液的红细胞为 42 天。

表 9-3　几种常见的红细胞添加液配方　　　　　　　　　　　　　单位:mg/100ml

|  | MAP | AS-1 | AS-3 | AS-5 |
|---|---|---|---|---|
| 葡萄糖 | 793 | 2200 | 1100 | 900 |
| 腺嘌呤 | 14 | 27 | 30 | 30 |
| 磷酸二氢钠 | 94 | 0 | 276 | 0 |
| 甘露醇 | 1457 | 750 | 0 | 525 |
| 氯化钠 | 497 | 900 | 410 | 877 |
| 柠檬酸钠 | 150 | 0 | 588 | 0 |
| 柠檬酸 | 20 | 0 | 42 | 0 |

SAG 由 NaCl-腺嘌呤-葡萄糖组成;在 SAG 保存液中加入甘露醇作抗溶血剂,即形成了 SAGM 保存液;在 SAGM 保存液中加入少量磷酸盐,即形成 MAP 保养液

红细胞在保存过程中仍会受到损伤,一些生理生化指标会发生改变(表 9-4)。

表 9-4　悬浮红细胞保存过程中常见生理生化指标的变化

| 项目 | 保存天数 | | | |
|---|---|---|---|---|
|  | CPD-1 | AS-1 | AS-3 | AS-3 |
|  | 0 | 35 | 42 | 42 | 42 |
| 血浆 pH | 7.55 | 6.71 | 6.6 | 6.5 | 6.5 |
| 红细胞存活率(%) | 100 | 71 | 76 | 84 | 80 |
| ATP(%) | 100 | 45 | 60 | 59 | 68.5 |
| 2,3-DPG(%) | 100 | <10 | <5 | <10 | <5 |
| 血浆 $K^+$(mmol/L) | 5.1 | 78.50 | 50 | 46 | 45.6 |
| 血浆 FHb(mg/L) | 78 | 658.0 |  | 386 |  |

## 三、去白细胞红细胞

去白细胞红细胞(leukocyte-reduced red blood cells)分为两种,浓缩去白细胞红细胞和悬浮去白细胞红细胞。浓缩去白细胞红细胞(concentrated leukocyte-reduced red blood cells,CLRBC)与悬浮去白细胞红细胞(suspended leukocyte-reduced red blood cells,SLRBC)的制备

有两种方法:方法一是对采集的全血进行过滤,后再按浓缩红细胞、悬浮红细胞制备方法制备的;方法二是对浓缩红细胞、悬浮红细胞进行过滤所得。大多数患者因输血、妊娠、移植等,体内产生白细胞抗体,这些抗体大部分属于人类白细胞抗原(HLA)系统的同种抗体,当再次输入全血或其他含有白细胞的血液成分时,极有可能产生免疫性发热输血反应。有反复输血史和妊娠史的患者,再次输血时,有的会出现严重的发热性非溶血性输血反应(FNHTR)。各种血液成分中均含有的一定数量的白细胞(表9-5),因此去除全血或成分血制剂中的白细胞可减少发生输血不良反应的风险。一般认为去除后的白细胞低于每袋 $5 \times 10^8$,可避免因白细胞抗体所致的 FNHTR,白细胞降至每袋 $5 \times 10^6$ 可以预防 HLA 抗体所致的同种免疫和与白细胞携带病毒有关疾病的传播(表9-6)。

表9-5　血液制剂中的白细胞数量

| 血液及其成分种类 | 剂量(单位) | 白细胞含量 |
|---|---|---|
| 全血 | 1 | $10^9$ |
| 悬浮红细胞 | 1 | $10^8$ |
| 洗涤红细胞 | 1 | $10^7$ |
| 冰冻、融解、去甘油红细胞 | 1 | $10^6 \sim 10^7$ |
| 去白细胞红细胞 | 1 | $< 5 \times 10^6$ |
| 浓缩血小板 | 1 | $10^7$ |
| 单采血小板 | 1 | $10^6 \sim 10^8$ |
| 去白细胞单采血小板 | 1 | $< 5 \times 10^6$ |
| 新鲜冰冻血浆(融化后) | 1 | $0.6 \times 10^6 \sim 1.5 \times 10^7$ |

表9-6　血液制剂中白细胞数量与输血副作用的相关性

| 白细胞数量 | 作用细胞 | 副作用 |
|---|---|---|
| $\geq 10^9$ | 粒细胞、单核细胞 | FNHTR |
| $\geq 10^7$ | 单核细胞、B 淋巴细胞 | HLA 免疫反应 |
| $\geq 10^8$ | $CD4^+$ | HTLV-Ⅰ感染 |
| $\geq 10^7$ | 淋巴细胞、粒细胞、单核细胞 | CMV 感染 |
| $\geq 10^7$ | $CD4^+$,$CD8^+$ | TA-GVHD |

### (一)制备方法

去除白细胞的方法很多,其效果依据方法不同而异,过滤法因滤除效果好,简单易行,适宜规模化开展,在血液成分分离制备中得到广泛采用。

血液过滤器有近几十年的发展历史,经历了三代的发展。滤器按其使用分两种:一种可供血站使用;另一种供医院患者床边使用。前者为在线式白细胞过滤系统,在采集全血后即可对其过滤处理,减少了因保存过程中白细胞破坏以及炎症因子产生、释放所带来的输血不良反应发生的风险。后者因过滤时间的关系,其效果仍存在缺陷,一般不建议在医院进行操作。白细胞滤器的操作步骤按生产厂家的要求和使用说明进行,将全血或悬浮、浓缩红细胞经去白细胞滤器过滤即制成相应的去白细胞全血和去白细胞红细胞制剂。

现以血站型白细胞过滤器为例介绍过滤器的使用步骤(实际操作时应严格按照生产厂家的操作说明书进行,并注意使用时间和温度)。

1. 使用含白细胞滤器的采血多联袋采集全血。

2. 打开去白细胞滤器前血袋导管夹,悬挂全血袋,血液的在自身重力作用下,以(5 ~ 50)ml/min 流速自动流入白细胞过滤器下端血袋中。

3. 血液过滤完后,关上血袋夹。

4. 打开旁路夹和血袋夹,将下端血袋中的空气排出。

5. 用高频热合机在滤器下方热合血袋导管并离断。

### (二) 保存

目前采用过滤法的白细胞滤器多为第三代产品,减除白细胞可达99%,一般可使白细胞降低至每袋 $1.0 \times 10^6 \sim 1.0 \times 10^5$,红细胞回收率大于90%,血小板回收率大于85%。

悬浮去白细胞的红细胞制剂应保存在 2~6℃,含 CPDA-1、MAP、SAGM 保养液的红细胞保存期为 35 天;含 AS-1、AS-3、AS-5 保养液的红细胞为 42 天。

浓缩去白细胞红细胞制剂应保存在 2~6℃,含 ACD-B、CPD 保养液的红细胞保存期为 21 天,含 CPDA-1 保养液的红细胞保存期为 35 天。

## 四、洗涤红细胞

洗涤红细胞(washed red blood cells,WRBC)是在无菌条件下,将保存期内浓缩红细胞或悬浮红细胞等制剂用生理盐水洗涤,去除绝大部分非红细胞成分,并将红细胞悬浮在生理盐水中即为洗涤红细胞。一般用生理盐水反复洗涤,可以降低白细胞和血小板,去除血浆蛋白的良好方法。制备洗涤红细胞时的血浆清除率应≥98%,白细胞清除率应≥80%,红细胞回收率应≥70%。

### (一) 制备方法

**1. 封闭盐水联袋式洗涤法**(手工法) 用三联生理盐水袋或四联生理盐水袋洗涤红细胞时,使用无菌接口机连接红细胞袋和生理盐水袋。

四联袋洗涤红细胞:四联袋为 4 个容积为 300ml(或 350ml)的单袋,用塑料管道相连的密闭系统。每袋内装有 100~150ml 注射用生理盐水,各袋之间用导管夹夹住,彼此不相通。

(1)将连接管与红细胞袋相连,使首袋内的盐水缓慢流入红细胞袋内,边加盐水边混匀,后将中间塑料管用导管夹夹住。

(2)将 5 个袋子按要求放入离心机内离心。

(3)离心后将血袋轻轻取出,悬挂于支架上或放入分浆夹中,把上清液和白膜层分入转移袋中(废液袋),热合并切断相连接的导管,弃去废液袋。

(4)依次反复洗涤红细胞至少 3 次。

(5)最后一次挤出上清液及残余白膜后注入生理盐水制成洗涤红细胞。

**2. 机器洗涤法** 自动细胞洗涤机所采用全封闭系统,具有安全性好,洗涤时间短、洗涤质量高等优点。选择适用于血细胞洗涤设备所规定的储存期以内的红细胞制剂,按照细胞洗涤设备操作说明书进行洗涤制备。

### (二) 保存

手工洗涤红细胞可以除去红细胞制剂中 80%~90% 的白细胞和 99% 以上的血浆蛋白;使用机器洗涤后的红细胞制剂中,白细胞可减至 $5 \times 10^9$/L 以下,几乎不含有任何血浆蛋白。

由于洗涤方法和条件不同,对洗涤红细胞的保存也不相同。国内规定,洗涤红细胞制剂的保存温度为 4~6℃,自制备好后尽早输注,最好在 6 小时内输用,一般不超过 24 小时。

## 五、冰冻红细胞

冰冻红细胞(frozen red blood cells,FRBC)又称为冰冻解冻去甘油红细胞(frozen thawed deglycerolized red blood cells，FTDRBC），是采用甘油作为冰冻保护剂深低温保存，根据需要再进行解冻、洗涤去甘油处理的红细胞制剂。冰冻红细胞是长期保存红细胞的一种理想方法。

### （一）制备方法

目前常用的主要有两种方法：高浓度甘油慢冻法和低浓度甘油超速冷冻法。两种方法都是以浓缩红细胞为材料。

**1. 高浓度甘油慢冻法** 甘油的最终浓度 40%，红细胞冰冻及保存温度为 −70 ～ −86℃。因输注前洗脱甘油的方法不同，可分为盐水洗涤法和糖浆洗涤法。

（1）盐水洗涤法

1）甘油化：按全血采集方法采集全血 200ml，按浓缩红细胞的制备方法制备浓缩红细胞 100ml，并在无菌条件下，将其转移至专用的三联袋，先按 10ml/min 的速度加入复方甘油溶液 100ml，后再按 20ml/min 加入复方甘油溶液 60ml，整个过程中一定要加甘油充分振荡混匀，甘油加入好后在室温中静置平衡 30 分钟，后置于 −80℃深低温冰箱冻存。

2）解冻：冰冻红细胞解冻器具：40℃ 水浴箱、无菌空袋、9% NaCl 1 袋、706 代血浆 1 瓶、生理盐水 2 ～ 3 袋、分浆夹、不锈钢支架、挂钩、无菌接口机。

于输注前将贮存的冰冻红细胞从深低温冰箱取出，放入 37 ～ 40℃恒温水浴中缓慢摇动，融化到全部解冻。

3）按 $1740 \times g$，4℃ 离心已融解的冰冻红细胞 12 分钟，挤出上清液。

4）洗涤脱甘油：先加 9% NaCl 80ml，速度 10ml/min，同时振摇，加完后平衡 5 分钟，以同前速度再加 706 代血浆 100ml，4℃，$1740 \times g$ 离心 7 分钟，去上清液；加入 706 代血浆 100ml，再加 0.9% NaCl 150 ～ 200ml，$3400 \times g$ 离心 9 分钟，去上清液；加入 0.9% NaCl 150 ～ 200ml 混匀红细胞，$3400 \times g$ 离心 9 分钟去上清液；最后快速加入 0.9% NaCl 100ml 混匀制成红细胞悬液供临床输注。同时留供配血用的标本约 3ml。

（2）糖液洗涤法：又名团聚法，原理为存在于血浆中的 γ-球蛋白与红细胞膜上的脂蛋白在 pH 5.2 ～ 6.1 时量可逆性结合，当加入非电解质的蔗糖时，如果糖、葡萄糖、蔗糖等由于离子强度减小，离子间引力减小，与脂蛋白结合的球蛋白之间又可结合，使红细胞聚集成团块。当加入电解质如生理盐水等时，离子间引力增加，可使球蛋白之间的结合断开，或当升高 pH，也可使 γ-球蛋白与红细胞膜上的脂蛋白之间的结合断开，所以红细胞又呈悬浮状态。

1）甘油化：向 200ml 全血分离后余下的 100 ～ 120ml 红细胞中缓慢加入等容积的甘油化试剂，大约 10 分钟，并不断摇荡混匀，室温静置平衡 30 分钟后放入 −80℃低温冰箱保存。

2）解冻：同盐水洗涤法。

3）洗涤脱甘油：边搅拌边加入与甘油化红细胞等体积的 50% 的葡萄糖，再加入蔗糖溶液，等待红细胞聚集沉淀后去除上清液。再用 10% 蔗糖溶液 500ml 反复洗涤 2 次，除上清液。加入生理盐水混匀，离心去除上清液，再加入生理盐水 100ml 制成细胞悬液。

**2. 低浓度甘油超速冷冻法** 美国纽约血液中心 Rowe 首先建立。浓缩红细胞加入等体积 28% 甘油化溶液，快速 1.5 ～ 2.0 分钟冷冻并保存在 −196℃ 液氮中。输注前从液氮中取出，立即在 45℃ 水浴中振荡快速解冻，利用细胞分离机或标准离心机分次洗涤，加 16% 甘露醇生理盐水 300 ～ 350ml 离心去上清液，加 0.9% NaCl 或 0.2% 葡萄糖的生理盐水 1000 ～ 2000ml 离心去上清液。加等体积的 0.9% NaCl 或 0.2% 葡萄糖的生理盐水悬浮。

### （二）保存

冰冻红细胞最大优点是可以长期保存，高浓度甘油冷冻的红细胞可以保存 3 年；低浓度甘油超速冷冻的红细胞可以保存 10 年以上。高浓度甘油冷冻的红细胞在 −80℃保存，超低温冰箱即可保存,广为人们所接受。

一般冰冻红细胞洗涤后在 2~6℃保存,24 小时内输注。

# 六、年轻红细胞

年轻红细胞(young red blood cells,YRBC)是一种具有较多的网织红细胞、酶活性相对较高、平均细胞年龄较小的红细胞成分。年轻红细胞的存活期明显长于成熟红细胞,半存活期为 44.9 天,而成熟红细胞仅为 29 天。因年轻红细胞,输入患者体内可相对延长存活期,所以对长期依赖输血的贫血患者、重型珠蛋白生成障碍性贫血患者疗效较好。国外大多采用血液细胞分离机制备。

## (一)制备方法

**1. 离心、特制挤压板法** 采集全血 400ml 于三联袋主袋内,离心力可选择 1670×$g$、1960×$g$、2280×$g$ 分别离心 5 分钟。将离心后的主袋放入特制挤压板上,先分出上层血浆(含血小板、白细胞),再分离红细胞袋上层约 100g 的红细胞至收集袋,即可获得 2U 年轻红细胞。

**2. 离心分离钳法** 采集全血 400ml,4℃ 2900×$g$ 离心 10 分钟,去除上层 200ml 血浆,其余部分血浆与红细胞充分混匀,移入无菌空袋,置于离心桶内以 4℃ 3500×$g$ 离心 30 分钟。用分离钳将红细胞上层 45% 和底部 55% 分开,将上部的红细胞与白膜层和部分血浆混匀,移入另一无菌空袋即为 2U 年轻红细胞,余下为年老红细胞 1 单位;将 100ml 保存液分别移入年轻红细胞和年老红细胞各 50ml。

**3. 血细胞分离机法** 用 Aminco 和 IBM 2997 型连续流动血细胞分离机制备,把浓缩红细胞引入分离机的加工袋中,生理盐水洗涤 2 次,再收集最先流出的红细胞,收集量为原来的一半,即为年轻红细胞。

**4. 血细胞分离机采集法** 应用血液细胞分离机的年轻红细胞采集程序,对献血者进行年轻红细胞采集。

## (二)保存

年轻红细胞制剂的保存与全血相同,温度为 2~6℃。含 ACD-B、CPD 保养液的年轻红细胞保存期为 21 天,含 CPDA-1 保养液的年轻红细胞保存期为 35 天。

# 七、辐照红细胞

辐照红细胞(irradiated red blood cells,IRBC)是用射线照射灭活活性淋巴细胞的红细胞制剂,用来预防 TA-GVHD 的发生。

血液成分制剂中能引发输血相关性移植物抗宿主病(transfusion-associated graft versus host disease,TA-GVHD)的主要成分是白细胞群,特别是淋巴细胞群。绝大部分红细胞血液成分中都含有足够量的能使易感受血者发生 GVHD 的淋巴细胞。患者出现 GVHD 有 3 个先决条件:①受体与供体之间组织相容性不同;②移植物(所输注的血液成分)中存在免疫活性细胞;③宿主无法清除这些免疫活性细胞。

采用辐照血液的方法则可灭活血液制剂中的活性淋巴细胞,达到预防 TA-GVHD 的目的。常用 γ 射线辐照红细胞等血液成分。红细胞制剂经 γ 射线照射后,淋巴细胞则完全失去活性或死亡。辐照后的红细胞并没有放射活性,因此对受体无任何放射损伤作用。国外应用 γ 射线照射血液日益增多,有的国家应用率已高达 95%。

## (一)辐照红细胞的制备

血液制剂的辐照剂量是以其对被照射物质的吸收剂量来计算,吸收剂量取决于照射量。血液制剂的最佳辐照剂量是完全消除供血者淋巴细胞的有丝分裂能力而不破坏其他血液细胞功能。

1993 年,美国 FDA 把照射中心的靶剂量定为 25Gy,其他部位的剂量不得低于 15Gy。欧洲学术委员会制定的照射剂量范围是 25 ~ 40Gy,英国规定的剂量范围是 25 ~ 50Gy。我国要求的照射剂量为 25 ~ 35Gy。

实际操作时应按照不同厂家提供辐照仪说明书要求进行。每次进行血液辐照处理时,应放置辐照剂量测试条,以观察辐照剂量是否达标,如剂量不达标,成分应按未辐照成分供临床使用,但保存期同经辐照的成分。

### (二)保存

美国 FDA 规定红细胞辐照后保存不超过 28 天,最好尽快输注,输后体内恢复率应 >75%;红细胞制剂保存的总时间不能超过未辐照的红细胞制剂保存时间。欧洲会议则推荐红细胞的辐照应在采血后 14 天内进行,并且辐照后红细胞的保存时间应在辐照后 14 天内。我国还未修订血液制剂制备与保存标准,可参照国外标准执行。通常情况下,血液辐照后宜尽快使用,不宜长时间贮存。

红细胞悬液经辐照后,对红细胞的功能有一定影响,随时间延长,红细胞 2,3-DPG、ATP、pH 的变化不大,但 $K^+$ 含量在一周内迅速升高。

## 第三节　血小板的制备和保存

血小板是血液有形成分中相对密度最小的,密度约为 1.040,用离心法可以从全血中分离血小板。目前血小板制剂的制备方法有两种:一种是手工法,制备出的血小板为浓缩血小板制剂,并可进行多人份汇集保存和输注;另一种方法是用血细胞分离机从单一献血者体内进行直接采集,制备的血小板称为单采血小板,可从单一献血者采集 1 或 2 个成人治疗剂量的血小板。美国规定一个治疗剂量为 ≥3.0 × 10^{11}。我国规定一个治疗单位(剂量)为 ≥2.5 × 10^{11}。血小板均可进行进一步处理,以获得更为高质量和安全的血小板制剂,如去除白细胞、辐照等处理,可得到相应的血小板制剂。

### 一、浓缩血小板

浓缩血小板(platelet concentrates,PC)制剂是将室温保存的多联袋内的全血,于采血后在一定时间内(通常 6 小时内)在 20 ~ 24℃ 的全封闭条件下将血小板分离出来并悬浮在血浆内所制成的成分血,已有研究表明,全血采集后室温 20 ~ 24℃ 放置后再制备血小板,可得到更高产率。制备浓缩血小板有三种模式:一种为富血小板血浆法(platelet-rich plasma,PRP),新鲜采集的全血于 4 ~ 6 小时内分离 PRP,再进一步分离为 PC。另一种为白膜法,从白膜中经第二次离心后提取血小板。美国多采用 PRP 法,欧洲则多用白膜法。在我国则两种方法均有采用。第三种方法为机分法,采集全血后,用专业血细胞分离器分离浓缩血小板。

#### (一)浓缩血小板的制备

**1. 白膜法**

(1)全血采集于四联袋内。

(2)将 400ml 全血放入离心机内,20 ~ 24℃ 3100 × g 离心 10 分钟。

(3)血液离心后,分出上层血浆,留下约 20 ~ 30ml 血浆,然后将剩余血浆连同白膜层及白膜层下 1.5cm 的红细胞(约 60ml)挤入第 3 袋。

(4)热合封闭并切断连接主袋与第 2 袋之间的塑料管。

(5)将第 3、4 袋置 20 ~ 24℃ 280 × g 离心 6 分钟。

（6）第 3 袋上层悬液挤入第 4 袋即为血小板浓缩液。

**2. PRP 法**

（1）用三联袋或四联袋采集全血于主袋内。

（2）全血采集 4～6 小时内，20～24℃ 1100×g 离心 7 分钟或 700×g 离心 10 分钟，使红细胞、白细胞基本下沉，大部分血小板因比重较轻而保留于血浆中为 PRP 层，约可获得全血中 70% 以上的血小板。

（3）将上层 PRP 分入转移空袋内。

（4）热合机热合切断主袋与末袋之间的连接塑料管。

（5）把装有 PRP 的次空袋协同另一转移袋重度离心，20～24℃ 3400×g 离心 10 分钟。

（6）分离上层少血小板血浆进入转移袋内。留下 40～60ml 血浆即为制备的浓缩血小板，约可获得全血中 60% 以上的血小板。

（7）在 20～24℃ 静置 1～2 小时，使血小板自然解聚重新悬浮形成悬液，置 20～24℃ 血小板振荡器中保存。

**3. 机分法**

（1）将全血采集于四联袋主袋内。

（2）将 400ml 全血放入离心机后，20～24℃ 2100×g 离心 14 分钟。

（3）开启血细胞分离机的电脑，启动分离血小板的程序，按仪器操作说明进行。

（4）分离结束后，设备自动热合，同时取下富有血小板层挤入 2 号转移袋进行第二次离心，20～24℃ 280×g 离心 10 分钟。

（5）将第二次离心后的血袋置于悬挂架上，进行分离，取下分离好的血小板，热合称重，一般约 80～90ml。

**（二）浓缩血小板的保存**

PC 可在 20～24℃ 振荡条件下保存 1～5 天，保存天数依据所使用的血小板专用保存袋而定。

常采用多人份汇集浓缩血小板并进行白细胞过滤的方式，汇集后 PC 的保存期在美国规定为 4 小时，欧洲为 6 小时。我国虽未有明确规定，但汇集的多人份 PC 仍应尽早使用，保存不得超过 6 小时。

PC 的质量还与保存介质有一定关系，通常情况下，制备 PC 采用献血者本身血浆作为保存介质，国外开发出合成的无机盐溶液作为血小板添加液（platelet additive solutions，PASs），一方面可以替代 PC 中 2/3 的血浆，减少输注血浆蛋白所导致的输血不良反应，延长血小板的保存时间，另一方面可为病毒灭活技术提供更好的处理平台（几种常见的 PASs 配方见表 9-7）。PASs 于 1980 年首先开发出来，随后逐渐进行改进。使用 PASs 对血小板保存质量和患者输注均有益。PASs 配方使用名称各异，有人建议进行统一命名（PASs 分类及其组分见表 9-8）。绝大多数 PASs 使用醋酸作为血小板的营养剂，血小板在保存期间氧化代谢过程中会产生碳酸氢盐，因此，醋酸可起到缓冲作用。有些 PASs 使用葡萄糖，则可能由于代谢过程产生乳酸对保存浓缩血小板的 pH 维持起到不利影响。还有些配方加入其他缓冲物质，如磷酸盐，维持中性 pH 的作用。研究发现，镁和钾离子对血小板活化起抑制作用。相对于血浆介质，缺少镁和钾离子的 PASs 对 PC 的保存时间明显缩短，加入这两种离子后，浓缩血小板的保存时间与血浆介质相似或甚至更长。Thrombosol（TS）是一种抑制血小板活化的第二信使调节剂混合物，包含阿米洛利、硝普钠和腺苷，可以延长血小板保存期。目前，采用 PASs 可以替代 70% 的血浆，进一步的研究需寻找更好的配方、减少血浆比例，有利于病原体灭活，延长保存时间，同时还需进行大量的临床应用评估。国外已有商品化的手工血小板制备耗材（如美国 Pall 公司的 Acrodose™ Systems），包括进行白细胞去除和核黄素/光化学法病毒灭活处理,使临床血小板制剂的使用更为安全、有效。国内还未有成功上市的 PASs 及其病毒灭活处理系统。

表 9-7　几种常见的血小板添加液组成　　　　　　　　　　　　　　单位:mmol/L

| 组成成分 | PAS-2 | PAS-3 | Plasmalyte A |
|---|---|---|---|
| 氯化钠 | 115.5 | 77.0 | 99.0 |
| 氯化钾 | | | 5.0 |
| 氯化镁 | | | 3.0 |
| 柠檬酸钠 | 10.0 | 12.3 | |
| 磷酸钠 | | 28.0 | |
| 醋酸钠 | 30.0 | 42.0 | 27.0 |
| 葡萄糖酸钠 | | | 23.0 |

表 9-8　PASs 分类及其组分

| 分类 | 柠檬酸 | 磷酸 | 醋酸 | $Mg^{2+}$ | $K^+$ | 葡萄糖酸盐 | 葡萄糖 | 其他名称（商品或文献命名） |
|---|---|---|---|---|---|---|---|---|
| PAS | | | | | | | | |
| PAS-A | √ | √ | | | | √ | | PAS(1) |
| PAS-B | √ | | √ | | | | | PAS-Ⅱ,PAS-2,T-Sol,SSP |
| PAS-C | √ | √ | √ | | | | | PAS-Ⅲ,PAS-3,Intersol |
| PAS-D | √ | | √ | √ | √ | √ | | Composol PS |
| PAS-E | √ | √ | √ | √ | | | | PAS-ⅢM,SSP+ |
| PAS-G | √ | √ | √ | √ | | | √ | |

血小板的保存方式还有 4℃ 低温保存和冰冻保存等,但这些方式迄今还未正式得到我国卫生行政部门的批准,应用有限。

## 二、单采血小板

使用血细胞分离机采集献血者的血小板所制成的血小板制剂,称之为单采血小板制剂。由于单采血小板是从单一个体全自动血细胞分离机采集而来,通常又称为机采血小板。单采血小板制剂具有纯度高、质量好等优点,可以从单个献血者体内采集 1 个或 2 个成人治疗剂量的血小板($\geqslant 2.5 \times 10^{11}$血小板),且白细胞残留量低。

### (一)单采血小板对献血者的要求

献血者除符合捐献全血的健康要求外,还需符合以下要求:

1. 采前血小板计数在($150 \sim 450$)$\times 10^9$/L,血细胞比容 $>0.36$。血小板计数达到$\geqslant 250 \times 10^9$/L 时,体重 $>60$kg,可以进行采集 2 个血小板治疗剂量($\geqslant 5.0 \times 10^{11}$血小板)。单采血小板后,献血者的血小板仍应$\geqslant 100 \times 10^9$/L。

2. 单采血小板采集过程需要持续 $1 \sim 1.5$ 小时,要求献血者静脉必须充盈良好。

3. 献血前 1 天最好多饮水,当日必须吃早餐,宜清淡饮食,如稀饭、馒头。

4. 要求献血者在献血前 1 周不得服用阿司匹林、吲哚美辛(消炎痛)、保泰松、布洛芬、维生素 E、双嘧达莫(潘生丁)、氨茶碱、青霉素及抗过敏类药物。

5. 单采血小板献血间隔时间为不少于 2 周,一年不超过 24 次,因特殊配型需要,经医生批准,最短间隔时间不少于 1 周;单采血小板后与全血献血间隔时间不少于 4 周;全血献血后与单采血小板献血间隔不少于 3 个月。

### (二)采集血小板

血细胞分离机通常分为两类:连续性单采和非连续性单采。连续性血细胞分离机以美国汾沃(Fenwal)为代表的 CS3000Plus、Amicus、Cobe 公司的 Spectra、Trama 和费森尤斯的 Com. tec 等,用机器采集出献血者血液,通过离心分离出需要的成分,并将不需要的部分回输给献血者,整个过程连续不断进行,机器与献血者之间有两条管道相通,一根为采血管路,另一根为血液回输管路。非连续性血细胞分离机以美国血液技术公司(Haemonetics)的 MCS 和 PCS Plus 等为代表,用机器先采集出全血后,通过离心分离出需要的血液成分,再将不需要的成分回输给献血者。机器上只需要一根管道与献血者相连,既用于血液采集,又用于血液回输。不同型号的血细胞分离机,具有不同的操作程序,具体应根据仪器厂商的操作说明进行,严格执行各型血细胞分离机的使用规程,选择血小板采集程序并设定相应的参数。采集完成后,取出产品轻轻摇动 3~5 分钟,静置 1 小时使血小板解聚并混匀,贴好标签,放入血小板保存箱保存。美国规定 1 个治疗剂量的单采血小板计数应 $\geq 3.0 \times 10^{11}$。我国规定单采血小板计数应达到 $\geq 2.5 \times 10^{11}$/袋,白细胞混入量 $\leq 5.0 \times 10^8$/袋,红细胞混入量 $\leq 8.0 \times 10^9$/袋。

### (三)单采血小板的保存

保养液为 ACD-A 及经开放和(或)采用普通血袋的单采血小板(125~200ml)保存期为 24 小时;未经开放处理并采用血小板专用保存袋的单采血小板(250~500ml)保存期可达 5~7 天。

血小板的保存方式还有 4℃ 低温保存、血小板添加剂和冰冻保存等,但这些方式国内还未得到许可应用,国外有许可应用的。

## 三、辐照血小板

辐照对血液成分有一定影响。血小板辐照处理采用的辐照剂量与辐照红细胞一致。无论是手工分离制备的浓缩血小板制剂,还是单采血小板制剂,经辐照后,血小板计数、pH、聚集功能、ATP 释放功能、低渗休克反应等指标均无显著差异,IL-1β、IL-6、IL-8 和 TNF-α 等细胞因子水平会降低。辐照对血小板功能的影响很小,允许血小板可在有效保存期内任何时间以 25~35Gy 以下剂量辐照。血小板辐照后宜尽快使用。

## 第四节 血浆的制备和保存

血浆是指抗凝全血经离心去除细胞有形成分后的淡黄色液体,含有水、电解质、激素、蛋白质、凝血因子等(表9-9)。临床所用的血浆可由单采或经全血制备其他成分如 RBC 和 PC 时分离出来。目前国内常用的血浆制剂,根据制备方法、来源、凝血因子含量等的不同分为两类:新鲜冰冻血浆和普通冰冻血浆,进一步处理加工后,可制备成病毒灭活血浆、去冷沉淀凝血因子血浆等。

表 9-9 人体血浆中的蛋白组分

| 主要蛋白 | 分子量（Da） | 含量（mg/L） |
|---|---|---|
| 白蛋白 | 68 000 | 40 000 |
| 免疫球蛋白 G | 150 000 | 12 500 |
| 蛋白酶抑制剂 | | |
| α₂-巨球蛋白 | 815 000 | 2600 |
| α₁-抗胰蛋白酶 | 52 000 | 1500 |
| C1 酯酶抑制物 | 104 000 | 170 |
| 抗凝血酶 | 58 000 | 100 |
| 肝素辅因子 II | 65 000 | 100 |
| α₂-抗纤维蛋白溶酶 | 69 000 | 70 |
| 蛋白酶 | | |
| 血管性血友病因子裂解蛋白酶 ADAMTS13 | 190 | 1 |
| 纤维活性相关蛋白 | | |
| 血纤维蛋白溶酶原 | 92 000 | 200 |
| 富含组氨酸糖蛋白 | 75 000 | 100 |
| 凝血因子与抗凝蛋白 | | |
| 纤维蛋白原 | 340 000 | 3000 |
| 纤连蛋白 | 250 000 | 300 |
| 凝血酶原 | 72 000 | 150 |
| F XIII | 320 000 | 30 |
| 蛋白 S | 69 000 | 29 |
| von Willebrand 因子（单体） | 220 000 | 10 |
| F II a | 72 000 | 150 |
| F X | 59 000 | 10 |
| F V | 286 000 | 7 |
| F XI | 80 000 | 5 |
| F IX | 57 000 | 5 |
| P XII | 76 000 | 40 |
| 蛋白 C | 57 000 | 4 |
| F VII | 50 000 | 0.5 |
| F VIII | 330 000 | 0.3 |
| 细胞因子 | | |
| IL-2 | 15 000 | 痕量 |
| G-CSF | 20 000 | <30pg/ml |
| EPO | 34 000 | 0.3μg/L |

## 一、血浆制剂的制备

### （一）新鲜冰冻血浆制备

在全血采集后 6 小时内，在全封闭的条件下，将分离出的新鲜液体血浆经速冻后并保存于 −20℃ 以下冰箱即为新鲜冰冻血浆，有效期为 1 年。可用二联袋、三联袋和四联袋来制备。

**1. 二联袋制备浓缩红细胞时**　将全血在 2~6℃ 经第 1 次以 5000×g、强离心 7 分钟，用分浆夹或全自动血液成分分离器将血浆分入空的转移袋，热合连接管，将血浆立即放入 −50℃ 速冷箱或血浆快速冷冻机内快速冷冻血浆，再把血浆放入 −20℃ 冰箱冷贮。

**2. 三联袋制备悬浮红细胞时**　将全血在 2~6℃ 经第 1 次强离心将血浆分入第 2 袋；将第 3 袋红细胞保养液加入第 1 袋；血浆再经第 2 次强离心，上清血浆分入第 3 袋中，立即速冻并冷贮存。

**3. 三联袋制备红细胞、浓缩血小板时**　将全血经第 1 次以 1220×g、轻离心 5 分钟，制备富含血小板血浆（PRP）和浓缩红细胞；热合连接管分开红细胞袋后，再次将 PRP 袋经强离心，制备血小板浓缩液和乏血小板血浆（platelet-poor plasma，PPP）；血浆立即速冻并冷贮存。

**4. 四联袋制备红细胞、浓缩血小板和白细胞时**　将全血经第 1 次强离心将血浆分入第 2 袋；将含有一定量血浆及白膜层分入第 3 袋；将第 4 袋红细胞保养液加入第 1 袋；第 3 袋及另一空袋再次轻离心，制成浓缩血小板；血浆立即速冻并冷贮存。

### （二）普通冰冻血浆制备

1. 新鲜冷冻血浆保存 1 年以后，由于凝血因子活性的降低，可改为普通冰冻血浆。

2. 制备冷沉淀后所得的血浆在 −20℃ 以下冰箱冰冻并保存，在我国也称为普通冰冻血浆，但实际上这种类型的血浆所含凝血因子很少，使用时应注意相对应的临床适应证。

3. 全血采集后无法在 6 小时内进行新鲜冰冻血浆制备时，按照新鲜冰冻血浆的制备方法进行血浆制备，此血浆在 −20℃ 以下冰箱冰冻并保存，本法所制备的血浆称为普通冰冻血浆。

### （三）单采血浆制备

利用血细胞分离机采集血浆，已成为血浆来源的一条重要途径。采集原理和方法与单采血小板相类似。单采血浆在 6 小时内速冻并冷贮存，制成新鲜冰冻血浆。采集方法按血细胞分离机的操作手册进行。

### （四）病毒灭活血浆制备

对血浆采用病毒灭活处理的目的是为了杀灭血浆中可能含有的病毒，提高血浆输注的安全性。目前，血液病原体灭活是输血领域的研究热点，但国内得到批准使用的血浆病毒灭活方法和材料批准并不多，国内广泛使用的仅有亚甲蓝光化学法血浆病毒灭活技术。国内外血浆病毒灭活的方法是成熟的，但其他血液成分（主要是血液细胞成分）病毒灭活的方法仍处在研发阶段。

亚甲蓝（methylene blue，MB）是一种光敏剂，可以与病毒的核酸以及病毒的脂质包膜相结合，在高强度可见光的作用下发生光化学反应，使病毒核酸（DNA 或 RNA）断裂、包膜破损，从而达到病毒灭活效果。MB 法存在不足，只能灭活包膜病毒，如 HBV、HCV、HIV 等，而对非包膜病毒如 HAV、B19 病毒等无效；且目前仅采用单一血袋进行处理，程序较繁冗。光照处理后的血浆经病毒灭活装置配套用输血过滤器过滤可除去残留的亚甲蓝，且可以同时去除血浆中残留的白细胞，因此，病毒灭活血浆在进行病毒灭活的同时，还滤除了白细胞。

普通冰冻血浆、新鲜冰冻血浆在低于 37℃ 进行融化成液体血浆，液体血浆可以直接使用，按无菌要求将病毒灭活器与血浆袋连接，倒置悬挂血浆袋，打开管路夹，使血浆流过亚甲蓝片(亚甲蓝添加元件),夹住下端管路夹,作用 5 分钟,打开下端管路夹,使血浆全部流入处理袋,热合并去除原血浆袋,将含有亚甲蓝的血浆袋置于病毒灭活处理仪中,按病毒灭活处理仪的操作手册启动光源,进行光照处理,达到处理时间后,关闭光源,取出血浆袋并倒置悬挂,打开过滤器的管路夹,去除光照后的亚甲蓝,血浆全部过滤后,关闭管路夹,在离血浆袋 10cm 处热合管路并离断,将经病毒灭活处理的血浆快速冷冻,在 -20℃ 以下冰箱冰冻并保存,保存期 1 年。

## 二、血浆制剂的保存

新鲜液体血浆和新鲜冷冻血浆含有全部凝血因子,包括不稳定的 V 因子和Ⅷ因子。国内一般不将新鲜液体血浆直接提供临床使用,而是将新鲜液体血浆速冻保存作为新鲜冰冻血浆。新鲜冰冻血浆于 -20℃ 以下冰箱保存可达 1 年,其后可转为普通冰冻血浆,可再保存 3 年(自采血时起共 4 年保存期)。病毒灭活血浆的保存期与普通冰冻血浆相同。冰冻血浆应轻拿轻放,可放入塑料袋并用纸盒包装后保存。

各类冰冻血浆使用前于 37℃ 水浴(湿式法或干式法)中迅速融化,防止纤维蛋白析出。融化后的血浆应立即经输血滤网过滤输注。融化后的血浆不应再冰冻保存。普通液体血浆因制备处于非封闭状态,在 2 ~ 6℃ 冷藏箱内可暂存,24 小时内必须输用。

# 第五节　冷沉淀的制备和保存

冷沉淀凝血因子(cryoprecipitated antihemophilic factor)以往简称冷沉淀,是新鲜血浆快速冰冻并置 -80℃ 冻存 2 周后在 1 ~ 5℃ 条件下不溶解的白色沉淀物,其被加热至 37℃ 时呈溶解的液态。它是由美国女科学家 Pool 博士在 1964—1965 年期间发现的,主要含有Ⅷ因子、纤维蛋白原、von Willebrand 因子(von Willebrand factor, vWF)以及纤连蛋白(FN)等组分。

## 一、冷沉淀的制备方法

### (一) Pool 方法

将新鲜液体血浆快速冰冻后置 -80℃ 冻存,冰冻保存 2 周后,取出,置于 4℃ 冰箱或恒温冷室过夜,血浆融化后,经离心血浆袋底部不融化白色胶状物,即为冷沉淀。

### (二) 水溶融化法

1. 将新鲜液体血浆快速冰冻后置 -80℃ 冻存,冰冻保存 2 周后,取出,置室温 5 分钟,待双联袋间连接的塑料管变软后,用金属棒把原料浆袋上端小孔串联在一起,10 袋(或 20 袋)为一组,悬吊在水浴槽的摇摆架上(空袋用金属钩,悬挂在水浴槽的上方)。向水浴槽加入自来水和相应量的温水或冰块调至 16℃。当加入血浆袋后,启动摇摆装置,使血浆袋在水浴中摇摆 30 分钟后温度调至 4℃。若发现温度降至 3℃ 以下,加适量温水,使其维持在 4℃。当血浆袋内血浆全部融化时(约 60 ~ 90min/200ml),加足够量的冰块,使水浴温度降至 0 ~ 2℃。

2. 融化后的血浆袋于 2℃, 2500 × g 离心 15 分钟,使冷沉淀下沉于塑料袋底部。

3. 离心后立即将上层血浆(去冷沉淀凝血因子血浆)分入空袋内,留下约 30ml 血浆与冷沉淀于袋内即为冷沉淀制剂。

4. 将制备好的冷沉淀凝血因子应尽快(1 小时内)置于速冻冰箱进行速冻,后再转移至 -20℃ 以下冰箱贮存,保存期 1 年。

### （三）虹吸法

将新鲜液体血浆快速冰冻后置 −80℃ 冻存，冰冻保存 2 周后，取出，置室温 5 分钟，待双联袋间连接的塑料管变软后进行制备。将新鲜冰冻血浆置于 2～6℃ 恒温水浴槽，浸没于水中。另一空袋悬于水浴槽外，且位置低于冰冻血浆袋，两袋之间形成一定的高度落差。冰冻血浆融化时，上清血浆随时被虹吸入空袋中，冷沉淀留在冰冻血浆中。待融化后仅有 30ml 冷沉淀和血浆时，将冷沉淀和冷上清袋之间的导管热合分离并离断。

## 二、冷沉淀的保存

将制备好的冷沉淀凝血因子尽快（1 小时内）置于速冻冰箱快速速冻，后再转移至 −20℃ 以下冰箱贮存。保存期为自采集日起 12 个月。冷沉淀融化后应尽早输注，医院临用前于 37℃ 水浴中融化，融化后尽快使用或室温保存 6 小时内输注，不得再次冰冻或冷藏。冷沉淀发出和运输时应注意保温使其保存冰冻状态。

（钱宝华）

> **本章小结**
>
> 本章介绍了临床常用的全血采集和各种血液成分的制备。血液成分是指从全血中分离制备的高浓度、高纯度的血液组分。血液成分制备主要分为两大类，一类是从采集的全血进行离心制备，另一类是应用血液细胞分离机（或血液成分采集机）直接从单个献血者采集所获得。全血与血液成分的质量与采集（制备）方法、抗凝剂（保养液）选用、献血者个体、保存方法、保存时间等因素相关。讲解了全血保存、临床输注的优缺点。介绍了常见的各种红细胞制剂、血小板制剂、血浆制剂、冷沉淀凝血因子等多种血液成分的制备，包括手工从全血中进行分离、制备，以及采用全自动细胞成分分离机进行采集，介绍了不同血液成分的保存要求、制剂特性和剂量等。

# 第十章

## 临床输血

通过本章学习,你将能够回答下列问题:

1. 全血中的主要有效成分有哪些? 为什么说全血并不全?
2. 目前临床上常用的红细胞制剂有哪些? 各自的适应证有哪些?
3. 血小板输注的适应证有哪些?
4. 新鲜冰冻血浆输注的适应证有哪些?
5. 冷沉淀中主要含有哪些成分? 其输注的适应证有哪些?
6. 何为大量输血? 如何进行大量输血?
7. 肝移植中如何合理进行成分输血?
8. 对于弥散性血管内凝血患者如何进行输血治疗?

## 第一节 概　　述

成分输血(blood component therapy)是把血液中各种细胞成分、血浆和血浆蛋白成分用物理或化学的方法加以分离、提纯,分别制成高浓度、高纯度、低容量的制剂,临床根据病情需要,按照缺什么补什么的原则输用,来达到治疗患者的目的。

成分输血的原则是只给患者输注其需要的血液成分,从而避免或减少输注患者不需要的血液成分,降低输血不良反应与输血传播病毒的风险。因为病毒在各种血液成分中并不是均匀分布,因而各种成分传播病毒的危险性也不一样:白细胞传播病毒的危险性最大,血浆次之,红细胞和血小板相对较安全。临床医生应根据患者的具体情况制订输血治疗方案:补充红细胞,提高携氧能力;补充血小板和凝血因子,纠正出血。

当前在我国临床输血领域还存在着一些陈旧错误的输血观念,应予以更新,树立科学合理用血的新观念:

**1. 全血不全**　血液保存液主要是针对红细胞的特点而设计的,在(4±2)℃下只对红细胞有保存作用,而对白细胞、血小板以及不稳定的凝血因子毫无保存作用。血小板需在(22±2)℃振荡条件下保存,4℃静置保存有害;白细胞中对临床有治疗价值的主要是中性粒细胞,在4℃保存最长不超过8小时;FⅤ、FⅧ不稳定,需在 –20℃以下保存其活性。全血中除红细胞外,其他成分不足一个治疗量,因而疗效差。

**2. 输注全血不良反应多**　全血中的血浆可扩充血容量,故血容量正常的贫血患者输血量过大或输血速度过快可发生输血相关性循环超负荷(transfusion- associated circulatory overload,TACO)。全血中的红细胞、白细胞、血小板和血浆蛋白等含有多种复杂的血型抗原,这些抗原进入体内可刺激机体产生相应抗体,以后再次输全血时,易发生输血不良反应。

全血中细胞碎片多,保存损害产物多;输注越多,患者代谢负担越重;全血与红细胞相比更容易产生同种免疫(alloimmunization),不良反应多;保存期太长的全血中微聚物多,输血量大可导致肺微血管栓塞。

**3. 通常输注保存血比新鲜血更安全** 梅毒螺旋体在(4±2)℃保存的血液中3~6天失去活力,疟原虫保存2周可部分灭活。另外,输血目的不同,新鲜全血的含义不一样:ACD保存3天内以及CPD或CPDA保存7天内的全血视为新鲜血;补充凝血因子,至少当天的全血视为新鲜血;补充血小板,12小时内的全血视为新鲜血;补充粒细胞,8小时内的全血视为新鲜血。

**4. 尽量减少白细胞输入** 是当代输血的新观点。白细胞是血源性病毒传播的主要媒介物,一些与输血相关的病毒可以通过白细胞输入而传染,如巨细胞病毒(cytomegalovirus,CMV)、人类免疫缺陷病毒(human immunodeficiency virus,HIV)、人类T淋巴细胞病毒(human T-lymphotropic virus,HTLV)等。各种血液成分中所含的白细胞数量见表10-1。保存全血中的白细胞尽管已经部分死亡,但残余的细胞膜仍有免疫原性,可致敏受血者。临床上输注含白细胞的全血或血液成分,常可引起多种输血不良反应,包括发热性非溶血性输血反应(FNHTR)、血小板输注无效(PTR)和输血相关性移植物抗宿主病(transfusion-associated graft versus host disease,TA-GVHD)等。临床研究表明非溶血性输血反应发生率的高低直接与输入白细胞含量多少有关。目前普遍认为,白细胞含量小于每袋$5×10^6$时,即能有效防止非溶血性输血反应的发生。

表10-1 每单位血液成分中的大约白细胞数量

| 血液成分 | 白细胞数量 |
| --- | --- |
| 全血 | $10^9$ |
| 悬浮红细胞 | $10^8$ |
| 洗涤红细胞 | $10^7$ |
| 冰冻红细胞 | $10^6 \sim 10^7$ |
| 过滤产生的少白细胞红细胞 | $<5×10^6$ |
| 单采血小板 | $10^6 \sim 10^8$ |
| 浓缩血小板 | $10^7$ |
| 过滤产生的少白细胞单采血小板 | $<5×10^6$ |
| 融化的新鲜冰冻血浆 | $0.6×10^6 \sim 1.5×10^7$ |

**5. 输血有风险** 尽管血液经过严格程序的筛查、检测等处理,但依然存在发生输血传播疾病及其他输血不良反应的可能。可经输血传播的病原体包括病毒、梅毒、疟疾、细菌和朊病毒(prion)等;血液病毒标志物检测存在窗口期(window period),它是指病毒感染后直到可以检测出相应的病毒标志物(病毒抗原、抗体或核酸)前的时期;处于窗口期的感染者已存在病毒血症,病毒标志物检测虽为阴性,但是其血液输入受血者将会导致感染。由于人类的血型系统复杂,目前红细胞上共发现33个血型系统,ABO和Rh同型输血实际上输的还是异型血,其他血型系统不相同,可能作为免疫原输入而在受血者体内产生相应不规则抗体,导致输血不良反应的发生。

**6. 严格掌握输血指征,实施限制性输血策略** 决定是否输血应同时结合患者的临床症状和血红蛋白浓度。美国血库协会(AABB)的建议:①对于病情稳定的住院患者可以实施限制性输血策略:对于成人和儿童ICU患者,Hb≤70g/L时考虑输血;对于外科手术患者,当Hb≤80g/L或有临床症状时考虑输血。②对于已有心血管疾病的血流动力学稳定住院患者也可以实施限制性输血策略,当有临床症状或者 Hb≤80g/L 时考虑输血。③对于血流动力学稳定的急性冠脉综合征的住院患者,AABB 无法给出建议以及开放性输血策略或限制性输血策略的阈值。

总之,在临床输血前一定要明确输血适应证,可输可不输的,坚决不输;开展成分输血,做到缺什么补什么;尽量输少白细胞的成分血,最好采用第三代白细胞滤器,滤除其中的白细胞;应用细胞因子促红细胞生成素(erythropoietin,EPO)、G-CSF、GM-CSF 等以减少输血;提倡自体输血,加强患者血液管理;有条件者输注辐照的红细胞或血小板等,减少输血传播病毒的危险,提高临床输血安全性。

## 第二节 全血输注

全血(whole blood,WB)是指将人体一定量的血液采集入含有抗凝保存液的血袋中,不作任何加工的一种血液制剂。我国规定 200ml 全血为 1 个单位。全血的有效成分主要是红细胞、血浆蛋白和部分稳定的凝血因子,其主要功能为载氧和维持渗透压。目前全血主要用于分离血液成分的原料,各种纯度高、疗效好的血液成分制剂已基本上取代全血的临床应用。

### 一、适应证和禁忌证

临床需用全血应严格掌握适应证,主要是同时需要补充红细胞和血容量的患者,各种原因如产后大出血、大手术或严重创伤等引起的急性失血量超过自体血容量的 30% 并伴有明显休克症状时,在补充晶体液和胶体液的基础上,可输注全血。

适用于各种成分输血的情况均应视为全血输注的相对禁忌证。

### 二、剂量及用法

#### (一)剂量

剂量视病情而定,需根据输血适应证、年龄、患者一般状况以及心肺功能等决定。60kg 体重的成人每输入 1 单位全血约可提高血红蛋白 5g/L;儿童按 6ml/kg 体重输入,大约可提高血红蛋白 10g/L。新生儿溶血病需要换血时,应根据病情选择合适的血液成分制剂,若应用全血进行换血治疗时应注意掌握出入量平衡。

#### (二)用法

全血输注时应用标准输血器,最好使用白细胞过滤器,特殊患者还应进行血液辐照处理,以减少输血不良反应。输全血的速度应根据患者具体情况进行调整。通常,开始时输血速度应较慢,一般为 5ml/min,数分钟后可适当调快,1 单位全血多控制在 30 ~ 40 分钟输完较适宜。严重急性失血患者输血速度可加快,婴幼儿、心功能不全以及老年患者输血速度应减慢。

## 第三节 红细胞输注

红细胞输注(red blood cell transfusion)是根据患者具体病情,选择不同类型红细胞制剂进行输血治疗,其主要目的是补充红细胞,纠正贫血,改善组织氧供。红细胞输注适用于循环红细胞总量减少致运氧能力不足或组织缺氧而有临床症状的患者,也可用于输注晶体液/胶体液无效的急性失血患者,不应用于扩充血容量、提升胶体渗透压、促进伤口愈合或改善患者的自我感觉等。红细胞输注是现代成分输血水平的最主要标志之一。在输血技术水平较高的国家和地区,红细胞输注率在95%以上。

临床上输注红细胞应根据患者具体情况具体分析,不同患者对氧的需求存在显著的个体差异,其输注决定应结合临床评估而不仅根据实验室数据。血红蛋白浓度在决定是否需要输注红细胞中有重要的参考价值,但不是决定性指标,不能仅凭实验室检查如血细胞比容、血红蛋白浓度等来指导红细胞输注,应综合考虑患者一般情况和创伤程度、手术、预计失血量及速度、贫血原因及其严重程度、代偿能力等因素,充分权衡输血利弊,决定是否输注红细胞并选择合适类型的红细胞制剂等。

## 一、悬浮红细胞输注

悬浮红细胞(suspended red blood cells,SRBC)又名添加剂红细胞,是目前国内应用最广泛的红细胞制剂。它是从全血中尽量移除血浆后制成的高浓缩红细胞,并加入专门针对红细胞设计的添加剂,使红细胞在体外保存效果更好,静脉输注流畅,一般不需要在输注前另外加入生理盐水稀释。其保存期随添加剂配方不同而异,一般可保存21~42天。

悬浮红细胞的适应证广,适用于临床大多数贫血需要补充红细胞、提高携氧能力的患者:①外伤或手术引起的急性失血需要输血者;②心、肾、肝功能不全需要输血者;③血容量正常的慢性贫血需要输血者;④儿童的慢性贫血等。

## 二、浓缩红细胞输注

浓缩红细胞(concentrated red blood cells,CRBC)也称为压积红细胞,与全血相比,主要是去除了其中的大部分血浆,但具有与全血相同的携氧能力,而容量只有全血的一半,其中的抗凝剂、乳酸、钾、氨亦比全血少。浓缩红细胞应用于心、肝、肾功能不全的患者较全血安全,可减轻患者的代谢负担。由于浓缩红细胞过于黏稠、临床输注困难、无红细胞保存液,现在采供血机构已较少提供。

## 三、少白细胞红细胞输注

少白细胞红细胞(leukocyte-reduced red blood cells)是在血液采集后应用白细胞过滤器滤除白细胞后制备的红细胞制剂,白细胞清除率和红细胞回收率都很高,输血不良反应少,在发达国家已逐渐替代悬浮红细胞。

少白细胞红细胞主要用于:①需要反复输血的如再生障碍性贫血、珠蛋白生成障碍性贫血、白血病等患者;②准备做器官移植的患者;③由于反复输血已产生白细胞或血小板抗体引起非溶血性发热反应的患者。

## 四、洗涤红细胞输注

洗涤红细胞(washed red blood cells)已去除80%以上白细胞和99%血浆,保留了至少70%红细胞。输注该制品可显著降低输血不良反应的发生率。洗涤红细胞主要用于:①输入全血或血浆后发生过敏反应的患者;②自身免疫性溶血性贫血患者;③高钾血症及肝、肾功能障碍需要输血的患者等。

## 五、冰冻红细胞输注

冰冻红细胞(frozen red blood cells)又称冰冻解冻去甘油红细胞(frozen thawed deglycerolized red blood cells),是利用高浓度甘油作为红细胞冷冻保护剂,在-80℃下保存,需要使用时再进行解冻、洗涤去甘油处理后的特殊红细胞制剂,目前主要用于稀有血型患者输血。该制品解冻后应尽快输注。

## 六、辐照红细胞输注

辐照红细胞(irradiated red blood cells)不是单独的红细胞制剂,而是对各种红细胞制剂进行辐照处理,杀灭其中有免疫活性的淋巴细胞,达到预防输血相关性移植物抗宿主病(transfusion-associated graft versus host disease,TA-GVHD)的目的。辐照红细胞主要适用于有免疫缺陷或免疫抑制的患者输血、新生儿换血、宫内输血、选择近亲供者血液输血等。

## 七、年轻红细胞输注

年轻红细胞(young red blood cells)大多为网织红细胞,其体积较大而比重较低,故可用血细胞分离机加以分离收集。它主要用于需要长期反复输血的患者,使输血间隔延长,减少输血次数,从而减少或延缓因输血过多所致继发性血色病的发生。

## 八、剂量及用法

### (一)剂量

根据病情而定,成年患者如无出血或溶血,1 单位红细胞制剂可提高血红蛋白 5g/L。原则上无需提高血红蛋白浓度至正常水平,以能改善和满足组织器官供氧即可,通常提高血红蛋白浓度到 80 ~ 100g/L。洗涤红细胞在洗涤过程中损失部分红细胞,输注剂量应比其他类型红细胞制剂大一些。有人推荐儿童剂量为增加血红蛋白( xg/L )所需要的血量(ml) = $0.6x \times$ 体重(kg);另有人认为,婴儿按 10ml/kg 输注红细胞可使血红蛋白浓度提高约 30g/L。

### (二)用法

根据病情决定输注速度,通常红细胞输注速度宜慢,不宜太快。成年人输注 1 单位红细胞制剂不应超过 4 小时,或按 1 ~ 3ml/(kg·h)速度输注。心、肝、肾功能不全,以及年老体弱、新生儿及儿童患者,输注速度宜更慢,或按不超过 1ml/(kg·h)速度输注,以免发生输血相关性循环超负荷(transfusion-associated circulatory overload,TACO),而急性大量失血患者应加快输血速度。输注红细胞制剂时,除必要时可以加入生理盐水外,不允许加入任何药物。

# 第四节　血小板输注

血小板输注(platelet transfusion)主要用于预防和治疗血小板数量或功能异常所致出血,以恢复和维持机体正常止血和凝血功能。目前我国规定手工法由 200ml 全血制备的浓缩血小板(platelet concentrates,PC)为 1 个单位,所含血小板数量应 $\geq 2.0 \times 10^{10}$;血细胞分离机采集的单个供者浓缩血小板(single-donor platelet concentrates,SDPC)规定为单采血小板(apheresis platelets)1 个单位(袋),即为 1 个治疗量,所含血小板数量应 $\geq 2.5 \times 10^{11}$。单采血小板于 $(22 \pm 2)$℃ 振荡条件下可保存 5 天。手工制备的血小板混入的白细胞和红细胞则较多;而单采血小板浓度高、纯度高、白细胞和红细胞含量少,输注后可快速提高血小板计数,显著降低血小板输注无效发生概率。

## 一、适　应　证

临床医师应根据患者的病情、血小板的数量和功能以及引起血小板减少的原因等因素综合考虑是否输注血小板。据美国血库协会(AABB)调查发现:超过 70% 的血小板输注是预防性的;只有不足 30% 为治疗性输注,用于止血目的。

**1. 预防性血小板输注**　预防性血小板输注(prophylactic platelet transfusion)可显著降低血小板计数低下患者出血的概率和程度,特别是减少颅内出血和内脏大出血的危险性,降低死亡率,具有显著的临床疗效。若血小板计数低下并伴有血小板破坏或消耗增加的因素如感染、发热、败血症、抗凝剂治疗、凝血功能紊乱(如 DIC)、肝衰竭等,发生出血的危险性则更大。因此,预防性血小板输注在血小板输注中占主导地位,但仅限于出血危险性大的患者,不可滥用。

各种慢性血小板生成不良性疾病如再生障碍性贫血、恶性血液病、大剂量放化疗后、造血干细胞移植后等引起的血小板减少,输注血小板使之提高到某一水平,防止出血。当血小板计数低于 $5 \times 10^9/L$ 时,无论有无明显出血都应及时输注血小板,预防发生颅内出血。若血小板计数低下患者须手术或侵入性检查,血小板计数 $\leq 50 \times 10^9/L$ 者须预防性输注血小板,同时应考虑手术部位(是否利于压迫止血)和手术大小,脑部或眼部手术须提高患者血小板计数 $> 100 \times 10^9/L$。

**2. 治疗性血小板输注** 治疗性血小板输注(therapeutic platelet transfusion)用于治疗存在活动性出血的血小板减少患者:

(1)血小板生成减少引起的出血。

(2)大量输血(massive transfusion)所致的血小板稀释性减少,血小板计数低于 $50 \times 10^9/L$ 伴有严重出血者。

(3)感染和弥散性血管内凝血(disseminated intravascular coagulation,DIC):严重感染特别是革兰阴性细菌感染者,血小板计数低下是常见并发症,可能由于血小板寿命缩短,或骨髓造血受抑,或两者兼而有之。若血小板计数降至极低水平并引起出血,则需输注血小板且起始剂量应加大。对于 DIC 首先应针对病因治疗,若是血小板计数降低引起的出血,应输注血小板。

(4)特发性血小板减少性紫癜(idiopathic thrombocytopenic purpura,ITP):ITP 患者体内存在针对血小板的自身抗体,在体外可与多数人血小板起反应。ITP 患者输注血小板后血小板寿命显著降低,甚至使低下的血小板计数降至更低,因此 ITP 患者输注血小板应严格掌握指征:①脾切除等手术的术前或术中有严重出血者;②血小板计数低于 $20 \times 10^9/L$ 并伴有出血可能危及生命者。若输注前应用静脉注射免疫球蛋白可延长输入血小板的寿命。

(5)血小板功能异常所致严重出血:有的患者,如巨大血小板综合征、血小板病等,虽然血小板计数正常,但功能异常。当这些患者出现威胁生命的严重出血时,需要及时输注血小板以控制出血。

## 二、禁 忌 证

肝素诱导性血小板减少症(heparin-induced thrombocytopenia,HIT)和血栓性血小板减少性紫癜(thrombotic thrombocytopenic purpura,TTP)均为血小板输注的禁忌证。HIT 是药物诱导的免疫性血小板减少症,常引起严重血栓,故不应输注血小板。TTP 患者血小板计数极低,可能是由于血栓形成消耗造成大量血小板所致,输注血小板可能加重 TTP,除非有威胁生命的出血,否则是禁忌使用的,因为血小板输注后可促进血栓形成而使病情加重,因此可通过血浆输注、血浆置换和药物等治疗 TTP。

## 三、剂量及用法

### (一)剂量

血小板输注的剂量和频率取决于个体情况,视病情而定。成人预防性输注血小板时,推荐使用一个治疗量,若不出现血小板输注无效,这将使体内血小板计数增加 $20 \times 10^9/L$。当血小板用于治疗活动性出血,可能需要更大剂量;年龄较小的儿童( $<20kg$ ),输注 $10 \sim 15ml/kg$ 直至一个治疗量的血小板;年龄较大的儿童,输注一个治疗量的血小板。若患者存在脾大、

感染、DIC 等导致血小板减少的非免疫因素,输注剂量要适当加大。

### (二)用法

血小板输注要求:①ABO 血型相合;②Rh 阴性患者需要输注 Rh 阴性血小板;③血小板输注应用过滤器(滤网直径 170μm);④严禁向血小板中添加任何溶液和药物;⑤输注前要轻摇血袋、混匀,以患者可以耐受的最快速度输入;⑥因故未能及时输注不能放冰箱,可在室温下短暂放置,最好置于血小板振荡箱保存。

## 四、特制血小板制剂

**1. 移除大部分血浆的血小板**(plasma-reduced platelets)  适用于不能耐受过多液体的儿童及心功能不全患者,也适用于对血浆蛋白过敏者。

**2. 洗涤血小板**(washed platelets)  将单采血小板通过洗涤去除血浆蛋白等成分,防止血浆蛋白引起的过敏反应,增强输注效果,适用于对血浆蛋白过敏者。

**3. 少白细胞血小板**(leukocyte-reduced platelets)  在单采血小板过程中、血小板贮存前或输注时滤除白细胞,可大大降低其中的白细胞含量,预防发热性非溶血性输血反应、HLA 同种免疫和亲白细胞病毒,如巨细胞病毒(cytomegalovirus,CMV)、人类亲 T 细胞病毒(human-lymphotropicvirus,HTLV)的感染,主要适用于需要反复输注血小板和有 HLA 抗体而需要输注血小板的患者。

**4. 辐照血小板**(irradiated platelets)  输注前应用 γ 射线进行辐照,灭活其中有免疫活性的淋巴细胞而不影响血小板功能,大大降低 TA-GVHD,主要适用于有严重免疫损害的患者。

## 五、血小板输注疗效评价

许多因素影响血小板输注效果,因此需进行正确评价。对于治疗性血小板输注,评价输注有效性的最重要指标就是临床止血效果,应观察、比较输注前后出血速度、程度的变化;而对于预防性血小板输注,应确认不会产生血小板减少性出血,常用的实验室检查指标包括校正血小板计数增加值(CCI)和血小板回收率(PPR),参见第六章"血小板血型系统"。

# 第五节  血 浆 输 注

血浆制品主要有新鲜冰冻血浆(fresh frozen plasma,FFP)和普通冰冻血浆(frozen plasma,FP)两种。其主要区别是 FFP 中保存了不稳定的凝血因子 V、Ⅷ活性。近年来,为减少输血传播疾病的风险,各种经病毒灭活的血浆逐渐应用于临床。

## 一、新鲜冰冻血浆输注

### (一)适应证

新鲜冰冻血浆(FFP)是由抗凝的新鲜全血于 6 小时内在 4℃离心将血浆分出,并迅速在 −50℃以下冰冻成块制成。FFP 常用的规格有每袋 200ml、100ml 和 50ml。FFP 含有全部凝血因子,一般每袋 200ml 的 FFP 内含有血浆蛋白 60~80g/L,纤维蛋白原 2~4g/L,其他凝血因子 0.7~1.0IU/ml。FFP 在 −20℃以下可保存 1 年,1 年后成为普通冰冻血浆。

FFP 主要用于补充体内先天性或获得性各种凝血因子缺乏:①单个凝血因子缺乏如血友病,无相应浓缩制剂时可输注 FFP;②肝病患者获得性凝血功能障碍;③大量输血伴发的凝血功能紊乱;④口服抗凝剂过量引起的出血;⑤血栓性血小板减少性紫癜;⑥免疫缺陷综合征;⑦抗凝血酶Ⅲ缺乏;⑧DIC 等。

## （二）禁忌证

FFP 输注的禁忌证：①对于曾经输血发生血浆蛋白过敏患者，应避免输注血浆，除非在查明过敏原因后有针对性地选择合适的血浆输注；②对血容量正常的年老体弱患者、重症婴幼儿、严重贫血或心功能不全的患者，因有易发生循环超负荷的危险，应慎用血浆。

## （三）剂量及用法

**1. 剂量** FFP 输注剂量取决于患者具体病情需要，一般情况下凝血因子达到 25% 的正常水平基本能满足止血要求。由于每袋 FFP 中含有的凝血因子量差异较大，因此输注 FFP 补充凝血因子时，动态观察输注后的止血效果对决定是否需要增加用量十分重要。一般成年患者的首次输注剂量为 200~400ml。儿童患者酌情减量。

**2. 用法** FFP 在 37℃ 水浴中融化，不断轻轻地摇动血袋，直到血浆完全融化为止。融化后在 24 小时之内用输血器输注，输注速度为 5~10ml/min。对于老年人、心肾功能不全者和婴幼儿患者应减慢输注速度。

**3. 注意事项** ①融化后的 FFP 应尽快输注，以免血浆蛋白变性和不稳定的凝血因子失活。②输注 FFP 前不需做交叉配合试验，但最好与受血者 ABO 血型相同。如果在紧急情况下无同型血浆，可输注与受血者 ABO 血型相容的血浆：AB 型血浆可安全地输给任何型的受血者；A 型血浆可以输给 A 型和 O 型受血者；B 型血浆可输给 B 型和 O 型受血者；O 型血浆只能输给 O 型受血者。③输注 FFP 前肉眼检查为淡黄色的半透明液体，如发现颜色异常或有凝块不能输注。④FFP 不能在室温下放置使之自然融化，以免大量纤维蛋白析出。⑤FFP 一经融化不可再冰冻保存，如因故融化后未能及时输注，可在 4℃ 暂时保存，但不能超过 24 小时。⑥目前 FFP 有滥用趋势：将其用于扩充血容量、提升白蛋白浓度、增加营养、增强免疫力、消除水肿、加快愈合等不合理临床应用。

## 二、普通冰冻血浆输注

普通冰冻血浆（FP）主要包括从保存已超过 6~8 小时的全血中分离出来的血浆、全血有效期以内分离出来的血浆、保存期满 1 年的 FFP。普通冰冻血浆在 -20℃ 以下可保存 5 年。FP 主要用于因子 V 和 Ⅷ 以外的凝血因子缺乏患者的替代治疗。

# 第六节 冷沉淀输注

冷沉淀（cryoprecipitate，Cryo）又称为冷沉淀凝血因子，是新鲜冰冻血浆在低温下（约 2~4℃）解冻后沉淀的白色絮状物，是 FFP 的部分凝血因子浓集制品。Cryo 在 -20℃ 以下保存，有效期从采血之日起为 1 年。每袋 Cryo 是由 200ml FFP 制成，体积为（20±5）ml，主要含有 ≥80IU 凝血因子 Ⅷ、150~200mg 纤维蛋白原（fibrinogen，Fg）以及 FⅩⅢ、纤连蛋白（fibronectin，FN）、血管性血友病因子（von Willebrand factor，vWF）等。Cryo 主要用于补充 FⅧ、vWF、纤维蛋白原、FⅩⅢ 等。由于 Cryo 制备过程中缺乏病毒灭活，导致输注后感染病毒风险增加，在一些发达国家已较少应用。但由于制备工艺较为简单、成本低，目前 Cryo 在我国临床应用还较多，使用时应严格掌握适应证，不可滥用。

## 一、适 应 证

**1. 血友病 A（hemophilia A）** 血友病 A 的治疗主要是补充 FⅧ，Cryo 是除 FⅧ 浓缩剂外的最有效制剂之一。

**2. 先天性或获得性纤维蛋白原缺乏症** 对严重创伤、烧伤、白血病和肝衰竭等所致的纤维蛋白原缺乏，输注 Cryo 可明显改善预后。

**3. 先天性或获得性 F ⅩⅢ 缺乏症** 由于 Cryo 中含有较丰富的 F ⅩⅢ,故常用作 F ⅩⅢ 浓缩剂的替代物。

**4. 血管性血友病**( von Willebrand disease,vWD) vWD 表现为血浆中 vWF 缺乏或缺陷。vWD 代偿治疗理想制剂之一就是冷沉淀,其中含有较高的 FⅧ和 vWF。

**5. 获得性纤连蛋白缺乏症** 纤连蛋白是重要的调理蛋白。在严重创伤、烧伤、严重感染、血液病、皮肤溃疡和肝衰竭等疾病时,血浆纤连蛋白水平可明显下降。Cryo 可用于这些获得性纤连蛋白缺乏症患者。

## 二、禁 忌 证

冷沉淀输注的禁忌证是除适应证以外的其他凝血因子缺乏症。

## 三、剂量及用法

### (一)剂量

冷沉淀输注的常用剂量为 1 ~ 1.5U/10kg 体重,存在剂量依赖性特点,即初次治疗效果较差者,增大剂量重复使用,可获得较好的效果。

### (二)用法

冷沉淀在 37℃水浴中完全融化后必须在 4 小时内输注完毕。输注冷沉淀时,应采用标准输血器静脉滴注。由于输注冷沉淀时袋数较多,可事先将数袋冷沉淀集中混合在一个血袋中静脉滴注,也可采用"Y"形输液器由专人负责在床边进行换袋处理。以患者可以耐受的速度快速输注冷沉淀。冷沉淀选择 ABO 同型或相容输注。

### (三)注意事项

1. 冷沉淀中不含凝血因子 V,一般不单独用于治疗 DIC。

2. 冷沉淀融化后应尽快输注,在室温放置过久可使 FⅧ失活,因故未能及时输用,不应再冻存。

3. 冷沉淀融化时温度不宜超过 37℃,以免 FⅧ失活。若冷沉淀经 37℃加温后仍不完全融化,提示纤维蛋白原已转变为纤维蛋白则不能使用。

4. 制备冷沉淀的血浆,虽然经过严格的 HBsAg、抗- HCV、抗- HIV 及梅毒血清学等病原学检测,但依然存在漏检的可能,又没有进行病毒灭活处理。因此,随着输注次数的增加,发生输血传播疾病的风险不断增高。尤其是遗传性凝血因子缺乏的患者,终生需要相应因子替代治疗。例如,血友病 A 患者出血的治疗,每次至少需要输注多个供者血浆制备的冷沉淀,长期反复输注可能需要接受数以千计的供者血浆,发生输血传播疾病的概率则增加千倍。因此,对凝血因子缺乏患者的治疗,首选相应因子浓缩制剂。目前,国内已有 FⅧ浓缩剂、纤维蛋白原制品等生产。对于血友病 A 患者,首选 FⅧ浓缩剂;纤维蛋白原缺乏患者,选择纤维蛋白原制品。这些凝血因子制品在生产过程中有可靠的病毒灭活处理工艺,使发生输血传播疾病的风险大大降低。

## 第七节 粒细胞输注

粒细胞的制备方法有血液成分单采机单采粒细胞和手工制备两种方法,其所含的粒细胞数量随制备方法不同而异:手工法由 200ml 全血制备的为 1 单位,约 20 ~ 30ml,其中仅含粒细胞 $0.5 \times 10^9$ 个;单采粒细胞每单位约 200ml,平均含有粒细胞 $1.5 \times 10^{10}$ 个。目前临床上使用的多为单采粒细胞制品( apheresis granulocytes )。

## 一、适 应 证

粒细胞输注的不良反应和并发症多,其适应证要从严掌握。一般认为,应在同时满足下列三个条件,且充分权衡利弊的基础上进行粒细胞输注:①中性粒细胞数量绝对值低于 $0.5 \times 10^9/L$;②有明确的细菌感染;③经强有力的抗生素治疗 48 小时无效。另外,如果患者有粒细胞输注的适应证,但预计骨髓功能将在几天内恢复,则不需要输注粒细胞。

## 二、禁 忌 证

1. 对抗生素敏感的细菌感染患者,或感染已被有效控制的患者。
2. 预后极差,如终末期癌症患者不宜输注粒细胞,因粒细胞输注不能改善其临床症状。

## 三、剂量及用法

### (一)剂量

每天输注一次,连续 $4 \sim 5$ 天,每次输注剂量大于 $1.0 \times 10^{10}$ 个粒细胞,直到感染控制、体温下降、骨髓造血功能恢复为止,如有肺部并发症或输注无效时则应停用。

### (二)用法

(1)制备后应尽快输注,以免减低其功能,室温保存不应超过 24 小时。

(2)由于粒细胞制品中含有大量红细胞和血浆,因此应选择 ABO、RhD 同型输注,输注前必须做交叉配合试验。

(3)为预防 TA-GVHD 发生,必要时应在输注前进行辐照处理。

### (三)注意事项

1. 不宜使用白细胞过滤器对浓缩粒细胞进行过滤来预防 CMV 的传播,而应通过选择 CMV 抗体阴性的供者来避免。

2. 临床输注粒细胞的效果不是观察白细胞计数是否升高,而是观察体温是否下降、感染是否好转。因为粒细胞输入体内后很快离开血管,到达感染部位,或者先到肺部,然后进入肝脾。

# 第八节 血浆蛋白制品输注

血浆蛋白制品有数十种,目前常用的有白蛋白、免疫球蛋白、纤维蛋白原浓缩剂、FⅧ浓缩剂、凝血酶原复合物浓缩剂、FIX浓缩剂、纤维蛋白胶和抗凝血酶浓缩剂等。

## 一、白蛋白制品输注

白蛋白(albumin)是临床常用的血浆容量扩张剂,是从健康人血浆中应用低温乙醇法或利凡诺法,并经 $60℃$ 10 小时加热处理以灭活其中可能存在的病毒而制备的。白蛋白制品于 $2 \sim 6℃$ 保存,有效期 5 年,使用安全,储存稳定,在临床应用最普及。输注白蛋白的主要作用是提高血浆胶体渗透压,血浆白蛋白浓度与胶体渗透压成正比。

### (一)白蛋白制品输注的适应证及禁忌证

**1. 适应证**

(1)低蛋白血症:低蛋白血症患者输注白蛋白制品,补充外源性白蛋白,提高血浆白蛋白浓度和胶体渗透压,可以减轻水肿和减少体腔积液。

(2)扩充血容量:用于休克、外伤、外科手术和大面积烧伤等患者扩容。

(3)体外循环:用晶体液或白蛋白作为泵的底液,可以减少术后肾衰竭的危险。

（4）血浆置换：在去除含病理成分的血浆同时也去除了其中的白蛋白，常需要使用一定量的白蛋白溶液作为置换液，特别是对于血浆置换量大或伴有严重肝肾疾病患者。

（5）新生儿溶血病：白蛋白能结合游离胆红素，阻止游离胆红素通过血脑屏障，预防胆红素脑病。白蛋白制品适用于新生儿溶血病患者，但使用时应注意白蛋白的扩容作用。

**2. 禁忌证**  对输注白蛋白制品有过敏反应者、心脏病、血浆白蛋白水平正常或偏高等的患者应慎用。

### （二）用法

白蛋白制品应单独静滴，或用生理盐水稀释后滴注。白蛋白的输注速度应根据病情需要进行调节，需要紧急快速扩容时输注速度应较快。一般情况下，血容量正常或轻度减少时，5% 白蛋白输注速度为 2~4ml/min，25% 白蛋白输注速度为 1ml/min，儿童及老年人患者输注速度酌情减慢。

## 二、免疫球蛋白制品输注

免疫球蛋白（immunoglobulin，Ig）是机体接受抗原（细菌、病毒等）刺激后，由浆细胞产生的一类具有免疫保护作用的蛋白质。它能特异地与刺激其产生的抗原结合形成抗原-抗体复合物，从而阻断抗原对人体的有害作用。目前，作为血液制品生产和应用的免疫球蛋白主要成分是 IgG，其含有主要的 4 种 IgG 亚型成分。常用的免疫球蛋白制品主要有丙种球蛋白、静脉注射免疫球蛋白和特异性免疫球蛋白。

### （一）丙种球蛋白

丙种（γ）球蛋白也称正常人免疫球蛋白，是由上千人份混合血浆中提纯制得，主要含有 IgG，而 IgA 和 IgM 含量甚微。其含有抗病毒、抗细菌和抗毒素的抗体。仅用于肌内注射，禁止静脉注射。

### （二）静脉注射免疫球蛋白

静脉注射免疫球蛋白（intravenous immunoglobulin，IVIG）是采用胃酶消化、化学修饰、离子交换层析等进一步处理制备的适宜静脉输注的免疫球蛋白，多为冻干粉剂，可配制成 5% 或 10% 溶液使用，主要用于免疫缺陷性疾病、病毒、细菌感染疾病等治疗。

### （三）特异性免疫球蛋白

特异性免疫球蛋白是用相应抗原免疫后、从含有高效价特异性抗体的血浆中提纯制备的。其主要适应证包括：①预防某些病毒感染，如高效价乙型肝炎免疫球蛋白（hepatitis B immunoglobulin，HBIg）、狂犬病免疫球蛋白；②预防细菌感染，如破伤风免疫球蛋白；③抑制原发性免疫反应，如 RhD 的同种免疫预防可用抗 RhD 免疫球蛋白；④其他用途：抗胸腺免疫球蛋白治疗急性再生障碍性贫血的有效率可以达到 50%。目前国内已能生产和制备特异性免疫球蛋白包括抗牛痘、抗风疹、抗破伤风、抗狂犬病、抗乙型肝炎和抗-RhD 免疫球蛋白等。对免疫球蛋白制品过敏者应慎用。

## 三、凝血因子Ⅷ浓缩剂输注

凝血因子Ⅷ浓缩剂（coagulation factor Ⅷ concentrate）又称抗血友病球蛋白（antihemophilic globulin，AHG），是从 2000~30 000 个供者的新鲜混合血浆中分离、提纯获得的冻干凝血因子浓缩剂，主要适用于治疗 FⅧ缺乏引起的出血和创伤愈合，如血友病 A、vWD 和 DIC 等。与冷沉淀相比，FⅧ浓缩剂活性高，储存、输注方便，过敏反应少，使用前需加注射用水或生理盐水进行稀释。近年来基因重组 FⅧ制品也开始应用于临床。

## 四、凝血因子Ⅸ浓缩剂输注

FⅨ是由肝脏合成的正常凝血途径中重要的凝血因子之一。FⅨ缺乏见于各种疾病，如血友病 B、肝衰竭等,可表现明显的出血倾向。凝血因子IX浓缩剂(coagulation factor IX concentrate)主要用于补充 FIX,其适应证包括血友病 B、维生素 K 缺乏症、严重肝功能不全和 DIC 等。对血栓性疾病和栓塞高危患者等禁用,对存在 FIX 抗体的患者也应慎用。

## 五、凝血酶原复合物浓缩剂输注

凝血酶原复合物浓缩剂(prothrombin complex concentrate,PCC)是依赖维生素 K 的凝血因子 Ⅱ、Ⅶ、Ⅸ、Ⅹ 的混合制品,是混合人血浆制备的冻干制品。PCC 主要适用于先天性或获得性凝血因子 Ⅱ、Ⅶ、Ⅸ、Ⅹ 缺乏症,包括血友病 B、肝病、维生素 K 缺乏症、DIC 等的治疗。

## 六、纤维蛋白原制品输注

纤维蛋白原(fibrinogen)由肝细胞合成,正常人血浆中纤维蛋白原含量约为 2~4g/L。当肝脏受到严重损伤或机体营养不良时,其合成减少。机体维持有效止血的纤维蛋白原水平应 ≥0.5g/L,但需要进行大手术或有大创伤时则应保持 ≥1.0g/L。纤维蛋白原浓缩剂适应证主要包括:①先天性无或低纤维蛋白原症;②获得性纤维蛋白原缺乏症,如肝病;③DIC;④原发性纤溶症等。

## 七、纤维蛋白胶

纤维蛋白胶(fibrin sealant,FS)是从人血浆中分离制备的具有止血作用的止血黏合剂,是一种由人纤维蛋白原与凝血酶组成的止血凝胶制品。因具有不透气、不透液体、能生物降解、促进血管生长和形成、局部组织能生长和修复等优点而广泛应用于外科创面止血。

## 八、抗凝血酶浓缩剂输注

抗凝血酶(antithrombin,AT)浓缩剂是采用肝素琼脂凝胶亲和层析技术从血浆中分离纯化制备的血浆蛋白制品,适用于先天性和获得性 AT 缺乏患者,包括遗传性 AT 缺乏或功能缺陷症、外科手术中预防深静脉和动脉血栓形成、肝硬化和重症肝炎、血液透析和肾病综合征、DIC、骨髓移植和化疗导致继发性 AT 缺乏等。

## 九、活化蛋白 C 制品

近年来,基因工程制备的人活化蛋白 C 制品已经面世,其药理作用机制主要是灭活体内 FVa 和 FⅧa,限制凝血酶的形成,改善与感染相关的凝血通路发挥抗血栓作用。其适应证主要有:①死亡危险高的成人严重感染;②DIC;③血栓性疾病。重组人活化蛋白 C 最常见的副作用是出血,常见部位是胃肠道和腹腔内。

## 十、基因重组活化凝血因子Ⅶ

基因重组活化凝血因子Ⅶ(rFⅦa)是采用基因工程技术制备的具有活性的凝血因子制品,其主要作用机制是在凝血的起始阶段,rFⅦa 与组织因子在细胞表面结合,导致少量凝血酶的产生,然后凝血酶激活因子 Ⅴ、Ⅷ、Ⅺ和血小板,放大凝血反应,最终导致凝血酶的大量产生。此外,药理剂量的 rFⅦa 可以在活化血小板表面直接激活 FX,该过程无需组织因子的参与。目前,全球范围内 rFⅦa 的主要用途包括:①有抗体的血友病 A 和 B 的出血;②外科手术止血;③肝移植;④心外科;⑤前列腺手术;⑥脑出血;⑦创伤止血;⑧上消化道出血;⑨其他包括血小板减少、抗凝药物过量、产后大出血等。

## 十一、其他血浆蛋白制品

目前在临床应用的血浆蛋白制品还有 $\alpha_2$-巨球蛋白、纤连蛋白、$\alpha_1$-抗胰蛋白、血管性血友病因子浓缩剂等。

# 第九节 特殊疾病输血

临床需要输血的患者,可能存在各种特殊情况。在制订输血方案时,应该根据具体病情需要和输血目的,在充分权衡输血利弊前提下,选择合适的血液成分制品和剂量。

## 一、大量输血

大创伤、大出血及大手术常需要大量输血(massive transfusion),换血也属于大量输血。它是指 12 ~ 24 小时内快速输入相当于受血者本身全部血容量或更多的血液,常见于快速失血超过机体代偿机制所致的失血性/低血容量性休克、外伤、肝移植等。除了输入红细胞外,患者往往还输入了其他类型的血液制品。

### (一)定义

大量输血主要包括以下情况:①以 24 小时为周期计算,输注血液量达到患者自身总血容量以上;②3 小时内输注血液量达到患者自身总血容量 50% 以上;③1 小时内输入多于 4 单位红细胞制剂;④失血速度 >150ml/min;⑤失血 1.5ml/(kg·min)达 20 分钟以上。

### (二)原则

大量输血时要求合理搭配成分输血,并根据实际情况进行调整。其治疗的优先顺序为:补足血容量,以维持组织灌注和供氧;治疗失血原因,使用适合的血液制品纠正凝血紊乱,控制出血。根据临床出血、止血情况和有关实验室检查,确定需要输注的红细胞、血小板、冷沉淀、新鲜冰冻血浆(FFP)或其他凝血因子制品的时间和剂量。术中有大量出血时,如符合自体血回输条件,可选用自体血液回输机回输血液。

**1. 红细胞输注** 在使用晶体液、胶体液充分扩容抗休克治疗的基础上,或同时紧急输注2 ~ 4 单位悬浮红细胞,以快速缓解组织供氧不足。临床输注红细胞同时进一步分析输血方案和进行更详细的输血前检查,必要时根据病情需要选择更合适的红细胞制剂。稍后需要输注的红细胞制剂,多数情况下要进行复温处理,以减少库存低温对患者的影响。有条件情况下,选用能满足临床输血速度要求的可过滤微聚体的输血器。

**2. 血小板输注** 大量出血使血小板同时丢失,再加上大量输入保存的全血、红细胞和大量输液可发生稀释性血小板减少,当血小板计数低于 $50 \times 10^9$/L 时应输注血小板。

**3. 新鲜冰冻血浆输注** 输血量达到受血者总血容量的 2 倍时,其凝血因子降至出血前的 30% 以下。当 PT 和 APTT 超过正常对照的 1.5 倍时,特别是肝功能障碍的患者,应输注一定量的新鲜冰冻血浆,以补充丧失的血浆蛋白和多种凝血因子,特别是一些不稳定的凝血因子。

**4. 冷沉淀输注** 输血量达到受血者自体血容量的 1.5 倍,其纤维蛋白原降至 1.0g/L 以下时,可输注冷沉淀治疗。

**5. 其他血液制品输注** 在大量输血中,使用重组活化凝血因子Ⅶ(rFⅦa)具有明显的止血作用。对于肝功能障碍或维生素 K 缺乏的患者可应用凝血酶原复合物浓缩剂(PCC)以减少出血。

在大量输血中,指导成分输血治疗应尽可能参考实验室结果,但不能延迟输血,国外经验为:①每输入 4 单位红细胞,输入 2 单位新鲜冰冻血浆(FFP);②每输入 8 单位红细胞,输入一个治疗剂量的单采血小板;③输入第 16 单位红细胞时,输入 10 单位冷沉淀;④当血中钙离子浓度 <1.0mmol/L 时应注意补充,优先选择氯化钙,因为其有效钙离子浓度是葡萄糖酸钙的 3 倍。

大量输血的死亡三联症包括酸中毒、低体温和凝血紊乱,采用正确的大量输血方案可以降低死亡三联症,在输血过程中要对并发症保持警惕并及时处理。

## 二、肝移植患者输血

肝移植是治疗终末期肝病的最有效手段,如重型肝炎、肝硬化等是肝移植的主要适应证。肝移植是器官移植中最复杂的手术之一,手术中失血量大,充足和适合的血液供应是保证手术成功的重要因素。

### (一) 术前备血

肝移植的输血量常常是超大量的,往往达到受者的一个血容量,甚至 3 ~5 个或更多,其特点就是用血量大、个体差异性大。备血多少应根据受者身体一般情况、残余肝功能、凝血功能状态、手术术式等诸多情况综合确定。一般情况下,要求供者与受者的 ABO 血型是相合的。现在,在供体紧缺的情况下,也进行 ABO 血型不相合的肝脏移植。

### (二) 合理应用成分输血

终末期肝病患者凝血、抗凝血和纤溶系统都受到不同程度的影响,表现出复杂多变的异常,包括血小板数量减少和功能异常、纤维蛋白原质和量的异常、依赖维生素 K 的凝血因子(FⅡ、FⅦ、FⅨ、FⅩ)缺乏和功能受损、弥散性血管内凝血和原发性纤维蛋白溶解功能亢进等改变。多种血液成分的组合是肝移植输血的最佳选择,其数量视患者的临床状况、手术难易而定。在肝移植围术期,若血小板计数在 $50 \times 10^9$/L 以上,血红蛋白在 80g/L 以上,PT、APTT 在正常对照的 1.5 倍之内,纤维蛋白原在 1.0g/L 以上,无需进一步处理。

**1. 新鲜冰冻血浆输注**　接受肝移植的受者,常有多种凝血因子的缺乏,根据个体不同情况予以补充新鲜冰冻血浆,剂量为 10 ~20ml/kg 体重。

**2. 单采血小板输注**　对于肝移植患者,若血小板计数 $<50 \times 10^9$/L 需进行治疗性血小板输注,同时必须纠正其他引起出血的因素,如血容量不足、低体温和贫血等。

**3. 红细胞输注**　一般血红蛋白(Hb)<70g/L 以下时,即应考虑输血治疗。

**4. 冷沉淀输注**　冷沉淀主要含有纤维蛋白原、FⅧ、FⅩⅢ、纤连蛋白、血管性血友病因子五种成分,对纠正因纤维蛋白溶解功能亢进造成的严重渗血有较好的疗效,可以根据情况每次给予 10 单位,必要时可以重复使用。

**5. 其他血浆蛋白制品输注**

(1)纤维蛋白原输注:由于合成减少及消耗增多,肝移植患者多有血浆纤维蛋白原(Fg)水平降低。Fg 含量低于 1.0g/L 时,应开始给予补充纤维蛋白原制剂,一般每输入 2g Fg,可提高血浆 Fg 0.5g/L。

(2)凝血酶原复合物浓缩剂(PCC)输注:PCC 含有依赖维生素 K 的凝血因子,即 FⅡ、FⅦ、FⅨ、FⅩ,其输注可改善患者血液的低凝状态。一般 PT 超过正常对照值的 2 倍时,可给予 PCC 20U/kg 体重。

(3)应用重组的活化凝血因子Ⅶ(rFⅦa):rFⅦa 在肝移植术中的应用被大量报道,其机制是血管损伤局部组织因子暴露,rFⅦa 可以与其形成复合物,该复合物在活化血小板表面通过激活 FⅩ 和 FⅨ 产生凝血酶。

英国输血协会规定:肝移植术中应通过输注单采血小板将血小板数量维持在(50 ~100)× $10^9$/L;输注新鲜冰冻血浆(15ml/kg)将 PT、APTT 维持在正常对照的 1.5 倍以内;输注冷沉淀或纤维蛋白原制剂使纤维蛋白原维持在 1.0g/L 以上。

（三）注意事项

**1. 肝移植围术期定期监测实验室指标** 术前、术中、术后定期监测血常规、血气分析、电解质、凝血指标及中心静脉压等。及时、密切监测凝血指标的改变对于肝移植术中合理用血及成分输血起着重要作用。通过测定血细胞比容(hematocrit,Hct)指导红细胞输注,血小板计数指导血小板输注,PT 和 APTT 指导新鲜冰冻血浆的应用,纤维蛋白原测定指导冷沉淀和纤维蛋白原制剂的应用,血栓弹力图全面监测凝血状态、指导新鲜冰冻血浆和血小板等的应用。

**2. 肝移植术中应注意体温、酸碱平衡和电解质紊乱** 体温过低可减慢凝血速度和凝血因子的合成,加快纤维蛋白溶解,引起可逆的血小板功能障碍并延长出血时间;低钙血症、酸中毒均可影响凝血功能。因此术中应注意维持体温和水电解质平衡。

**3. 肝移植期间需适当补钙** 肝移植期间需要大量输血,在无肝期柠檬酸代谢能力大大减弱;柠檬酸堆积和钙离子络合物增加,从而引起低血钙,血流动力学改变和心肌抑制,因此在肝恢复功能前,需适当补钙以避免低血钙发生。

**4. 应用自体血液回输** 目前肝移植手术普遍采用洗涤式自体血液回输,但肝脏肿瘤患者术中不宜采用自体血液回输。

**5. 免疫性溶血** 肝移植患者可发生免疫性溶血,是由受者的抗体与所输红细胞的抗原,或受者的红细胞抗原与供者器官起源的抗体之间发生反应所致。后者可发生于 ABO 血型不合肝移植,其中最常见的是接受 O 型肝脏的 A 型患者,供体来源的浆细胞可产生抗-A 而导致移植后 7～10 天发生溶血。因此,学者们推荐:对于这类肝移植患者,在外科手术期间或以后的输血支持中,应用与器官供者 ABO 血型相同的红细胞。

**6. 肝移植生存率与输血的关系** 肝移植术后并发症的增加以及生存率的降低与大量输血有关。输血量大的患者恢复慢,住院时间长;输血量越少,存活率越高;故减少输血是改善肝移植术预后的重要手段。

# 三、弥散性血管内凝血患者输血

弥散性血管内凝血(disseminated intravascular coagulation,DIC)是一种发生在许多疾病基础上,由致病因素激活凝血及纤溶系统,导致全身微血栓形成,凝血因子大量消耗并继发纤溶亢进,引起全身出血及微循环衰竭的临床综合征。以血液中过量蛋白酶生成、可溶性纤维蛋白形成和纤维蛋白溶解为特征。通常将 DIC 的病理生理过程分为高凝血期、消耗性低凝血期和继发性纤维蛋白溶解亢进期三个时期。临床上常表现为广泛出血、微循环障碍、多发性栓塞、微血管病性溶血性贫血以及原发病的临床表现。

DIC 的治疗原则包括:①病因治疗,消除诱因:积极治疗原发病、消除诱发因素是终止 DIC 病理生理过程的最关键措施,对 DIC 治疗措施的正确选择有赖于对 DIC 原发病及其病理过程的正确认识;②抗凝治疗:阻止血管内凝血,抑制微血栓形成,肝素是当前最主要的抗凝治疗药物,适用于 DIC 早期、中期,禁用于晚期及原有出血疾病;③支持治疗;④替代治疗,由于 DIC 患者存在广泛的血管内凝血,大量凝血因子和血小板被消耗,因此必须补充相应的血液成分,包括输注血小板、新鲜冰冻血浆、冷沉淀、纤维蛋白原等。一般认为,在血液处于高凝状态时,不宜输血,因为这样会加重 DIC 的病程,如有必要应在肝素化的基础上进行。在高凝血期之后的消耗性低凝血期,在病因治疗和抗凝治疗的基础上应及时补充被消耗的血小板和凝血因子等血液成分,使其恢复或接近于正常水平。

（一）红细胞输注

当失血量超过自体血容量的 20%～30%,血红蛋白低于 80g/L,同时伴明显的贫血症状或活动性出血时,无论 DIC 的病理过程是否得到控制,都可输注红细胞,以提高携氧能力,改善组织氧供。

### （二）血小板输注

由于广泛的血管内凝血,血小板被大量消耗,当血小板计数低于 $50 \times 10^9/L$ 时,应在肝素充分抗凝的基础上输注血小板。如果病因尚未去除,输注的血小板剂量宜适当加大。一般成人最少输注一个治疗量的单采血小板,每日或隔日 1 次。

### （三）新鲜冰冻血浆、冷沉淀输注

新鲜冰冻血浆、冷沉淀在补充凝血因子的同时提供了更多的血液凝固基质,有加重血管内凝血、促进 DIC 发展的可能,因此应在充分抗凝的基础上方可使用。消耗性低凝期是补充新鲜冰冻血浆或冷沉淀的最佳时机,应动态观察 DIC 实验室指标变化和充分了解临床症状变化的情况下,选择适当时机输注这些血液成分。

### （四）抗凝血酶浓缩剂输注

抗凝血酶可以中和过多的凝血酶,阻断或调节血管内凝血过程。肝素的抗凝作用就在于能增强抗凝血酶的生物活性。当抗凝血酶水平下降到正常值的 50% 以下时应补充抗凝血酶浓缩剂,否则影响肝素的疗效。

### （五）其他血浆蛋白制品输注

在 DIC 的综合治疗中,凝血酶原复合物浓缩剂（PCC）的应用极为有效,为观察治疗效果,应定时监测 FⅡ、FⅦ、FⅨ、FⅩ 的活性,并依据检测的结果予以及时调整药物剂量。另外,还可应用活化蛋白 C 制品等。

总之,DIC 是一种复杂的病理过程,临床表现多样,去除诱因、治疗原发病是关键措施,根据临床表现恰当给予输血治疗和应用肝素对其有非常明显的疗效,是目前广泛应用的治疗方法。

## 四、新生儿和婴幼儿输血

决定新生儿和婴幼儿输血应十分谨慎,原因是:①新生儿及婴幼儿的循环血容量少,对血容量的变化和低氧血症等的调节功能尚未完善,因此控制患儿出入量平衡、掌握输血剂量是临床输血或换血治疗的关键;②新生儿循环血液中可能含有母体的某些 IgG 类血型抗体,除常见的 IgG 类抗-A、抗-B 等抗体外,还可能有意外抗体;③婴幼儿体温调节差,即使较小剂量的输血也不能忽视控制输血温度;④婴幼儿对高血钾、高血氨、低血钙、代谢性酸中毒等十分敏感;⑤婴幼儿免疫机制不健全,发生输血相关性移植物抗宿主病（TA-GVHD）概率高,特别是选择近亲供者血液时风险更高。

患儿输血的一次输入量及速度必须根据患儿年龄、体重、一般状况、心肺肝肾功能、病情、输血目的等因素综合考虑决定。新生儿及四个月以下的婴儿小剂量输血见表 10-2。由于患儿的输血量少,可将一名献血者的血分装成几袋,分次输给同一患儿,以减少输血不良反应和不必要的浪费。

表 10-2　新生儿及四个月以下的婴儿小剂量输血

| 血液成分 | 剂量 | 预期提高值 |
| --- | --- | --- |
| 红细胞制剂 | $10 \sim 15ml/kg$ | 血红蛋白(Hb)提高 $20 \sim 30g/L$ |
| 新鲜冰冻血浆 | $10 \sim 15ml/kg$ | 提高凝血因子水平 $15\% \sim 20\%$ |
| 单采血小板 | $5 \sim 10ml/kg$ | 血小板计数提高 $50 \times 10^9/L$ |
| 冷沉淀 | $1 \sim 2U/10kg$ | 提高纤维蛋白原 $60 \sim 100mg/dl$ |

### (一) 红细胞输注

大多数新生儿输血是小量的,其适应证见表10-3。在选择红细胞制剂时,应尽可能选择库存时间短、去除白细胞的红细胞制剂,必要时应增加洗涤、辐照处理;还应尽可能选择能滤除微聚体的输血器,输注红细胞前应进行复温处理;不宜选用全血。

表10-3　新生儿小剂量红细胞输注的适应证

1. 与急性出血相关的休克

2. 抽血使急性患儿失血总量在10%以上

3. 患严重心或肺疾病的急性患儿且血红蛋白浓度低于 120～130g/L

4. 血红蛋白浓度低于 70～80g/L 且有贫血的临床症状

### (二) 血小板输注

英国输血指南中关于四个月以下婴儿血小板输注的建议阈值见表10-4。

表10-4　四个月以下婴儿血小板输注的建议阈值

| 四个月以下的婴儿 | 血小板输注阈值 |
| --- | --- |
| 有出血的早产或足月产新生儿 | $50 \times 10^9/L$ |
| 无出血的患病的早产或足月产新生儿 | $30 \times 10^9/L$ |
| 无出血的稳定的早产或足月产新生儿 | $20 \times 10^9/L$ |

新生儿期血小板输注的血型选择:①宜选择 ABO 和 Rh 血型完全相同的单采血小板,若 Rh 阴性血小板不可得,则 Rh 阴性患儿在使用 Rh 阳性血小板的同时,应立即肌注抗-RhD 免疫球蛋白;②宜首选单采血小板:单采血小板中白细胞、红细胞残余量低,纯度高,可避免因 HLA 不相合所致的输血反应,可将同一供者的血小板分装,分次输给同一患儿以减少输血风险。

## 五、老年患者输血

严格掌握老年患者的输血适应证,输血应尽量少用库存血,宜用新鲜血或近期血为好。输入储存时间长的库存血,可加重原有代谢紊乱。每次输血量需按病情、输血目的和心功能而定。原则上能不输者则不输;能少输者不多输;能多次输注者不一次输,以多次少量为原则。每日输血量以不超过 300～350ml 为宜。输血速度宜慢,以 1ml/min 为宜[<1.5ml/(kg·h)]。输血过程中严密观察患者的症状、心率、呼吸、颈静脉充盈及肺部啰音等变化。

对于大多数冠状动脉旁路搭桥术后的患者,可考虑血红蛋白浓度 <80g/L 时才给予输血,但伴有左心室肥大、低心排出量、难控制性心动过速或持续性发热等情况除外。老年患者伴心功能不全如出现下列情况可考虑输注合适的红细胞制剂:①合并各种原因引起的消化道大出血、呼吸道大咯血、术中或心血管检查后失血,需紧急输血补充血容量和红细胞,以防止休克发生,保护重要脏器功能;②合并严重慢性贫血(血红蛋白 <60g/L);③冠心病心绞痛合并严重贫血;④贫血性心脏病;⑤各种心脏外科手术。

(胡丽华)

**本章小结**

　　输血治疗发展到今天,全血已很少直接使用,多作为制备成分血的原料;现提倡成分输血,即把全血中的各种有效成分分离出来,分别制成高浓度的制品,然后根据患者病情需要输注相应的血液成分制剂。成分输血的主要优点是针对性强,制品的浓度和纯度高,疗效好,输血不良反应少,节约血液资源。血液成分中红细胞的用量最大,红细胞输注适用于循环红细胞总量减少致运氧能力不足或组织缺氧而有症状的患者,其输注决定应结合临床评估而不仅根据实验室数据,选择合适类型的红细胞制剂,其中国内悬浮红细胞的应用最广泛,几乎适用于临床各科的输血,少白细胞红细胞因其输血不良反应少使用量正在不断增多。血小板输注主要用于预防和治疗血小板数量或功能异常所致出血,以恢复和维持机体正常止血和凝血功能。临床上根据血小板输注的目的不同,将其分为治疗性血小板输注和预防性血小板输注,后者在血小板输注中占主导地位,但仅限于出血危险性大的患者,不可滥用。血浆主要用于补充先天性或获得性凝血因子缺乏,仅用于扩充血容量、增加免疫力、增加营养、加快愈合等均为无指征输注。冷沉淀主要含有纤维蛋白原、FⅧ、FⅩⅢ、纤连蛋白、血管性血友病因子五种成分,可用于治疗相应凝血因子缺乏症。由于冷沉淀制备中缺乏病毒灭活过程,导致患者输注后感染病毒的风险增加。临床上白蛋白制品主要用于低蛋白血症、扩充血容量、大面积烧伤、血浆置换、体外循环、新生儿溶血病等。静脉注射免疫球蛋白主要用于免疫缺陷性疾病、感染性疾病及非感染性疾病;特异性免疫球蛋白应用于某些细菌性、病毒性感染及抑制一些原发性免疫反应。凝血因子浓缩制剂可用于先天性或获得性凝血因子缺陷性疾病。

　　大量输血时要求合理搭配成分输血,并根据实际情况进行调整。其治疗的优先顺序为:补足血容量,以维持组织灌注和供氧;治疗失血原因,使用适合的血液制剂纠正凝血紊乱,控制出血。肝移植术中应通过输注单采血小板将血小板数量维持在$(50 \sim 100) \times 10^9/L$;输注新鲜冰冻血浆$(15ml/kg)$将PT、APTT维持在正常对照的1.5倍以内;输注冷沉淀或纤维蛋白原制剂使纤维蛋白原维持在1.0g/L以上。对于DIC,积极治疗原发病、消除诱发因素是终止DIC病理过程的最关键措施,根据临床病情变化恰当给予输血治疗和应用肝素对其有非常明显的疗效,是目前广泛应用的治疗方法。决定新生儿和婴幼儿输血应十分谨慎,必须根据患儿年龄、体重、一般状况、心肺肝肾功能、病情、输血目的等因素综合考虑决定;由于患儿输血量少,可将一名献血者的血分装成几袋,分次输给同一患儿,以减少输血不良反应和不必要的浪费。严格掌握老年患者的输血适应证,每次输血量需结合病情、输血目的和心功能而定,原则上能不输者则不输,能少输者不多输,能多次输注者不一次输,以多次少量为原则。

# 第十一章

## 自 体 输 血

通过本章学习,你将能够回答下列问题:

1. 何为自体输血? 自体输血有哪些类型?
2. 与同种异体输血相比,自体输血的优点有哪些?
3. 三类自体输血技术的适应证和禁忌证分别有哪些?
4. 三类自体输血技术的注意事项有哪些?
5. 自体输血有无不良反应? 如有,可能会出现哪些不良反应?

自体输血(autologous transfusion,autotransfusion,AT)是指采集个体的血液或(和)血液成分并予以保存,或当其处于出血状态收集其所出血液并进行相应处理,在其需要时将其本人的血液或(和)血液成分实施自我回输的一种输血治疗方法。自体输血不仅可以节约宝贵的血液资源,减少同种异体输血,而且还可以避免输血传播疾病和同种异体免疫性输血不良反应,是一种经济、合理、科学、有效的输血方式。

## 第一节 概 述

自体输血根据自体血采集、处理和保存方式的不同,可分为贮存式自体输血、稀释式自体输血和回收式自体输血三类。

### 一、自体输血发展史

自体输血的历史已有近两百年。起初,人们将体腔内的出血进行回收输注,以保证有效循环血容量,文献记载,19 世纪中叶,Blundell、Highmore、Duncan 等分别将滞留在腹腔中的血液收集起来,通过处理经血管回输,此方法延续至 20 世纪 60 年代。1921 年 Grant 记载了将患者的自身血液进行采集、贮存后输注的方法。1964 年在美国盐湖城进行了稀释式自体输血。此后,由于血液筛查技术及血库保存血液条件的不断提高,以及异体血液供应相对充足,自体输血技术逐步淡出人们视线。在美国越南战争中,野战医院需要大量血液,由于血源得不到充分的补充,回收式自体输血重新受到重视。为了满足血液需求,Klebanoff 制作了将手术野血液回收后直接注入到伤员静脉内的装置,其特点是将加有抗凝剂的生理盐水与用滚柱泵吸引手术野流出的血液相混合,通过设有滤过装置的贮血器,又立刻经输血用的精细滤网过滤后输注给患者。1978 年,美国匹兹堡的 Orr 开创了连续离心法,采用从手术野流出的血液中只收集红细胞的方法,该方法还能将红细胞洗涤干净。目前,自体输血技术在美国等西方发达国家已普遍开展,例如:在澳大利亚择期手术的患者约 60% 实施自体输血;在日本 80% ~90% 的择期手术患者在术前自身备血 400 ~600ml;在美国有的医院自体输血量已占总用血量的15%左右。

我国在20世纪40年代开始应用回收式自体输血来救治战伤、外伤伤员,1978年上海报告了血液稀释和自体输血150例,1989年中国医学科学院报告了心血管外科手术血液稀释与自体输血100例。尤其是在1998年10月1日我国实施《中华人民共和国献血法》以及2000年6月1日原卫生部颁布《临床输血技术规范》后,自体输血作为预防输血传播疾病、减少输血不良反应的一项临床输血技术正逐渐被广大医务工作者、患者及其家属所接受。自体输血在我国部分省市医院开展取得了良好效果。

## 二、自体输血的优点

自体输血最大的益处就是可以避免因输注同种异体血液与血液成分导致的感染性疾病与免疫性输血反应等;为特殊群体(如含有意外抗体导致交叉配血不相容、稀有血型、因宗教信仰而拒绝使用他人血液与血液成分的患者等)提供了血液与血液成分。另外,贮存式自体输血可刺激骨髓造血干细胞分化,增加红细胞生成;稀释式自体输血可减低患者血液黏稠度,改善微循环。又由于自体输血提供了大量血液的来源,减少了同种异体血液的需求量,也可缓解血液供应紧张状况。

## 三、自体输血的分类

自体输血主要有三类:

**1. 贮存式自体输血**(preoperative autologous blood donation,PAD) 是在患者使用血液之前采集患者的血液和(或)血液成分并进行适当的保存,当患者需要施行输血时,将其预先采集并贮存的血液和(或)血液成分进行回输,以达到输血治疗的目的。

**2. 稀释式自体输血** 一般分为急性等容性稀释式自体输血、急性非等容性稀释式自体输血和急性高容性稀释式自体输血。

(1)急性等容性稀释式自体输血(acute normovolemic hemodilution,ANH):是指在麻醉成功后手术开始前,采集患者一定数量的血液,同时输注一定数量的晶体液和胶体液以补充有效循环容量且维持其正常稳定,使血液稀释,并在患者失血后回输其先前采集的血液。

(2)急性非等容性稀释式自体输血:适用于为避免前负荷过大造成急性左心衰,在麻醉前采集患者全血,采集量为循环血容量的10%~15%,随后快速补充约2倍采血量的晶体液和胶体液(1:2),使血液稀释,采集的血液在需要时实施回输。

(3)急性高容性稀释式自体输血:是指术前快速输注一定量的晶体液和胶体液(扩充血容量达20%~25%),但不采集血液;术中的出血用等量的胶体液补充,尿液、呼吸损失水分、皮肤与手术野蒸发的水分用等量的晶体液补充,手术过程中使血容量始终维持在相对高容状态。

**3. 回收式自体输血** 是指在患者手术过程中将术前已出血液或(和)手术野出血液经回收、抗凝、过滤、洗涤、浓缩等处理后再回输给患者本人的一种输血方法。一般可分为术中回收式自体输血(intraoperative blood salvage,IBS)和术后回收式自体输血(postoperative blood salvage,PBS)。

# 第二节 贮存式自体输血

贮存式自体输血是在手术前数周乃至数月前,采集自身血液或血液成分保存,以备手术时使用。根据血液采集的不同,可以将其分为全血型与血液成分型,后者又可根据成分不同分为红细胞型、血浆型、血小板型等。采集造血干细胞并进行保存其实也是一种贮存式自体输血。

## 一、适应证和禁忌证

### （一）适应证

贮存式自体输血适用于大部分外科择期手术,如心外科、胸外科、血管外科、整形外科、骨科(尤其是全髋关节置换术、全髋关节失败修正术及脊柱侧弯矫形术)等,患者身体一般情况良好,血红蛋白 >110g/L 或血细胞比容 >0.33,但必要的条件是从决定在手术中应用到实施手术要有充裕的时间。

此外,体内含有多种红细胞不规则抗体所致交叉配血试验不合、伴有严重输血不良反应需再次输血、稀有血型、因宗教信仰拒绝使用他人血液等患者均是其适应证。

### （二）禁忌证

1. 有疾病发作史而未被完全控制的患者采血可诱发疾病发作。
2. 有献血反应史及曾发生过迟发性昏厥患者。
3. 伴有冠心病、充血性心力衰竭、严重主动脉瓣狭窄、室性心律不齐、严重高血压等心脑血管疾病及重症患者。
4. 血红蛋白 <110g/L 及有细菌性感染的患者。
5. 服用抑制代偿性心血管反应药物患者。
6. 一般情况下,孕妇应避免妊娠最初 3 个月和第 7~9 个月间采血。

## 二、采血剂量和采血方案

### （一）采血剂量及频次

一般一次采血量不超过 500ml 或自身总血容量的 10% ,最多不能超过 12%〔总血容量(ml) = 体重 ×7% 〕。对于体重 <50kg 的患者按每少 1.0kg 少采血 8ml 计算,儿童每次最大采血量 8ml/kg。采血频次间隔至少 3 天,在手术前 3 天停止采血。

### （二）采血方案

**1. 蛙跳式采血**　适用于较大及复杂手术,要求术前贮存较多自身血液。采血后将保存最久但仍在有效期内的自身血液应用标准输血器回输给患者。蛙跳式采血日程表见表 11-1。例如在第 8 天时进行第二次采血,并将第一天采的血回输,然后进行第三次采血。最大限度在 30 天内可采集到 2000ml 血液。在"蛙跳"采血时,可补充生理盐水、胶体液。

表 11-1　蛙跳式采血日程表

| 采血日期 | 采血袋号 | 回输袋号 | 再采血袋号 |
| --- | --- | --- | --- |
| 第 1 天 | 第 1 袋 | | |
| 第 8 天 | 第 2 袋 | 第 1 袋 | 第 3 袋 |
| 第 15 天 | 第 4 袋 | 第 2 袋 | 第 5 袋 |
| 第 22 天 | 第 6 袋 | 第 3 袋 | 第 7 袋 |
| 第 29 天 | 第 8 袋 | 第 4 袋 | 第 9 袋 |

每袋采集量 400ml

**2. 转换式采血法**(采血还输法)　其采血日程表见表 11-2,通过此方法至术前可采集血液达 1600ml。

表 11-2 转换式采血法日程表

| 采血时间 | 术前 4 周 | 术前 3 周 | 术前 2 周 | 术前 1 周 | 术前 0 周 |
|---|---|---|---|---|---|
| 采血次数 | 第 1 次 | 第 2 次 | 第 3 次 | 第 4 次 | |
| 采血量 | 400ml | 800ml | 1200ml | 1600ml | |
| 回输量 | | 400ml | 800ml | 1200ml | |
| 保存量 | 400ml | 800ml | 1200ml | 1600ml | 1600ml |

**3. 步积式采血法** 适用于较简单手术,要求术前提供较少的自身贮血,或者某些特殊群体的血液预存。血液采集后保存,数次累加从而达到预定的血液量。

## 三、不良反应

### (一)局部反应

**1. 血肿** 采血部位出现血肿应立即停止采血。消毒棉球或无菌纱布覆盖穿刺针孔并压迫,嘱患者抬高手臂达心脏水平以上持续 10 分钟左右。

**2. 局部感染** 采血部位出现红、肿、热、痛等症状,提示有感染倾向,严重者可出现疖肿、蜂窝织炎、静脉炎等,应按相应治疗方法分别予以处理。

### (二)全身反应

血压过低是最常见不良反应。对出现低血压、甚至心动过速和昏厥者,倘若恢复时间超过 15 分钟,可能出现潜在危险,应引起重视。对情绪紧张者,应作科学宣传,打消顾虑;出现症状时,可让患者平卧,抬高下肢,肌内注射地西泮 5 ~ 10mg(神志不清及呼吸困难者禁用),密切观察呼吸、心率、血压。

### (三)其他反应

局部感染后导致全身性感染,也可出现晕厥、肌肉痉挛或抽搐、恶心、呕吐、心功能紊乱、呼吸困难、空气栓塞、微血栓、失血性贫血等,应分别按相应治疗方法予以处理。

## 四、注意事项

1. 应用贮存式自体输血前,应充分评估患者潜在输血的可能性,否则可能造成血液浪费,如胆囊切除术、疝气修补术和正常分娩等输血可能性小的手术不推荐术前储血。

2. 应用自体输血前需周密计划,估计手术用血量与储血量,制订采血方案,决定是否需要使用促进红细胞生成的药物等。

3. 输血科(血库)医师对每位自体输血患者必须有病史详细记录,包括现病史、既往史、传染病史及重要脏器如心、肺、肝、肾的功能状况等。

4. 每次采血前常规检测血红蛋白浓度、血细胞比容、血清铁、总铁结合力、血清铁蛋白,不符合采血标准者应暂缓采血。还应鉴定患者 ABO 和 RhD 血型以及意外抗体筛查,以防患者必要时使用同种异体血。

5. 自身血液必须做好各种登记和标签,与异体血液标签有醒目的区分,标有"自体输血"字样,并填写上患者姓名、性别、年龄、住院号、病区、床号、采血日期和失效日期,以及采血医护人员姓名签名。自身血液不能转让给他人使用。

6. 采血前一周应补充铁剂,有条件者可同时应用重组人促红细胞生成素。

7. 签署自体输血知情同意书,经治医师须与患者及其家属说明情况,包括自体输血目的、过程、涉及的危险性和可能出现的并发症等以及可能出现不可避免的意外原因(包括污染、有异物凝块、过期等)而需放弃自身血液。

# 第三节 稀释式自体输血

血液稀释应用于临床已有 40 余年历史。血液稀释的原理是通过补充晶体液和胶体液降低单位体积血液中的血细胞浓度,使在等量的外科出血情况下,明显减少血细胞丢失数量,减少出血量。稀释式自体输血可降低血液黏度,改善微循环灌流,减轻心脏负荷。

## 一、适应证和禁忌证

### (一)适应证

年龄在 65 岁以下,心、肺、肝、肾功能正常的患者年龄可适当放宽;血红蛋白 ≥120g/L,血细胞比容 ≥0.33;血小板功能正常,血小板计数 ≥$100 \times 10^9$/L;术前估计失血量 ≥1000ml或 20% 的血容量,儿童或身体弱小者可依体重适当放宽。稀有血型、因宗教信仰而拒绝异体输血、产生不规则抗体等患者均是其适应证。

### (二)禁忌证

有严重内脏疾病或功能不全,如心肌梗死、肺动脉高压、肾功能不全等;严重贫血,血细胞比容 <0.30、血小板计数 ≤$50 \times 10^9$/L 或血小板功能异常;伴有出凝血系统疾病、菌血症或其他感染性疾病、未纠正的休克、低蛋白血症,血浆白蛋白 ≤25g/L 等都是其禁忌证。

冠状动脉搭桥术不是稀释式自体输血的绝对禁忌证,除非患者有不稳定型心绞痛或射血分数 <30%、左室舒张末压 >20mmHg 以及左冠状动脉主干病变等。老年或小儿患者应慎重考虑是否采用。

## 二、采血剂量

稀释式自体输血的血液采集场所为手术室,应根据患者年龄、体重、主要内脏功能(心肺肝肾等)情况、手术类型以及预期失血量等综合确定采血量,一般按总血容量的 10% ~15%计算,身体情况较好患者则可达 20% ~30%,简易确定方法为 7.5 ~20ml/kg 体重。其最大稀释限度为稀释后血细胞比容为 0.20,血红蛋白为 65g/L。在进行麻醉诱导及维持平衡后,在有效循环监测条件下,于手术失血前经患者动脉、中心静脉或周围大静脉抽取血液。体外循环时,血液采集时间于体外循环开始后更为安全。术中必须密切监测血压、脉搏、血氧饱和度、血细胞比容(Hct)和尿量的变化,必要时应监测中心静脉压。通常胶体液和晶体液的比例为 1:2,临床上常用晶体液为生理盐水、乳酸林格液,胶体液主要有白蛋白、右旋糖酐、羟乙基淀粉、明胶制剂等。

采出的血液于手术结束前或术后回输给患者。当出血量较多时,以相反顺序将采集的自身血回输,即先输最后放出的稀释血。回输自体血时要避免出现循环超负荷,必要时可在回输前注射速效利尿剂。

## 三、不 良 反 应

**1. 全身反应** 血液稀释可导致血液黏度的下降,可能造成循环血流阻力下降,心搏出量显著增加,因舒张压的下降导致冠状血流量不足而引起心肺功能不全。当血液稀释达到一定的界限时(一般认为 60 ~70g/L),机体耗氧量急剧下降。

**2. 出血倾向** 在血液稀释过程中使用大量的血液代用品,可导致血小板附着功能下降和纤维蛋白形成异常,此外血浆凝血因子的稀释及末梢循环血流增加,血管扩张易导致出血倾向。

**3. 红细胞凝集** 用于血液稀释的血液代用品中有时可能导致红细胞凝集,因此血液黏度有时会上升。临床上应用血液稀释时 Hct 是在 0.30 以下,即 0.15~0.25,对红细胞凝集的影响因不同的稀释剂有所差异,但对黏度变化的影响并不明显。

## 四、注意事项

1. 在麻醉状态下,肌肉松弛剂的作用可使外周循环系统扩张,因此一定要注意补充液体以维持有效循环血容量。

2. 稀释液可用晶体液和胶体液,胶体液原则上不使用血浆。采血总量与稀释液总量的比例为1:2,同时应根据患者全身情况以及重要脏器功能做适度调整。

3. 当收缩压低于 10.7 kPa 时,应输注血浆代用品或白蛋白补充循环血容量,同时应给予适当利尿剂防止肾功能障碍的发生。

4. 为促进机体恢复,应在采血后数日内给予铁剂。

# 第四节　回收式自体输血

回收式自体输血的前提是患者丢失的自身血液中红细胞基本正常,没有被破坏、污染,回收后可重新利用。按回收处理方式可分为洗涤式和非洗涤式两种,按回收处理时间可分为术中和术后两种。目前临床上一般都采用洗涤回收式自体输血。

## 一、适应证和禁忌证

### (一)适应证

回收式自体输血适用于估计有大量出血的手术或已患贫血且经历手术出血有可能需要输血的手术,可应用于心外科、骨科、血管外科、泌尿外科、器官移植、整形外科等手术以及创伤外科疾病如血管损伤、创伤出血、肝破裂、脾破裂、骨外伤、脊柱外伤、异位妊娠破裂等。预计术中及术后出血在 400ml 以上的手术,儿童或身体弱小者可依据体重适当放宽。总之,除禁忌证以外的手术疾病均可为适应证。

### (二)禁忌证

恶性肿瘤、胃肠道疾病、管腔内脏穿孔、超过 4 小时的开放性创伤、伤口感染、菌血症或败血症、剖宫产术(羊水污染)等。

## 二、不良反应

**1. 出血倾向**　由于洗涤回收的血液中不含有血小板、凝血因子、纤维蛋白原等,大量回输可能导致凝血功能障碍、蛋白质丢失、水电解质平衡紊乱等。目前认为最适合使用术中回收式自体输血的病例是估计出血量在 500~2000ml 的手术,可不输异体血。如果在 3000ml 以上的大量出血,必须要输注单采血小板、新鲜冰冻血浆等。

**2. 血红蛋白血症、肾功能不全**　回收血液中可能存在血浆游离血红蛋白,吸引头不当、与导管和塑料表面的相互作用、离心率过高和蠕动泵都可能造成溶血。洗涤式回收血(Hct 为 0.50)的游离血红蛋白在 15g/L 以下几乎不发生问题,而非洗涤式回收血(Hct 为 0.10~0.40)的游离血红蛋白一般是在 20~50g/L,回输后可能出现血红蛋白血症和血红蛋白尿。因此,对于术前已有肾功能障碍患者,必须应用洗涤式回收自体输血。

**3. 肺功能障碍**　在肺部如果发生微小血栓症,就可能引起肺功能障碍,而现在的血液回收系统在回收时使用 40~120μm 微滤器,当回输血液时还要使用 20~40μm 的输血过滤网,因此很少发生问题。

**4. 弥散性血管内凝血**(DIC)　长时间存留在体腔内的血液,如果同时有组织挫伤,其中含有大量的组织凝血活酶。一旦回输就是将微小血栓注入,再加上细菌感染,可能发生 DIC。

**5. 细菌感染、败血症** 外伤后细菌污染的血液回收后可能导致败血症。

**6. 其他** 包括空气栓塞、脂肪栓塞等。

## 三、注意事项

1. 术中回收处理的血液不得转让给其他患者使用。

2. 术中常规回收处理的血液因经洗涤操作,其血小板、凝血因子、血浆蛋白等基本丢失,故应根据回收血量补充血小板和凝血因子。

3. 如术中快速回收处理的血液因未作洗涤处理,含有大量抗凝剂,故应根据抗凝剂使用剂量给予相应的拮抗剂。

4. 行术中回收式自体输血的患者术后应常规使用抗生素。

5. 对于回收处理的血液,回输时必须使用输血器。

## 第五节　自体输血的临床应用

自体血被公认为最安全的血液,广泛应用于临床(表 11-3)。三种自体输血方式各具优势,临床应用时可根据具体情况,既可单独实施,也可考虑两种或三种联合实施。

表 11-3　自体输血技术在临床的应用

| 手术 | 自体输血技术 | | | |
| --- | --- | --- | --- | --- |
| | 贮存式自体<br>输血(PABD) | 术中回收式<br>自体输血(IBS) | 术后回收式<br>自体输血(PBS) | 急性等容性<br>血液稀释(ANH) |
| 冠状动脉搭桥术 | + | + | + | + |
| 大血管手术 | + | + | − | + |
| 全髋关节置换术 | + | + | + | + |
| 全髋关节失败修正术 | + | + | + | + |
| 全膝关节置换术 | + | − | + | − |
| 脊柱侧弯矫形术 | + | + | + | + |
| 择期脑外科手术(如切除动静<br>脉畸形等) | + | + | − | + |
| 肝切除术 | + | + | − | + |
| 前列腺癌根治术 | + | + | − | + |

+:可以应用;−:不推荐应用

### 一、胸心血管外科

胸心血管外科手术野污染最少,是稀释式和回收式自体输血最好的适应证。术前血液稀释是安全易行的方式,可减少40%左右的血液需求量,但患者条件不稳定或血细胞比容太低时限制使用。血液稀释的低限标准还存在争论,但目前普遍接受的标准是 Hct 不小于20%,Hb 不小于 60g/L。术中自体血回收也可显著减少输异体血,一般心脏手术的回收洗涤是在使用肝素前后。由于体外循环时间延长等原因,估计循环回路内剩余血的游离血红蛋白浓度过高时,应将回路剩血回收洗涤。手术野的血液回收率通常为60%～80%,但由于手术种类、出血量等原因,也有低于 50% 的。

胸部大动脉瘤的手术一般都是出血量多,回收血量也多,因其中缺乏血浆等成分,多数情况是必须要给予血浆和异体血输注。腹部大动脉瘤的手术因视野良好,血液回收率可达 70% ~ 80%。一般择期手术,如果出血量在 1000 ~ 1500ml 以下,应用自体血回输,几乎全部病例不需要输异体血。如果预计出血量超过 1500ml 时,若不考虑并用贮存式自体输血,要使手术不输异体血则有困难。

## 二、矫形外科

对于所有矫形外科患者,若择期手术预计输血时,都应鼓励其采用术前贮存式自体输血。应用自体输血最多的是出血量较多的脊柱外科,特别是脊椎侧弯症的手术。近几年还有髋关节外科特别是人工髋关节置换术,应用中存在的问题就是与骨髓出血的同时有大量脂肪滴混入到回收的血液中。作为防范措施,一种方法是将洗涤程序用手控操作,降低蠕动泵的速率;另外在不得已吸引了大量脂肪时,需要用大量生理盐水反复数次洗涤。在矫形外科领域,由于选择手术时间比较自由,因此多采用贮存式自体输血与回收式自体输血并用的方式。

## 三、创伤外科

严重创伤的大量失血经常导致患者死亡,然而术中回收式自体输血使这种状况大有改观。特别是胸部外伤所致的胸腔内出血以及血管外伤引起的内出血和后腹膜腔的出血,这些失血相对很快且无污染,术中临床医生可根据情况选择应用回收式自体输血。

## 四、肿瘤外科

对于肿瘤手术,自体输血技术一般认为是禁忌,但也并非绝对,其适应证仍存在争议,有研究采用微滤器吸附或离心分离法去除肿瘤细胞。应用后者去除癌细胞,即使是有极少量的癌细胞也仍是有残留,如果用抗癌药能将其杀伤,可以说在恶性肿瘤切除手术中应用回收式自体输血,不会有恶性肿瘤细胞在全身播种的可能性。此外,肿瘤细胞在照射剂量 15 ~ 25Gy 进行辐照处理即被杀灭,为保证效果,大部分人主张采用 25 ~ 30Gy 进行照射,这个剂量也不损伤红细胞。应用辐照技术对回收洗涤的红细胞进行处理,则能有效地杀灭其中残留的肿瘤细胞,杜绝了恶性肿瘤细胞在全身播种的可能性。

## 五、妇 产 科

对于妇产科出血患者,应用自体输血的历史可追溯到 19 世纪。自体输血技术毫无疑问挽救了很多人的生命,尤其是在农村及偏远地区,异位妊娠破裂大出血容易导致低血容量休克或死亡。一般的子宫、输卵管、附件包块手术,在异体血源无法得到保障时,回收式自体输血是一种安全有效的输血方式,可以极大地提高血液资源的保护和抢救成功率。研究显示,术中回收式自体输血对于异位妊娠后出血患者是一种安全有效的输血方式,血细胞比容(Hct)明显提高,而死亡率显著降低,但也应考虑到可能血液污染和凝血功能障碍,另外回输血液中可能含有胎儿红细胞,后者可能作为抗原致敏母体导致远期的并发症,危及将来母体的怀孕。

## 六、不接受异体输血人群

有些不接受异体输血的患者进行大手术而大量失血需要补充时,由于仅能给予自身血液和采用一些替代方法,常面临困难的选择。自体输血技术为这类患者手术治疗提供了重要保障,通过连续循环系统利用患者自身血液,将回收-洗涤-输血的各装置连为一体,连续向机体输注自体血,这种技术是被接受的。通过全面评估和严密计划,外科医生可为他们进行各种大手术。最近又提出了"无血"心脏手术的观点。

# 第六节 血液保护新技术

血液保护(blood conservation)是指通过减少血液丢失、应用血液保护药物和人工血液等方法,降低同种异体输血需求及其风险,保护血液资源。在临床输血实践中,大力开展血液保护,严格掌握输血指征,尽量做到少出血、少输血、不输血和开展自体输血,对于进一步减少输血传播疾病和输血不良反应,防止因大量输血引发的免疫抑制、术后感染和癌症转移等并发症,都具有重要的意义。随着现代科学技术的飞速发展,并不断向输血医学渗透,许多新技术应用到血液保护领域。

## 一、控制性降压技术

它是指采用多种方法和药物使血管扩张,主动降低手术区域血管压力,以减少出血。以往曾把控制性降压作为减少手术出血的主要措施而广泛应用,因有适应证选择不当而引起多种并发症甚至死亡的发生,故减少了应用。但根据患者具体情况和手术要求,严格掌握适应证,控制性降压技术可减少手术失血量,结合术中血液回收等技术可少输或不输异体血。最近还有将控制性降压与血液稀释结合应用的研究,在全麻下对健康自愿者先用急性等容血液稀释,降低 Hb 至 50g/L,然后采用药物使平均动脉压降至 60mmHg,历时数小时后恢复 Hb 和血压,受试者苏醒后无任何不适。尽管将两者结合应用可最大限度地减少出血,但是降压可削弱血液稀释过程中的心排出量代偿机制,是否会影响心脑等重要脏器的氧供有待进一步研究。

## 二、促红细胞生成素在自体输血中的应用

由于促红细胞生成素(EPO)刺激红系造血效果明显,将成为今后自身采血后出现贫血时的有效治疗措施。据报道应用 EPO 后在同一时期内贮血量可能达到 2000ml 左右。EPO 治疗至少需要 5 天才能使 RBC、Hb、Hct 和网织红细胞计数增加,因此能否应用 EPO 取决于患者的紧急需要程度。EPO 与术前自身贮血结合,可采集较多自体血。术前大剂量 EPO 的用法是首次静脉注射 300U/kg + 皮下注射 500U/kg,然后每隔 1 天皮下注射 500U/kg。术后如 Hct<0.24 还可再用。

## 三、血液麻醉

在麻醉后、手术前或体外循环前,选择性或预防性应用某些作用于凝血、纤溶系统的药物,以抑制某些血液成分的最初反应,使之不能激活或处于"冬眠状态",或暂时停止体外循环中凝血过程的发展及"全身炎症反应"抑制补体激活,抑制中性粒细胞、血小板和单核细胞的释放,这些抑制是可逆的,待手术结束后再恢复和"苏醒",因其类似全麻过程故称"血液麻醉"(blood anesthesia)。

抑肽酶是血液麻醉的代表药物,可减少手术出血量的 54.8%。抑肽酶是一种广谱蛋白酶抑制剂,通过可逆地与丝氨酸酶活性中心结合而抑制丝氨酸蛋白酶,如胰蛋白酶、糜蛋白酶、纤溶酶、激肽酶及 FXIIa 等。因此它不但抑制纤溶系统的激活,同时也保护了血小板的聚集。另外,抑肽酶还能抑制内源性凝血途径,减少凝血因子的消耗。抑肽酶减少手术出血十

分显著,常可使50%以上大型手术避免输血。常用剂量为0.5万~1.0万U/kg体重,2小时后可再应用。但抑肽酶的副作用也一直为人们所关注,包括敏感性反应、肾损害、血栓、急性呼吸窘迫综合征和过敏反应等,因此应严格限定抑肽酶的使用范围。6-氨基己酸和氨甲环酸能可逆地结合纤溶酶原上的赖氨酸结合位点,阻断纤溶酶原与纤维蛋白上的赖氨酸结合,抑制纤溶酶原转变为纤溶酶,大剂量时可直接抑制纤溶酶,从而减少体外循环后出血和输血量,其不仅用于心血管手术,而且可用于非心脏大手术如肝叶切除术和髋关节成形术等。

(白连军)

## 本章小结

　　自体输血是临床重要的输血治疗手段,可以避免因输异体血所致的输血传播疾病和同种异体免疫性输血不良反应,为稀有血型、交叉配血试验不合、不接受异体输血患者解决了输血问题,在一定程度上缓解了血液供应紧张状况。根据血液采集、处理的方式不同,自体输血可分为贮存式自体输血、稀释式自体输血、回收式自体输血三种。这三种自体输血方式各具优势,临床采用时可根据具体情况,既可考虑单独实施,也可考虑两种或三种联合实施。随着现代科学技术的飞速发展,各种新技术不断向输血领域渗透,自体输血技术在临床上广泛应用,对弥补血源不足、避免同种免疫以及输血传播疾病,具有深远的社会意义。

# 第十二章

## 免疫性溶血性贫血

通过本章学习,你将能够回答下列问题:

1. 新生儿溶血病的分类以及各自特点是什么?
2. 新生儿溶血病血型血清学有哪些特点?
3. 新生儿溶血病换血治疗的注意事项是什么?
4. 自身免疫性溶血性贫血是怎样进行疾病分类的?
5. 自身免疫性溶血性贫血的实验室检查有哪些异常?
6. 自身免疫溶血性贫血何种情况下可考虑适量输注红细胞?
7. 自身免疫溶血性贫血患者输注红细胞时血型血清学应注意什么?
8. 药物诱发的免疫溶血性贫血的发病机制是什么?

免疫性溶血性贫血是由于机体免疫功能紊乱产生自身或意外抗体,且与自身正常红细胞表面的抗原结合或激活补体,引起红细胞破坏而导致的一组溶血性贫血。

## 第一节　新生儿溶血病

胎儿新生儿溶血病(hemolytic disease of the fetus and newborn,HDFN)是指母胎血型不合所致的胎儿或新生儿免疫性溶血性疾病。在我国以 ABO 血型不合者占多数,Rh 血型不合者较少见,其他如 MNS、Kell、Duffy 血型系统等更少见。

### 一、发病原因与发病机制

#### (一) ABO 血型不合溶血病

由于 A 或 B 型母亲的天然抗-A 或抗-B 主要为不能通过胎盘的 IgM 抗体,而存在于 O 型母亲中的 ABO 抗体以 IgG 为主。因此,ABO 血型不合溶血病主要见于 O 型母亲、A 或 B 型胎儿,由于母体的 IgG 抗-A 或抗-B 经过胎盘进入胎儿血液循环破坏胎儿红细胞所引起。ABO 溶血病可发生在第一胎,分娩次数越多,发病率越高,且一次比一次严重。另外,由于食物、革兰阴性细菌、肠道寄生虫、疫苗等也具有 A 或 B 血型物质,持续的免疫刺激可使机体产生 IgG 抗-A 或抗-B,怀孕后这类抗体通过胎盘进入胎儿体内也可引起溶血。

由于 A 和 B 抗原也存在于红细胞外的许多组织中,通过胎盘的抗-A 或抗-B 仅少量与红细胞结合,其余都被其他组织和血浆中的可溶性 A 和 B 血型物质所中和和吸收,故虽母婴 ABO 血型不合很常见,但发病者仅占少数。

#### (二) Rh 血型不合溶血病

通常是母亲为 RhD 抗原阴性,胎儿为 RhD 抗原阳性所致血型不合,并引起溶血,一般第一胎不发病,而从第二胎起发病。因为初次免疫反应产生 IgM 抗体需要 2~6 个月,且较弱,不能通过胎盘进入胎儿体内,而胎儿红细胞进入母体多数发生在妊娠末期或临产时,故第一胎常处于初次免疫反应的潜伏阶段。当再次妊娠发生免疫反应时,仅需数天就可出现,主要为 IgG 能通过胎盘的抗体,并能迅速增多,导致新生儿贫血。

Rh 系统的抗体只能由人类红细胞引起,若母亲有 RhD 抗原不合输血史,则第一胎也可发病。母亲的母亲(外祖母)为 RhD 抗原阳性,母亲出生前已被致敏,则第一胎也可发病,也称为外祖母学说。

## 二、临床表现

临床表现轻重与缓急取决于抗原免疫性的强弱、个体的免疫反应、胎儿的代偿能力和产前的干预措施等因素。

(1)可有不同程度的贫血,以 RhD 血型不合溶血病较为明显。

(2)黄疸一般在生后 24 小时内出现,发展迅速,血清胆红素增高以非结合胆红素为主。但也有少数患儿在病程恢复期结合胆红素明显升高,出现胆汁黏稠综合征。部分 ABO 血型不合溶血病黄疸较轻,与生理性黄疸相似。

(3)Rh 血型不合溶血病可出现胎儿水肿。

(4)足月儿胆红素超过 306μmol/L(18mg/dl),早产儿胆红素超过 204~255μmol/L(12~15mg/dl),应高度怀疑有发生胆红素脑病(核黄疸)发生的可能。

(5)严重病例可出现髓外造血,如肝大、脾大等。

## 三、实验室与辅助检查

### (一)实验室检查

**1. 常规检查**

(1)外周血常规检查:血红蛋白降低,一般 <145g/L,红细胞计数降低,网织红细胞增高,血涂片可见有核红细胞;白细胞计数可增高,血小板计数可正常。

(2)血胆红素测定:胆红素大于 205.2μmol/L(12mg/dl),以非结合胆红素升高为主。

(3)羊水胆红素含量测定:对估计病情和考虑母体终止妊娠时间具有重要的临床指导价值。

**2. 血型血清学检查**

(1)血型:包括父母与新生儿(胎儿)ABO 血型、RhD 血型。孕期取羊水测定胎儿 ABO 血型,若证实母胎同型者或新生儿 O 型者可排除 ABO 血型不合溶血病,而不能排除其他血型系统的溶血病。胎儿 RhD 血型应取胎儿血检测。

(2)抗体效价:ABO 血型不合溶血病可行抗-A 或(和)抗-B 效价测定,RhD 血型不合溶血病可行抗-D 效价测定。值得注意的是在母体孕期疑为 ABO 血型不合溶血者,应在妊娠 6 个月内每月检测抗体效价 1 次,妊娠 7~8 个月每半个月 1 次,妊娠 8 个月以后每周 1 次或根据需要决定。抗体效价由低到高,起伏颇大或突然由高转低均提示病情不稳定或有加重可能,效价维持不变提示病情稳定或母婴血型相合,该抗体仅属以前遗留所致。排除遗留因素后,一般发病轻重与抗体效价成正比。由于 ABO 系统受自然界存在类似 A/B 物质影响,有的未婚女子效价已达 1024。因此,通常 ABO 血型不合溶血病的效价 64 作为疑似病例,但也有效价为 8 时就发病的个案报道。

(3)抗人球蛋白试验:分为直接抗人球蛋白试验与间接抗人球蛋白试验。前者是检测受检者红细胞是否被不完全抗体致敏;后者是用已知抗原的红细胞去检查受检者血清中有无不完全抗体。一般产前行母体间接抗人球蛋白试验测定,产后行新生儿直接抗人球蛋白试验测定。

（4）血清游离抗体试验:游离试验是在新生儿血清中检测是否存在能与红细胞结合的尚未致敏红细胞的不完全抗体,结果阳性可考虑新生儿溶血病。

（5）红细胞抗体释放试验:这是诊断该病的主要依据。释放试验结果阳性应诊断新生儿溶血病,因致敏红细胞通过某种方法将抗体释放出来,而释放液中抗体的特异性可用已知抗原的红细胞来确定。通常 ABO 血型不合溶血病行 56℃ 热放散法,RhD 血型不合溶血病行乙醚或磷酸氯喹放散法。

血型不合新生儿溶血病血型血清学诊断应根据直接抗人球蛋白试验、婴儿血清游离抗体试验与红细胞抗体释放试验进行综合判断见表 12-1。

表 12-1　三项试验对新生儿溶血病的诊断

| 直接抗人球<br>蛋白试验 | 血清游离<br>抗体试验 | 红细胞抗体<br>释放试验 | 最后结论 |
|---|---|---|---|
| － | － | － | 不能证实为由血型抗体引起的新生儿溶血病 |
| ＋ | － | － | 可疑为由血型抗体引起的新生儿溶血病 |
| － | ＋ | － | 可疑为由血型抗体引起的新生儿溶血病 |
| － | － | ＋ | 证实为由血型抗体引起的新生儿溶血病 |
| ＋ | － | ＋ | 证实为由血型抗体引起的新生儿溶血病 |
| ＋ | ＋ | － | 证实为由血型抗体引起的新生儿溶血病 |
| － | ＋ | ＋ | 证实为由血型抗体引起的新生儿溶血病 |
| ＋ | ＋ | ＋ | 证实为由血型抗体引起的新生儿溶血病 |

### （二）辅助检查

**1. 超声检查**　全身水肿胎儿可见软组织增宽的透明带四肢弯曲度较差。B 超检查比 X 线摄片更为清晰,可出现肝大、脾大,胸腹腔积液征象。

**2. X 线摄片**　全身水肿胎儿在 X 线摄片可见软组织增宽的透明带四肢弯曲度较差,一般不采用。

## 四、诊断与鉴别诊断

### （一）诊断

凡既往有原因不明的死胎、流产、输血史、新生儿重症黄疸史的孕妇或产后新生儿早期出现进行性黄疸加深,应进行特异性抗体检查结果阳性即可诊断。

### （二）鉴别诊断

可与红细胞酶缺陷(G-6-PD 缺乏症)、红细胞膜缺陷(遗传性球形红细胞增多症)及感染(新生儿败血症)等所致溶血性黄疸相鉴别。

## 五、治疗原则

### （一）药物治疗

**1. 肾上腺皮质激素**　能阻止抗原与抗体反应减少溶血,能促进肝细胞葡糖醛酸基转移酶对胆红素的结合能力。

**2. 酶诱导剂**　能诱导肝细胞滑面内质网中葡糖醛酸基转移酶的活性,降低血清非结合胆红素。

**3. 其他**　病情严重者可静脉应用丙种球蛋白(IVIG)治疗。碳酸氢钠预防酸中毒时,血脑屏障开放,可使胆红素进入脑组织的量增加,及时输给碱性溶液纠正酸中毒,预防胆红素脑病。应用适量葡萄糖溶液维持患儿热量,营养心、肝、脑等重要器官,减少代谢性酸中毒产生。也可应用中药治疗,具有退黄作用。

### (二)光疗

**1. 光疗原理**　胆红素能吸收光,在光和氧的作用下,脂溶性的胆红素氧化成为一种水溶性的产物(光-氧化胆红素,即双吡咯),能从胆汁或尿液排出体外,从而降低血清非结合胆红素浓度。目前多采用蓝色荧光灯进行治疗。

**2. 光疗方法**　光照时间根据病因、病情轻重和血清胆红素浓度减退的程度来定。让患儿裸体睡于蓝光箱中央,光源距婴儿体表50cm,两眼及外生殖器用黑罩或黑布遮盖。箱周温度应保持在30~32℃,每小时测肛温1次,使体温保持在36.5~37.2℃之间。可连续照射24~72小时。

### (三)血液治疗

**1. 血液制品与血液制剂输注**　可输注血浆或(和)白蛋白。白蛋白可与非结合胆红素结合,使游离的非结合胆红素减少,预防胆红素脑病。倘若血红蛋白<70g/L,可输注悬浮红细胞。

**2. 换血疗法**

(1)目的:置换出血液中具有已致敏红细胞及抗体,阻止进一步溶血;减少血清非结合胆红素浓度,预防发生胆红素脑病;纠正贫血,防止心力衰竭。

(2)适应证:①产前已经确诊为新生儿溶血病,出生时有贫血、水肿、肝大、脾大及心力衰竭,脐血血红蛋白<120g/L者;②脐血胆红素>59.84~68.4μmol/L(3.5~4mg/dl),或生后6小时达102.6μmol/L(6mg/dl),12小时达205.2μmol/L(13mg/dl)者;③生后胆红素已达307.8~342μmol/L(18~20mg/dl)、早产儿胆红素达273.6μmol/L(16mg/dl)者;④已有早期胆红素脑病症状者。

(3)血液制剂选择:ABO血型不合溶血症应选用O型悬浮红细胞与AB型血浆混合后的血液。RhD血型不合溶血病应选用ABO血型同型(或O型)、RhD抗原阴性全血。最好选择3天内的近期血液制剂。

(4)置换血量及速度:常用的置换血量为85ml/kg,约为婴儿全血的2倍。每次抽出和注入的血量为10~20ml,病情重、体重轻者抽注10ml。速度要均匀,约每分钟10ml。换血与光疗可结合进行,以减少换血次数。

(5)注意事项:换血操作较复杂,极易发生感染、血容量改变及电解质紊乱等并发症,应予以高度重视。

## 六、预 防 措 施

### (一)胎儿期

**1. 提前分娩**　Rh阴性孕妇既往有死胎、流产史,可取母体血液行免疫学检查。倘若检测出抗体,应对孕妇逐月追踪检查抗体效价的变化。在妊娠中Rh抗体效价由低升至32或64以上,应检测羊水胆红素值增高,且羊水磷脂酰胆碱/鞘磷脂比值>2(提示胎肺已成熟)者,可考虑提前分娩。

**2. 血浆置换**　对重症Rh血型不合溶血病孕妇产前监测血Rh抗体滴定不断增高者,可给予反复血浆置换治疗,以置换出抗RhD抗体,减轻胎儿溶血。

**3. 宫内输血**　胎儿水肿或胎儿Hb<80g/L而肺尚未成熟者,可行B超监视下脐血管悬浮红细胞输注。

**4. 药物**　自妊娠 4 个月起,对 ABO 血型不合溶血病的孕妇可给予茵陈等中药预防性治疗。孕妇在预产期前 1～2 周可口服苯巴比妥以诱导胎儿葡糖醛酸基转移酶的产生。

**5. 终止妊娠**　应给孕妇做综合性治疗,以减少抗体产生,必要时可终止妊娠。

## (二)出生后

RhD 抗原阴性妇女在分娩出 RhD 抗原阳性新生儿后 72 小时内,应肌注 IgG 抗 RhD 血清制剂以避免被致敏,再次妊娠 29 周时再肌注 1 次效果更好;对流产者、产前出血、羊膜穿刺后或输注 RhD 抗原阳性血液制剂时,应肌注同样剂量。

# 第二节　自身免疫性溶血性贫血

自身免疫性溶血性贫血(autoimmune hemolytic anemia,AIHA)是由于自身免疫机制紊乱产生抗自身红细胞的抗体,导致自身红细胞破坏的一组溶血性疾病。AIHA 可发生于任何年龄,多数患者年龄超过 40 岁,女性多于男性,种族间无差异。

## 一、疾病分类与发病原因

根据抗体在机体内作用的最适温度,将 AIHA 分温抗体型与冷抗体型。

### (一)温抗体型

温抗体一般在 37℃时最活跃,主要是 IgG,少数为 IgM,为不完全抗体。可分为特发性(原因不明性)及继发性两种。继发性病因常见于:血液或淋巴系统肿瘤、结缔组织免疫性疾病、感染性疾病、胃肠系统疾病、良恶性实体肿瘤等。

### (二)冷抗体型

冷抗体在 4℃左右最易与红细胞膜抗原结合,主要为 IgM,因在低温时可以较强地凝集红细胞又可称为冷凝集素。另外,IgG 体也可偶见,它们有较强的补体结合能力,可引起阵发性寒冷性血红蛋白尿症。罕见有 IgA,但这些抗体在体内不引起溶血,主要是由于缺乏补体结合的活性。病因常见于:感染性疾病、淋巴增生性疾病、良恶性实体肿瘤等。

## 二、发病机制

AIHA 患者产生抗红细胞自身抗体的机制至今仍未阐明,可能与某些因素有关。

### (一)温抗体型

温抗体型 AIHA 的自身抗体多为不完全抗体(IgG 抗体),与红细胞(也可累及白细胞和血小板)结合,使抗体的 Fc 端构型发生变化,并同时激活少量补体使红细胞膜上黏附一定量的 C3b/C4b,通过单核-巨噬细胞系统器官(主要是肝和脾)时被巨噬细胞识别,分别与单核-巨噬细胞上的 Fc 受体及 C3b/C4b 受体结合并被吞噬破坏,从而发生血管外溶血。

### (二)冷抗体型

**1. 冷凝集素**　绝大多数是 IgM 抗体,主要为抗-I。在 0～5℃的低温条件下可直接引起红细胞的凝集;在 20～25℃时与补体结合最为活跃,并能通过经典补体激活途径形成 C5～C9 膜攻击复合物,造成红细胞的直接破坏,导致血管内溶血。

**2. D-L 抗体**　主要是一种 IgG 类双相溶血素,常见为抗-P。在＜20℃时抗体与红细胞结合,再次复温后通过补体激活途径造成血管内溶血,这也是 D-L 抗体介导的溶血表现为暴露于寒冷后发作的原因。

## 三、临床表现

温抗体型临床表现多样化,轻重不一。一般起病缓慢,数月后才发现有贫血。起病急,以小儿多见,易伴有病毒感染,有寒战、高热、腰背痛、呕吐和腹泻等。严重时可伴有休克与神经系统症状如头痛、烦躁甚至昏迷。大多数患者有皮肤黏膜苍白、黄疸、肝脾与淋巴结肿大,也有26%的患者可无肝脾淋巴结肿大。

冷抗体型多见于冷凝集素病与阵发性寒冷性血红蛋白尿,前者表现手足发绀,伴有肢端麻木及疼痛;后者表现为中等程度贫血,肝大、脾大,偶有黄疸,寒冷温度急骤下降可诱发溶血加剧,可出现急性血管内溶血的表现。

## 四、实验室检查

### (一)一般检查

**1. 血常规** 贫血程度不一,重者血红蛋白可 <50g/L,为正细胞性贫血。在极严重患者体外红细胞有自凝现象。急性溶血阶段白细胞计数增多,血小板计数多数正常。约10% ~ 20%患者可伴有血小板减少称为Evans综合征。网织红细胞值明显增高,甚至可达0.50。

**2. 骨髓检查** 骨髓呈增生性反应,以幼红细胞增生为主,15%患者幼红细胞可呈巨幼样变。

**3. 溶血相关检查**

(1)血清胆红素:血清总胆红素增高,以非结合胆红素增高为主。

(2)尿液检查:尿胆原阳性。可出现尿游离血红蛋白或尿含铁血黄素阳性。

**4. 其他** 血清华氏反应呈阳性,免疫球蛋白增高,抗核抗体阳性,循环免疫复合物增多,补体C3下降等。

### (二)特殊检查

**1. 直接抗人球蛋白试验**(Coombs 试验) 呈阳性是诊断温抗体型 AIHA 重要指标。可分为单纯 IgG 型、单纯 C3 型与 IgG + C3 混合型,各型与疾病轻重具有相关性。必须指出的是直接抗人球蛋白试验阴性不能完全除外 AIHA。可通过直接抗人球蛋白试验阳性程度与型间变化观察药物治疗有效性。另外,冷凝集素病与阵发性寒冷性血红蛋白尿直接抗人球蛋白试验也可出现阳性,以单纯 C3 型多见。

**2. 冷凝集素试验** 呈阳性,提示为冷凝集素病。

**3. 冷溶血试验** 呈阳性,提示为阵发性寒冷性血红蛋白尿。

## 五、诊断与鉴别诊断

### (一)诊断

根据贫血、黄疸、肝大、脾大、网织红细胞增高等溶血性贫血的临床及实验室检查特点,除外其他类型溶血性贫血时,应考虑 AIHA 的诊断。倘若 Coombs 试验阳性可诊断为温抗体型,但阴性也不能完全排除。应用肾上腺皮质激素进行诊断性治疗有效也可作为诊断的依据之一。倘若冷凝集素试验阳性可诊断为冷凝集素病。倘若冷溶血试验阳性可诊断为阵发性寒冷性血红蛋白尿。

### (二)鉴别诊断

AIHA 须与阵发性睡眠性血红蛋白尿、遗传性球形红细胞增多症与葡萄糖-6-磷酸脱氢酶缺乏症等疾病进行鉴别。

## 六、治 疗 原 则

由于本病大多继发于其他疾病,故明确诊断后应继续寻找有无原发性疾病是治疗的关键。

**（一）温抗体型**

**1. 常规治疗** 病因明确者,应积极治疗原发病。可应用糖皮质激素或(和)免疫抑制剂治疗。也可加用大剂量静脉注射丙种球蛋白。倘若应用大剂量糖皮质激素治疗后2周溶血和贫血无改善;或每日需较大剂量维持血液学的改善;或不能耐受糖皮质激素与免疫抑制剂治疗等应考虑脾切除治疗。倘若抗体滴度高,糖皮质激素治疗效果差的患者可考虑血浆置换治疗。

**2. 输血治疗**

(1)适应证:由于温抗体型的 AIHA 患者体内含有自身抗体,与自身红细胞和献血员红细胞均能起免疫反应导致红细胞破坏;又由于保存期较短红细胞制剂中残留的血浆成分中补体成分可能仍具有活性。因此,对于温抗体型的 AIHA 患者输注红细胞制剂应严格控制适应证,尽量少用或慎用红细胞制剂。通常血红蛋白≤40g/L 伴有严重缺氧症状,或血红蛋白值短时间内急剧下降(每天下降>10g/L,连续3天以上)或伴有溶血危象,不输注红细胞制剂危及患者生命时才考虑输注。红细胞输注剂量通常只是为了改善患者临床缺氧症状,而不是一味追求提高患者的血红蛋白值。

(2)血型血清学注意事项

1)由于温抗体型 AIHA 患者红细胞上黏附 IgG 自身抗体,导致直接抗人球蛋白试验阳性,可影响 ABO 血型正定型结果;倘若患者血清中存在游离自身抗体,可导致间接抗人球蛋白试验阳性,影响反定型结果。为了保证 ABO 血型正反定检测的正确性,必须进行诸多红细胞血型血清学试验,包括自身或随机红细胞放散-放散法、ABO 血型物质测定、ABO 血型基因检测法等。

2)倘若患者 ABO 血型与 RhD 血型抗原鉴定结果可靠,可输注 ABO 血型与 RhD 血型抗原相同,且主侧血液交叉匹配试验相合的红细胞制剂。倘若 ABO 血型鉴定不可靠,可输注 O 型、RhD 血型抗原相同,且主侧血液交叉匹配试验相合的红细胞制剂。

3)倘若患者体内只含有自身抗体,应选择多人份与患者 ABO 血型与 RhD 血型抗原相同,且选择血液交叉匹配试验凝集强度低于自身对照以及凝集强度相比最弱的献血者红细胞制剂输注。倘若患者体内含有自身抗体与意外抗体、且意外抗体特异性确定后,应选择多人份与患者 ABO 血型与 Rh 血型抗原相同,不携带意外抗体特异性对应抗原的献血者红细胞制剂,且选择血液交叉匹配试验凝集强度低于自身对照以及凝集强度相比最弱的献血者红细胞制剂输注。倘若患者体内含有自身抗体与意外抗体、且意外抗体特异性不确定,平诊情况时可选择与患者 Rh、MNS、Kidd、Duffy、Diego、Kell 等血型系统主要抗原一致的献血者红细胞制剂输注;急诊情况时可选择多个献血者红细胞进行主侧血液交叉匹配试验,选择凝集强度低于自身对照以及凝集强度相比最弱的献血者红细胞制剂予以输注。其试验结果应在血液交叉匹配试验单上注明,告知临床经治医师与护士在患者输注红细胞制剂时须密切观察。

**（二）冷抗体型**

避免寒冷刺激,注意保暖。对保暖及支持治疗无效患者可应用免疫抑制剂。

# 第三节　药物诱发的免疫性溶血性贫血

药物进入机体后由于免疫等因素从而导致红细胞大量破坏。约占溶血性贫血10%,倘若急性起病,可危及患者的生命。

# 一、发 病 机 制

## （一）根据损伤途径分类

1. 药物性免疫导致抗体介导的溶血反应。

2. 药物作用于遗传性酶缺陷的红细胞（如 G-6-PD 缺乏者）导致的溶血反应。

3. 药物作用于异常血红蛋白所致的溶血反应。

## （二）根据药物特性分类

**1. 半抗原型**　常见于青霉素类制剂,也可见于头孢菌素类和四环素等。主要是由于药物作为半抗原与红细胞膜及血清内蛋白质形成全抗原,所产生的抗体与吸附在红细胞上的药物发生反应,进而损伤破坏有药物结合的红细胞,产生溶血;而对正常红细胞无作用。

**2. 免疫复合物型**　常见于异烟肼、利福平、奎宁、奎尼丁、非那西丁、对氨基水杨酸、胰岛素、氯磺丙脲、甲苯磺丁脲、苯妥英钠、氯丙嗪、磺胺类药物等。主要是由于药物首次与机体接触时与血清蛋白结合形成抗原,刺激机体产生抗体。当重复应用此类药物时,其免疫复合物吸附到红细胞膜上并激活补体,导致红细胞破坏,产生溶血。

**3. 自身抗体型**　常见于 α- 甲基多巴、左旋多巴等。抗体产生虽与药物有关,但所产生抗体与药物无特异性。血清中抗体与自身红细胞相互作用,可能是药物改变了红细胞膜 Rh 血型抗原的蛋白,形成能与 Rh 血型抗原蛋白起交叉反应的抗体。

**4. 非免疫性蛋白吸附型**　常见于头孢菌素类等药物。约有 1% ～5% 患者使用头孢菌素后 1～2 天可呈现直接抗人球蛋白试验阳性。血浆蛋白包括免疫球蛋白、补体、白蛋白、纤维蛋白原等非特异性吸附于红细胞膜上,导致直接抗人球蛋白试验阳性,但通常无溶血现象。严格讲此型不属于药物引起的免疫型溶血性贫血。

# 二、诊断与鉴别诊断

## （一）诊断依据

**1. 临床表现**　近期有明确服药史。轻症患者出现头晕、乏力与面色苍白等;重症患者可出现寒战、发热,腰背痛,酱油样尿,贫血貌、黄疸,肝大、脾大等。

**2. 实验室检查**

（1）血红蛋白下降、网织红细胞增高。

（2）总胆红素增高,以非结合胆红素增高为主;乳酸脱氢酶增高等。发生血管内溶血可出现血红蛋白尿。

（3）骨髓显著增生,以幼红细胞增生为主。

（4）直接抗人球蛋白试验阳性等。

## （二）鉴别诊断

需与 ABO 血型不合红细胞输注后导致急性溶血、阵发性睡眠性血红蛋白尿、遗传性球形红细胞增多症与葡萄糖-6-磷酸脱氢酶缺乏症等疾病进行鉴别。

# 三、治疗与预防原则

**1.** 停止使用有关药物。尤其是再次就医时,应提醒接诊医师避免使用相应的药物。

**2.** 适时应用肾上腺皮质激素等控制溶血。应用肾上腺皮质激素无效者可选择血浆置换术。

**3.** 贫血严重者适时输注红细胞制剂。

**4. 其他**　并发症与合并症对症治疗等。

（李志强）

## 本章小结

由于机体免疫功能紊乱产生自身或意外抗体,且与自身正常红细胞表面的抗原结合或激活补体,导致机体红细胞破坏出现溶血的一组疾病统称为免疫性溶血性贫血。

胎儿新生儿溶血病 ABO 血型不合溶血病与 RhD 血型不合溶血病。前者是由于母体的 IgG 抗-A 或抗-B 经过胎盘进入胎儿血液循环破坏胎儿红细胞所引起,分娩次数越多,发病率越高,且一次比一次严重。后者是由于母亲为 RhD 抗原阴性,胎儿为 RhD 抗原阳性所致血型不合导致胎儿溶血,一般第一胎不发病,而从第二胎起发病。从优生优育的角度应予以高度重视。自身免疫性溶血性贫血是由于自身免疫机制紊乱产生抗自身红细胞的抗体,导致自身红细胞破坏的一组溶血性疾病。轻症应用适当的药物治疗可使疾病缓解;重症在药物治疗同时需进行红细胞制剂治疗,由于机体内含有大量自身抗体可干扰血型鉴定与血液交叉匹配试验,应予以密切关注。药物诱发的免疫性溶血性贫血是由于药物进入机体后由于免疫等因素从而导致红细胞大量破坏,可根据药物特性分为半抗原型、免疫复合物型、自身抗体型与非免疫性蛋白吸附型四类。

# 第十三章

## 输血不良反应与输血传播疾病

通过本章学习，你将能够回答下列问题：

1. 急性溶血反应和迟发性溶血反应的发病机制和临床表现有何区别？
2. 为预防免疫性溶血反应的发生，应在输血前做哪些免疫血液学检查？
3. 如何预防输血相关性急性肺损伤的发生？
4. 如何预防输血相关性移植物抗宿主病的发生？
5. 输血传播疾病主要有哪些？其病原体是什么？
6. 输血传播疾病的主要预防控制措施有哪些？
7. 工作人员发生 HIV 职业暴露时应如何处理？
8. 输血相关巨细胞病毒感染如何预防控制？
9. 如何预防疟疾通过输血传播？

输血有风险，尽管血液经过严格程序的筛查、检测等处理，但依然存在发生输血传播疾病及其他输血不良反应的可能。输血传播疾病是指输入携带病原体的血液而感染的疾病。从理论上讲，凡能发生病原体血症的疾病均可通过输血传播，常见的有艾滋病、乙型肝炎、丙型肝炎、戊型肝炎、巨细胞病毒感染、梅毒、疟疾、弓形虫病及人类 T 淋巴细胞病毒感染等。另一方面，由于人类的血型系统复杂，同型输血实际上输的还是异型血，可能作为免疫原输入而在受血者体内产生相应意外抗体，导致输血不良反应发生。

## 第一节　输血不良反应

输血不良反应指输血过程中或输血后发生的不良反应，发生率约 10%。按照输血反应发生的时间，可将其分为急性反应和迟发性反应，发生于输血 24 小时内的称为急性反应，发生于输血 24 小时之后的称为迟发性反应；按照输血反应有无免疫因素参与，又可将其分为免疫性反应和非免疫性反应。表 13-1 为输血不良反应分类。表 13-2 为常见输血不良反应诊断及处理。血小板输注无效和输血后紫癜参见第六章"血小板血型系统"。

表 13-1　输血不良反应分类

| 分类 | 急性反应 | 迟发性反应 |
| --- | --- | --- |
| 免疫反应 | 发热反应 | 迟发性溶血反应 |
| | 过敏反应 | 输血相关性移植物抗宿主病 |
| | 急性溶血反应 | 输血后紫癜 |
| | 输血相关性急性肺损伤 | 输血致免疫抑制作用 |

续表

| 分类 | 急性反应 | 迟发性反应 |
|---|---|---|
| | | 白细胞输注无效 |
| | | 血小板输注无效 |
| 非免疫反应 | 细菌污染 | 含铁血黄素沉着症或血色病 |
| | 输血相关性循环超负荷(TACO) | 血栓性静脉炎 |
| | 空气栓塞 | 输血相关感染性疾病 |
| | 低体温 | (如各种肝炎病毒、HIV、巨细胞病毒等病毒;细菌、梅毒、多种寄生虫等) |
| | 出血倾向 | |
| | 柠檬酸中毒 | |
| | 电解质紊乱 | |
| | 非免疫性溶血 | |
| | 肺微血管栓塞 | |

## 一、发热性非溶血性输血反应

发热性非溶血性输血反应(febrile non-haemolytic transfusion reaction,FNHTR)是指在输血中或输血后体温升高≥1℃,并以发热、寒战等为主要临床表现,且能排除溶血、细菌污染、严重过敏等引起发热的一类输血反应。FNHTR 发生率约为 0.5%～1.0%,是最常见的输血不良反应,约占总输血不良反应的 52.1%。FNHTR 在多次输血或多次怀孕妇女中尤为多见。有 FNHTR 病史者,第二次输血时约 15% 再次出现 FNHTR。

(一)病因和发病机制

66%～88% 的 FNHTR 由 HLA 抗体、HNA 抗体或 HPA 抗体引起。多次输血或妊娠,受血者逐渐产生这些同种抗体,其中以 HLA 抗体最为多见。通常在多次输血者体内产生 HLA 抗体频率约为 54.70%。当再次接受输血,发生抗原抗体反应,造成白细胞凝集并在单核-巨噬细胞系统内被破坏,释放出内源性致热原,导致 FNHTR。

(二)临床表现

FNHTR 常发生于输血期间至输血后 1～2 小时内,持续时间少则几分钟,多则 1～2 小时,通常不会超过 8～10 小时。发热的高低与血液输注速度、输入的白细胞数量和致热原量成正比。体温可达 38～41℃,伴有寒战、头痛、全身不适、恶心、呕吐、颜面潮红、畏寒、脉搏增快等,血压多无变化。轻者体温升高 1～2℃,常呈自限性。少数发热反应后数小时内出现口唇疱疹。发热持续 18～24 小时或更久,应考虑其他原因所致。

(三)诊断和鉴别诊断

诊断 FNHTR 无特异性检查,通常采用排除性诊断。排除其他原因,包括自身所患发热性疾病如感染、药物如两性霉素 B、溶血性输血反应、血液制品细菌污染、输血相关性急性肺损伤(TRALI)等引起的发热。

(四)治疗

一旦发生 FNHTR 后,立即停止输血,缓慢输注生理盐水保持静脉通路,密切观察病情。积极寻找原因,首先排除溶血反应及细菌污染,进一步验证血型与交叉配血等,还要考虑有无药物反应或感染性疾病,进行血培养。确定为 FNHTR 可用解热药对症治疗,出血患者避免服用阿司匹林类退热药。高热严重者给予物理降温。若受血者出现轻度发热反应而又因病情需要须继续输血,则重新更换血液制剂输注。

表 13-2 常见输血不良反应的诊断及处理

| | 类型 | 病因 | 临床表现 | 诊断 | 治疗/预防措施 |
|---|---|---|---|---|---|
| 输血不良反应 | 急性免疫性输血不良反应（< 24 小时） | | | | |
| | 发热性非溶血性输血反应（FNHTR） | 针对供血者白细胞的抗体、血小板等血液制剂中的细胞因子 | 发热、寒战、头痛、呕吐等 | ①排除溶血反应、②排除细菌污染、③检测白细胞抗体 | ①解热药对症治疗（避免使用阿司匹林）②输注去除白细胞的血液成分 |
| | 急性溶血性输血反应（AHTR） | 输注不相容红细胞制剂 | 寒战、发热、血尿、低血压、肾衰竭、DIC、背部疼痛、静脉穿刺处疼痛、焦虑等 | ①肉眼观察有无溶血、②直接抗人球蛋白试验（DAT）、③复查患者输血前、后标本血型、④复查抗体筛查试验、⑤复查交叉配血试验、⑥检测溶血指标（如 LDH，胆红素等） | ①立即停止输血、②静脉补液及应用利尿剂，维持尿量 > 1ml/（kg·h）、③应用止痛药（必要时可用吗啡）、④治疗低血压（小剂量多巴胺）、⑤根据需要输注血小板，冷沉淀或新鲜冰冻血浆等 |
| | 过敏反应 | 针对供血者血浆蛋白（包括 IgA，C4 等）的抗体 | 荨麻疹、瘙痒、低血压、呼吸窘迫、局部水肿、焦虑等 | ①排除溶血、②检测 IgA 抗体、③IgA 定量 | ①轻微过敏反应可用抗组胺药、②严重过敏反应时，立即停止输血，补液，头低脚高位，给予肾上腺素、抗组胺药、糖皮质激素、β2 受体激动剂等、③输注 IgA 缺乏的血液制剂 |
| | 输血相关性急性肺损伤（TRALI） | 供血者有白细胞抗体（偶尔为受血者有白细胞抗体）、血液制剂中的生物活性物质 | 低氧血症、呼吸衰竭、低血压、发热、双侧肺水肿等 | ①排除溶血、②排除心源性肺水肿、③检测供血者和受血者体内的白细胞抗体，如果是阳性，应进一步作抗原分型、④白细胞交叉配型、⑤胸部 X 线检查 | ①立即停止输血、②支持治疗、③避免使用可能引起 TRALI 的供血者的血液制剂 |

续表

| 输血不良反应 | 类型 | 病因 | 临床表现 | 诊断 | 治疗/预防措施 |
| --- | --- | --- | --- | --- | --- |
| 急性非免疫性输血不良反应（<24小时） | 输血相关脓血症 | 输注细菌污染的血液制剂 | 发热、寒战、低血压等 | ①革兰染色 ②血液制剂细菌培养 ③患者血液细菌培养 ④排除溶血 | ①立即停止输血 ②应用广谱抗生素治疗 ③治疗并发症（如休克、DIC等） |
|  | 输血相关循环超负荷(TACO) | 循环负荷过重 | 呼吸困难、端坐呼吸、咳嗽、心动过速、高血压、头痛等 | ①胸部X线检查 ②排除TRALI | ①立即停止输血 ②采取坐位 ③吸氧 ④利尿 ⑤必要时行静脉放血治疗（每次放250ml） |
|  | 非免疫性溶血 | 血液制剂受到物理或化学损伤（如不适当加温、冷冻、溶血性药物或溶液） | 血红蛋白尿、血红蛋白症 | ①排除受血者溶血 ②检测血液制剂溶血 | ①立即停止输血 ②确认并清除溶血原因 |
|  | 空气栓塞 | 空气进入血液中 | 呼吸困难、咳嗽、胸痛、低血压、心律失常等 | X线检查显示血管内空气 | 患者置于左侧卧位，腿抬高，高于胸利头，防止气泡通过肺动脉瓣 |
|  | 低钙血症（柠檬酸盐中毒） | 短时间内快速输注大量血液 | 感觉异常、手足抽搐、心律失常等 | ①检测游离血钙 ②心电图（ECG）显示Q-T间期延长 | 严重病例需要实时监测游离血钙浓度，缓慢输注 |
|  | 低体温 | 快速输注大量温度较低的血液制剂 | 心律失常 | 监测体温 | 血液加温 |

续表

| 输血不良反应 | 类型 | 病因 | 临床表现 | 诊断 | 治疗/预防措施 |
|---|---|---|---|---|---|
| 迟发性免疫性输血不良反应（>24小时） | 同种免疫（alloimmunization） | 针对外来红细胞、白细胞、血小板的同种免疫抗体 | ①意外抗体筛查阳性 ②血小板输注无效 ③迟发性溶血性输血反应（DAT）④新生儿溶血病 | ①意外抗体筛查 ②直接抗人球蛋白试验（DAT）③血小板抗体筛查 ④HLA抗体筛查 | ①避免不必要的输血 ②输注去除白细胞的血液制剂 |
| | 迟发性溶血性输血反应（DHTR） | 针对外来红细胞抗原的回忆性免疫反应 | 发热、血红蛋白降低、意外抗体筛查转阴性、轻度黄疸等 | ①意外抗体筛查 ②直接抗人球蛋白试验（DAT）③检测溶血指标（观察有无血红蛋白血症、LDH、胆红素、含铁血黄素尿等） | ①鉴定意外抗体特异性 ②必要时输注相合的红细胞 |
| | 输血相关性移植物抗宿主病（TA-GVHD） | 供血者淋巴细胞在受血者体内植活并攻击受血者组织 | 发热、皮疹、恶心、呕吐、腹泻、肝炎、全血细胞减少等 | ①皮肤活检 ②HLA分型 ③应用分子生物学技术检测嵌合体 | ①皮质类固醇激素、细胞毒性药物 ②对于高危患者，输注经辐照处理的血液成分 |
| | 输血后紫癜（PTP） | 受血者体内血小板抗体（通常为抗-HPA-1a）破坏自身血小板 | 血小板减少性紫癜，输血后出血持续8~10天 | 血小板抗体筛查和鉴定 | ①应用静脉注射免疫球蛋白（IVIG）②输注HPA抗体对应抗原阴性（如HPA-1a阴性）的血小板 ③血浆置换 |
| 迟发性非免疫性输血不良反应（>24小时） | 铁沉着（iron overload） | 多次输血，超过患者代谢能力 | 糖尿病、肝硬化、心肌病等 | ①检测血清铁蛋白 ②肝功能检测 ③内分泌功能检测 | 铁螯合剂治疗 |

**（五）预防**

临床研究表明 FNHTR 发生率与输入白细胞的数量有关。目前普遍认为：白细胞含量小于 $5 \times 10^6$ 时，即能有效预防 FNHTR 发生。因此，预防 FNHTR 的方法之一就是输注去除白细胞的血液制品。一般白细胞去除可在血液制品保存前或在输血前进行。粒细胞制品不能用白细胞滤器过滤，输注前常规给予解热药。对于易患 FNHTR 受血者，在输血前应用抗致热原性药物，如对乙酰氨基酚（醋氨酚）或阿司匹林有效减轻发热反应的程度。若既往无 FNHTR 病史，不必输血前用药。

## 二、溶血性输血反应

受血者输入不相容红细胞或存在同种抗体的供者血浆，使供者红细胞或自身红细胞在体内发生破坏而引起的反应称为溶血性输血反应（hemolytic transfusion reaction，HTR）。按发生原因分为免疫性溶血反应和非免疫性溶血反应；按发生缓急分为急性溶血性输血反应（acute hemolytic transfusion reaction，AHTR）和迟发性溶血性输血反应（delayed hemolytic transfusion reaction，DHTR）；按溶血部位分为血管内溶血与血管外溶血。溶血性输血反应的严重程度取决于受血者的基础状态、输入不相容血液的剂量和速度、抗体效价和激活补体的能力、补体浓度、抗原的特性、抗体的特性、单核-巨噬细胞系统的功能等。AHTR 发生于输血后 24 小时内，多于输血后立即发生，输入 10ml 不相容血液即可迅速引发 AHTR，大多为血管内溶血。DHTR 大多发生于输血后 3～10 天；部分免疫抗体的产生需要较长时间，输血后 6 周才出现溶血症状；有些症状不明显，数周甚至数月后经血清学检查而明确诊断；DHTR 主要为血管外溶血。

**（一）病因和发病机制**

**1. 急性溶血性输血反应**（AHTR） 大多数严重 AHTR 是由 ABO 血型系统不相容输血引起，人为差错是其主要原因，小部分不相容输血与 Kidd、Kell、Duffy 等血型系统抗体有关。Rh 血型系统不相容输血大多引起 DHTR。

引起 AHTR 的抗体大多为 IgM，少数为补体结合性 IgG。AHTR 发生机制主要是抗体和红细胞膜上血型抗原结合、激活补体，形成膜攻击复合物，造成红细胞溶解，血浆及尿中出现游离血红蛋白。非免疫性的 AHTR 少见，包括低渗液体输注、冰冻或过热破坏红细胞等。急性溶血反应过程中产生的炎症介质如组胺、细胞因子如 IL-1、IL-6、IL-8、TNF 等引起血压下降、休克、支气管痉挛、发热等；抗原抗体反应可导致血小板释放出血小板第 3 因子（PF3），激活 FXII 启动内源性凝血系统；TNF 可诱导内皮细胞产生组织因子，激活外源性凝血系统，同时，TNF 及 IL-1 作用于血管内皮细胞，使其表面血栓调节蛋白表达减少，血管内溶血时，白细胞也出现促凝活性，最终导致 DIC。急性溶血时发生肾衰竭的机制目前认为主要是由于缺血所致。

**2. 迟发性溶血性输血反应**（DHTR） DHTR 多由 Rh、Kidd、Duffy、Kell、Diego 等血型系统抗体引起。引起 DHTR 的抗体多为 IgG，一般不激活补体，所致溶血多为血管外溶血，或者只能激活 C3，产生的炎症介质水平很低，DHTR 症状通常比 AHTR 轻得多。

DHTR 几乎都是回忆性抗体反应，机体第一次接触红细胞抗原时，初次抗体形成较迟，如抗-D 出现于输血后至少 4～8 周，也可能 5 个月，此时大多数输入的红细胞已不存在，一般不会发生溶血。随后，抗体水平逐渐下降，意外抗体筛查及交叉配血试验可能阴性，再次输血后，对先前致敏红细胞的抗原产生回忆反应，在几天内产生大量抗体，使供者红细胞溶解。

**（二）临床表现**

AHTR 多于输血后数分钟至数小时出现烦躁、发热，有时伴畏寒、胸部或背部疼痛、面色发红、呼吸困难、心动过速及血压下降、全身出血及血红蛋白尿、黄疸等。严重者还出现急性肾衰竭、休克及弥散性血管内凝血(DIC),甚至死亡。AHTR 典型的起病症状是突然感到恐惧不安、头胀、全身麻木、胸部压迫感、胸痛和背痛;全身出血表现为皮肤瘀点、穿刺处出血和手术伤口渗血。一些严重疾病患者,特别是新生儿和未成熟儿、使用了大剂量镇静剂、全麻患者,临床表现可能极不典型,仅表现手术止血困难,或没有临床症状,仅在输血后发现贫血更重,甚至因贫血性心力衰竭而死亡。

DHTR 一般较轻,以血管外溶血为主,但也有致死性。DHTR 主要表现为不明原因的发热、贫血、黄疸,偶见血红蛋白血症及血红蛋白尿、肾衰竭、DIC。不少 DHTR 因无明显临床症状而被漏诊,往往在以后需要再次输血时发现直接抗人球蛋白试验(DAT)阳性和(或)检测出新的同种抗体才明确诊断。

### (三)实验室检查

怀疑 HTR 时,实验室检查包括:①检查血液储存条件是否正确,血袋及血液标本有无溶血;②对输血前、后标本重复检测 ABO 及 RhD 血型,注意有无混合凝集现象;③对输血前、后标本重复进行意外抗体筛查,抗体鉴定谱细胞分别与输血前、后标本进行反应;④过去 24 小时内输入患者体内的供者血液标本,分别与患者输血前、后血标本进行交叉配合试验;⑤直接抗人球蛋白试验(DAT)检测红细胞表面的抗体,而间接抗人球蛋白试验检测血清中的抗体;⑥吸收放散试验检测抗体的存在;⑦检测血清中游离血红蛋白、胆红素、尿素氮、肌酐、尿血红蛋白及含铁血黄素,进行外周血涂片检查、全血细胞计数、凝血试验等。

发生 AHTR 时,实验室检查可能发现血细胞比容下降、球形红细胞增多、血浆结合珠蛋白降低、乳酸脱氢酶(lactate dehydrogenase,LDH)增高、血浆中出现游离血红蛋白、直接抗人球蛋白试验阳性,6 ~ 8 小时后血清胆红素可能增高。发生 DHTR 时,随着不相合红细胞从循环中清除,DAT 转为阴性,故即使 DAT 阴性也不能排除 DHTR 可能。

### (四)诊断和鉴别诊断

根据临床表现、实验室检查,诊断 HTR 并不困难。任何原因引起的急性溶血都可能与 AHTR 混淆,需要鉴别。细菌污染的血液、储存血液受到物理、化学、药物损伤、某些感染都可能导致溶血;各种溶血性疾病包括自身免疫性溶血性贫血(AIHA)、遗传性球形红细胞增多症、葡萄糖-6-磷酸脱氢酶(G-6-PD)缺乏症、镰形细胞贫血、微血管病性溶血性贫血、阵发性睡眠性血红蛋白尿、药物性溶血、非免疫性溶血(nonimmune hemolysis)等需与 HTR 鉴别。

诊断 DHTR 在很大程度上取决于血清学检查技术的敏感性以及医护人员对 DHTR 的认识水平和警惕性。如有贫血、发热及近期输血史,应高度警惕 DHTR 的可能性。

### (五)治疗

**1. 急性溶血性输血反应**(AHTR)　关键是早期诊断、积极治疗,防治休克、急性肾衰竭、DIC 等并发症。

若怀疑 AHTR,立即停止输血,维持静脉通道,严密观察血压、尿色、尿量并注意出血倾向。立即补液以维持循环、纠正低血压、防止急性肾衰竭,静脉输入晶体液维持血压并将尿量维持在 100ml/h,维持 18 ~ 24 小时,根据血压、心功能状况及尿量调整补液量及速度。使用血管活性物质如小剂量多巴胺治疗低血压并改善肾脏灌注,注意剂量不宜过大,剂量较大时引起肾脏血管收缩,加重肾损害。利尿剂如呋塞米、甘露醇也可起到保护肾脏的作用,发生少尿或无尿的患者,在生命体征稳定情况下,可静脉给予呋塞米。如果已经发生肾衰竭,则应限制入量,维持电解质平衡,必要时进行透析。根据需要输注血小板、冷沉淀或新鲜冰冻血浆。

**2. 迟发性溶血性输血反应**(DHTR)　DHTR 大多无需治疗,如出现类似急性溶血反应症状,则按 AHTR 处理。发生 DHTR 后,应鉴定血液中的同种抗体,以后输血时应避免输入相应抗原阳性的红细胞。

### （六）预防

预防 HTR 发生的关键在于严格而准确地进行输血前血型血清学检查,包括 ABO 正反定型、RhD 定型、意外抗体筛查、交叉配血试验;建立严格的临床输血管理制度,加强技术培训,避免在血样采集、血型鉴定和交叉配血、发血、输血过程中因疏忽而发生差错。

## 三、过敏性输血反应

过敏性输血反应(anaphylactic reactions)是常见的输血不良反应,约占全部输血反应45%。输注全血、血浆或血液制品后可发生轻重不等的过敏反应,特别是在输注血浆蛋白制品后,轻者只出现荨麻疹,重者可发生过敏性休克,甚至死亡,其中以荨麻疹最为多见。

### （一）病因和发病机制

**1. IgA 抗体** 有些受血者体内缺乏 IgA,或 IgA 含量虽然正常但缺乏某一种 IgA 亚型,多次输血后产生 IgA 抗体或同种异型 IgA 抗体,当再次输入相应 IgA 时,发生抗原抗体反应,出现过敏反应。

**2. 其他蛋白抗体** 受血者缺乏如 IgG、IgE、结合珠蛋白、抗胰蛋白酶、转铁蛋白、C3、C4等,可能产生相应血清蛋白抗体,导致过敏反应。

**3. 过敏体质** 对于过敏体质的受血者,输血特别是输注血浆或含有变性蛋白的血液可引起过敏反应,常为中或重度荨麻疹。这类抗体属于 IgE,它与肥大细胞和嗜碱性粒细胞结合,遇到相应抗原,即发生反应,释放组胺、5-羟色胺等引起过敏反应。

**4. 被动获得性抗体** 过敏体质的供血者,将其抗体输给受血者,如对药物(阿司匹林、青霉素等)或食物及其他成分过敏产生的抗体,当受血者接触相应抗原时可发生过敏反应。

**5. 低丙种球蛋白血症患者** 这类患者即使肌内注射免疫球蛋白也易发生过敏反应,甚至休克。

**6. 新生儿输血后综合征** 在多次换血和施行胎儿输血、换血的新生儿中,可发生短暂斑丘疹并伴有嗜酸性粒细胞增多和血小板减少的良性综合征,可能与献血者体内某些成分起反应有关。

### （二）临床表现

过敏性输血反应大体上可分为三种:①无并发症的过敏反应;②类过敏反应;③严重过敏反应。无并发症过敏反应表现为单纯荨麻疹,为局部或广泛荨麻疹,多见于颈部及躯干上部,无其他系统症状、体征。严重过敏反应常发生于输血开始后 1~45 分钟,后果严重,需要立即识别并给予积极治疗,不得再继续输入任何含有血浆的制品。类过敏反应介于两者之间,临床表现为皮肤瘙痒、荨麻疹、红斑、血管神经性水肿,重者支气管痉挛、喉头水肿、呼吸困难、发绀、过敏性休克,还可出现恶心呕吐、腹痛、腹泻。轻微过敏反应发生率为 1%~3%,严重过敏反应发生率为 1:20 000~1:47 000 单位血制品,后者占输血相关性死亡的 3.1%。

### （三）诊断和鉴别诊断

类过敏反应、特别是严重过敏反应注意与循环超负荷、输血相关性急性肺损伤、溶血反应、细菌污染反应、受血者某些基础疾病等鉴别,这些情况除表现为呼吸困难或血压下降外,还有其特殊的临床表现或实验室检查特点。

### （四）治疗

轻微过敏反应如少数风团或瘙痒无需特别处理,可用抗组胺药物进行预防或治疗。发生严重过敏反应时,应立即停止输注血液制品,维持静脉通道并输入盐水或林格液,吸氧,给予肾上腺素、氨茶碱及抗组胺药物,反应严重者给予糖皮质激素,喉头水肿严重者及时行气管插管或气管切开。

## （五）预防

输血前应询问有无过敏史,有血浆过敏史者,输血前可用抗组胺药或糖皮质激素进行预防,必要时输注洗涤红细胞;对缺乏 IgA 且血中存在 IgA 抗体者,输注不含 IgA 的血液成分,即输注 IgA 缺乏献血员的血液或经生理盐水充分洗涤的红细胞。

# 四、输血相关性移植物抗宿主病

输血相关性移植物抗宿主病(transfusion-associated graft versus host disease,TA-GVHD)是输血最严重的并发症之一,是指受者输入含有供者免疫活性淋巴细胞(主要是 T 淋巴细胞)的血液或血液成分后,不被受者免疫系统识别和排斥,供者淋巴细胞在受者体内植活,增殖并攻击破坏受者体内的组织器官及造血系统,是致命性的免疫性输血并发症。

## （一）病因和发病机制

TA-GVHD 的发病机制较为复杂,至今还未明确。TA-GVHD 的发生及预后与受血者的免疫状态、输入的淋巴细胞数量及供者 HLA 有关。TA-GVHD 发生需要三个条件:①供者与受血者 HLA 不相容;②供者血液中存在免疫活性细胞;③受血者免疫无能,不能排斥供者细胞。

**1. 受血者免疫状态** TA-GVHD 可发生于任何因素所致免疫系统严重缺陷的受血者,其免疫系统存在严重缺陷或严重抑制时,自身缺乏识别、排斥异体抗原的能力。输异体血后,异体 T 淋巴细胞在受血者体内存活、分裂增殖,从而引起一系列免疫病理改变及临床表现,这是 GVHD 发生的免疫学基础。目前,将 TA-GVHD 易患人群分为三类:

(1)明确的高危易感者:造血干细胞移植受者、先天性免疫缺陷者、联合免疫缺陷者、换血治疗的新生儿和早产儿、宫内输血者等。

(2)低危易感者:化疗或放疗的实体瘤、恶性血液病如白血病、淋巴瘤等患者。

(3)免疫应答能力"相对"正常的患者:如正常新生儿以及心脏手术、动脉瘤修补术及胆囊摘除术等患者。TA-GVHD 发生于免疫功能正常者多为一、二级亲属间输血,其风险较非亲属间高数倍。

**2. 血液制品中的淋巴细胞数量** 异基因活性淋巴细胞输注的数量多少与 TA-GVHD 发生及严重程度密切相关,一次输入 $10^6$ 个免疫活性异基因 T 淋巴细胞,可能引起免疫缺陷者发生 TA-GVHD。输入异体淋巴细胞数量越多,TA-GVHD 病情越严重,死亡率越高。输入白细胞总数为 $5.4 \times 10^9/L$ 以及免疫缺陷儿童输入 $10^4/kg$ 淋巴细胞均可导致 TA-GVHD。

引起 TA-GVHD 的血制品包括富含活性淋巴细胞的全血(特别是新鲜全血)、红细胞悬液、浓缩粒细胞(最常发生)、浓缩血小板,其所含的淋巴细胞数均 $\geq 2.0 \times 10^9/L$,具有诱发 TA-GVHD 的可能性。通过白细胞过滤、洗涤等,可去除大部分白细胞,但仍残留 $10^6 \sim 10^8$ 个淋巴细胞,足以导致免疫缺陷者发生 TA-GVHD。只有无冰冻保护剂的新鲜冰冻血浆和冷沉淀不会引起 TA-GVHD。

**3. 受血者 HLA 单倍型** TA-GVHD 的发生与人类 HLA 单倍型基因密切相关。HLA 杂合子的受血者接受了与其 HLA 单倍型基因完全相同的纯合子供者血液后,受血者的 T 淋巴细胞不能识别供者淋巴细胞,误认为是自身细胞而不予排斥,但移植活的供者免疫活性 T 淋巴细胞将受者不同 HLA 抗原认作异体,对受血者组织细胞进行攻击破坏,导致 TA-GVHD。

**4. 其他相关因素** TA-GVHD 与 CD8$^+$、NK 细胞活性有关,主要是由于受血者 CD8$^+$ 细胞和 NK 细胞能识别供血者淋巴细胞,使其不发生 TA-GVHD。另有报道 TA-GVHD 与 IL-1、IL-2 和 TNF 等有关。

## （二）临床表现

TA-GVHD 临床表现较为复杂,症状极不典型,缺乏特异性。

一般在输血后 10～14 天起病,最短于输血后 2 天,最长于输血后 30 天起病。主要受损的靶器官包括皮肤、肝、胃肠道和骨髓,表现为高热、皮疹、肝功能异常、黄疸、腹泻、全血细胞减少、骨髓增生低下。临床以发热和皮疹最为多见,皮疹开始表现为向心性红斑,以后很快向周身蔓延,甚至可累及远端肢体。严重病例或疾病进展时,皮疹融合成片,呈红皮病样,伴大疱形成。典型病例可能只表现发热和(或)皮疹,无明显肝功能及消化道损害,可被误诊为感染或药物反应。在婴儿可出现淋巴组织退行性变、淋巴结病与肝大、脾大。一般在症状出现后 1～3 周迅速死亡,病死率高达 90% 以上,死亡原因以感染多见。

### (三)实验室检查

**1. 实验室及辅助检查**

(1)外周血红细胞、白细胞和血小板减少,伴或不伴有胆红素和转氨酶升高等肝功能异常表现。

(2)外周血及组织浸润淋巴细胞中存在嵌合体细胞,以及 HLA 分型是确诊 TA-GVHD 的重要依据。目前常用女性患者检出男性 Y 染色体、DNA 多态性分析及特异分子探针杂交等方法来鉴别患者体内存在的供者淋巴细胞,以证实 TA-GVHD,其特异性及敏感性均较好。

**2. 组织病理活检**

(1)肝脏:肝细胞空泡变性,小胆管坏死,肝门处有单核细胞、淋巴细胞浸润。

(2)骨髓:骨髓造血细胞减少,淋巴细胞增多,骨髓纤维化。

(3)皮肤:皮疹部位表现为基底部细胞的空泡变性,表皮与真皮层分离并有水疱形成,单核细胞、淋巴细胞浸润至真皮上层,表皮层过度角化或角化不良。

### (四)诊断

由于 TA-GVHD 症状极不典型,易与药物、放疗等辅助治疗后产生的副作用相混淆,因此极易被医务人员忽视。TA-GVHD 的诊断主要依据易感人群有血制品输注史、临床症状、体征与皮肤的组织病理表现等。

### (五)治疗

TA-GVHD 至今仍无有效治疗手段,主要采用大剂量皮质激素、抗淋巴细胞球蛋白及其他免疫抑制剂如环磷酰胺、环孢素等,但疗效欠佳。

### (六)预防

TA-GVHD 发病率 0.01%～0.1%,病死率高达 90% 以上,临床表现缺乏特异性,极易漏诊和误诊,治疗效果极差,常因感染而死亡,因此预防显得尤为重要。

**1. 严格掌握输血适应证,加强成分输血** 严格掌握输血适应证,避免不必要输血,尤其对 TA-GVHD 高危患者,在输血前应充分权衡利弊,对无适应证者坚决不予输血,尤其尽量避免亲属之间的输血,更不能滥用新鲜血。治疗性输血应结合病情给予相应成分输血,如输注红细胞悬液、血小板、血浆等,避免输注新鲜全血。

**2. 血制品辐照** 目前最有效预防 TA-GVHD 的方法就是输血前应用 γ 射线辐照血液制品,使淋巴细胞丧失复制和分化能力。在易感人群,除新鲜冰冻血浆和冷沉淀外,临床输注的其他血液成分均需要辐照处理。

## 五、输血相关性急性肺损伤

输血相关性急性肺损伤(transfusion-related acute lung injury,TRALI)是指从开始输注血液制品到完毕后 6 小时内,由于输入含有与受血者 HLA 相应的抗-HLA、人类粒细胞抗原(HNA)相应的抗-HNA 的全血或含有血浆的血液成分,发生抗原抗体反应,导致突然发生的急性呼吸功能不全或非心源性肺水肿。

TRALI 发病率约为 0.02%（1∶5000）,无性别差异,与年龄无关。TRALI 死亡率在

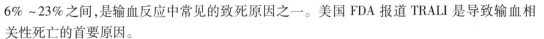

6%～23%之间,是输血反应中常见的致死原因之一。美国 FDA 报道 TRALI 是导致输血相关性死亡的首要原因。

（一）病因和发病机制

目前认为,TRALI 的发生与含有血浆成分的血液制品中存在某些白细胞抗体或生物活性脂质密切相关。

引起 TRALI 的抗体 90% 以上来自献血者,少数来自受血者。献血者往往是妊娠 3 次以上的妇女,白细胞抗体则包括 HLA-Ⅰ、HLA-Ⅱ类抗体和 HNA1、HNA2 抗体。大多数 TRALI 都与这些抗体相关。

TRALI 的主要发病机制就是供者血浆中的 HLA 抗体、HNA 抗体引起中性粒细胞在受血者肺血管中聚集,激活补体,导致肺内皮细胞损伤和微血管通透性增加,从而导致水肿。另外,血液制剂中的生物活性物质、潜在感染、外伤或炎症、中性粒细胞的激活和抗原抗体反应也起到了重要作用。所有含血浆的血液成分,如红细胞、血小板、血浆,都可导致 TRALI 发生。

（二）临床表现

TRALI 是一种临床症状和体征多样的综合征,其肺损伤为可逆性。TRALI 的临床表现类似成人急性呼吸窘迫综合征（acute respiratory distress syndrome,ARDS）,常在输注含血浆的血液制剂后 6 小时内突然发热,体温升高 1～2℃;患者出现寒战、咳嗽、突然呼吸困难、气喘、发绀、血压下降;可有严重的非心源性肺水肿,两肺可闻及细湿啰音,但无心力衰竭表现;可有严重低氧血症,$PaO_2$ 常降至 30～50mmHg。急性呼吸困难、低氧血症、非心源性肺水肿、中度的低血压和发热,一起组成了 TRALI 五联症,严重者可引起死亡。其他一些已经被发现的症状包括高血压和心动过速等。如处理及时,症状于 48～96 小时缓解且不留后遗症。

（三）实验室检查

输注的血液成分或血浆中的 HLA 抗体和（或）HNA 抗体的检出是诊断 TRALI 的证据。供者血清和受者白细胞做淋巴细胞毒交叉配型可为诊断 TRALI 提供重要依据。在输血 6 小时内,患者表现为暂时性的中性粒细胞减低症和低补体血症,X 线检查表现双肺水肿征象。

（四）诊断和鉴别诊断

临床上如输血量不大或输血速度不是太快而发生酷似急性肺水肿的表现,应考虑 TRALI 可能性。目前国际上推荐的 TRALI 诊断标准为:①急性呼吸窘迫;②胸片显示双侧肺部浸润;③输血 6 小时内出现症状;④排除输血相关循环超负荷或心源性肺水肿;⑤低氧血症（$PaO_2/FiO_2 \leq 300mmHg$ 或氧饱和度 <90%）;⑥新近的急性肺损伤,而且目前无其他的危险因素包括复合外伤、肺炎、心肺旁路术、烧伤、有毒气体吸入、肺挫伤等。

TRALI 需与过敏性输血反应、输血相关循环超负荷、细菌污染和溶血性输血反应等疾病鉴别。

（五）治疗

TRALI 多于发生后 48～96 小时内缓解、肺功能完全恢复,死亡率 <10%,但重症者也可发生其他严重并发症或死亡。治疗关键在于明确诊断、加强监护、及时改善缺氧。发生 TRALI 后,立即停止输血,支持治疗为主,充分给氧,维持血压稳定,监测血氧分压,必要时行气管插管、机械通气;不必强心、利尿;吗啡可酌情使用,肾上腺皮质激素可能有效;若低血压持续性存在,可给予升压药物。

（六）预防

目前无法预测 TRALI 发生,1%～2% 献血者中有 HLA 抗体,但临床 TRALI 发病率约为 0.02%（1:5000）。TRALI 预防关键在于识别高危患者,检出可能引起 TRALI 的供者和血液制品,具体措施包括:①严格掌握输血适应证,避免不必要输血;②有明确适应证需要输血时,尽可能选择少血浆成分或不含血浆成分的血液制品,需要输注血浆含量多的血液制品(血小板、血浆、冷沉淀等)时,最好选择无输血史的男性作为献血者,尽可能避免输注多个供者血浆;③妊娠3次以上女性不宜献血,因为约18%经产妇血液中含有白细胞抗体,并随妊娠次数增加而增加,可持续多年;④改良血液制品的制作工艺,减少有潜在致 TRALI 的血液制品中血浆含量,减少贮存过程中脂类物质产生,不再使用有潜在致重症 TRALI 的献血员血液制品;⑤若抗体来自受血者,输血时应进行白细胞过滤;⑥在条件允许时也可进行贮存式自体输血。

## 六、大量输血的并发症

### (一)大量输血的死亡三联症

大量输血的死亡三联症包括酸中毒、低体温和凝血紊乱。在大量输血中,采用正确的方案可以降低死亡三联症。

**1. 酸中毒** 酸中毒是组织低灌注和供氧不足的标志。当应用较低 pH 的血液制品或 pH 为 $6.5 \sim 7.0$ 的红细胞制剂时会使酸中毒变得更为严重。虽然酸中毒可以促进氧从血红蛋白中解离出来,但同时也会引起组织水肿降低氧的弥散并破坏线粒体功能。酸中毒还可影响凝血功能,pH 7.0 对凝血功能的影响与体温 35℃ 的影响是相同的,进行性酸中毒常提示预后不良。

**2. 低体温** 一般在急性失血中,机体启动代偿性生理活动来维持血容量。为使代偿机制有效发挥功能,机体必须维持恒定的体温,以使凝血因子和血小板发挥正常活性,以代偿因组织低灌注造成的代谢性酸中毒。但是,由于给予的大部分制品都是低温的,易使患者发展为低体温。

在低体温时,应注意凝血筛查结果可能会呈假性正常,因为实验室是在正常温度下进行测定。血红蛋白浓度在复苏之前也可能呈假性正常。必须强调的是,凝血功能紊乱时体温下降的最大限度是不能低于 35℃;死亡率与低体温程度和凝血紊乱所需的输血量直接相关。为预防低体温的发生,应在输血前或输血过程中适当将血液加温处理。

由于低体温干扰止血过程,因此在下列情况下需要加温血液:①大量输血超过 5 个单位;②输血速度大于 50ml/min;③换血疗法时,特别是对新生儿溶血病的换血治疗;④受血者体内存在强冷凝集素;⑤患者发生静脉痉挛,输血时针刺部位发生疼痛等。

**3. 凝血功能紊乱** 大量输血所致的凝血紊乱是一个多因素的并发症,创伤对其的影响不低于大量输血本身。潜在的酸中毒和持续性低体温带来的影响被输入冷的血液制品或其他复苏用液体进一步加剧,非血制品(晶体液和胶体液)所造成的血液稀释效应也不容低估。如果出现了脑部损伤,也会增加凝血紊乱的风险。

对于凝血紊乱,需要进行常规监测,纠正潜在的酸中毒和低体温等。常用的实验室监测指标包括血小板计数、PT、APTT、TT 等,每输入 4 个单位血时测定一次。早期控制出血是治疗的关键,可通过外科手术或介入栓塞治疗来控制出血,以改善组织灌注和供氧、纠正酸中毒。另外,输入的液体应预热至 37℃,还可通过体外加热装置来保暖,如果确实需要也可通过体内加热或心脏旁路。最近的文献强调:出血患者早期使用新鲜冰冻血浆(FFP)和单采血小板,效果更好,有助于发挥生理功能,目标是使 PT 在正常值的 $1 \sim 1.5$ 倍以内、血小板计数 $\geq 50 \times 10^9 / L$,早期预防凝血紊乱的发生。

### (二)大量输血的代谢变化

**1. 输血相关性循环超负荷(TACO)** 主要是由于输血或输液过多、过快,超过患者心血管系统的负荷能力所引起。患者可出现全身静脉压升高,并伴肺血管内血流增加和肺活量减少。如不及时处理,可导致患者死亡。

**2. 血钾改变** 大量输血时,患者可出现高钾或低钾血症。低钾血症是由于大量输血后,抗凝剂中含有的柠檬酸盐在肝脏迅速转化成碳酸氢钠,机体发生代谢性碱中毒。高钾血症是由于红细胞制剂在$(4\pm2)$℃保存过程中,细胞内钾逸出,红细胞内的钾减少而血浆钾浓度升高所致,休克所致的少尿和代谢性酸中毒进一步加重高血钾;其纠正措施为:如果血钾>6mmol/L,应用葡萄糖和胰岛素治疗,同时结合碳酸氢钠纠正酸中毒;严重者,在出血停止后,可能需要尽早进行血液透析。

**3. 高血氨** 血液在$(4\pm2)$℃保存过程中血氨含量将逐步升高。因此对于肝功能不全、肝性脑病或肝脏衰竭的患者,输注大量保存血,由于肝脏不能及时将大量的血氨代谢,可引起患者血氨升高,临床出现肝性脑病的症状。

**4. 柠檬酸盐中毒** 柠檬酸盐是血液采集和保存过程中应用的抗凝剂中的一种成分。在正常情况下,肝脏可以通过三羧酸循环快速将柠檬酸盐代谢成二氧化碳,但在大量输血时,输入体内柠檬酸盐的速度可能大大超过肝脏代谢柠檬酸盐的能力,因而过量的柠檬酸盐可以和钙离子和镁离子结合,引起低钙血症和低镁血症。

大量血浆输入,尤其在肝功能异常时,柠檬酸盐代谢减慢,柠檬酸堆积和钙离子络合物增加,导致低血钙的发生。低血钙降低心肌收缩,导致血管舒张,进一步加剧出血和休克。其纠正措施为静脉输入氯化钙。

**5. 肺微血管栓塞** 肺微血管栓塞主要是由于输注血液中的微聚体所引起。微聚体主要由贮存血液中的白细胞、血小板和纤维蛋白形成的微聚颗粒组成,其直径为10~164μm。微聚体随着血液保存时间的延长而增加。大量输血时,微聚体通过标准输血器的滤网(孔径为170μm)进入血液循环,可以阻塞肺毛细血管引起肺损伤。目前缺乏有效的预防肺微血管栓塞的方法,采用过滤孔径为20~40μm的微聚体滤器、输注保存7天以内的血制品等措施可能有一定预防作用。

# 七、细菌性输血反应

细菌性输血反应是指由于血液被假单胞菌等细菌污染而造成的严重输血反应。血液的细菌污染情况受许多因素如血制品种类、保存温度及保存时间等影响。根据目前采血、成分血制备及保存技术,新鲜冰冻血浆及冷沉淀中细菌污染概率微乎其微;而其他血制品细菌污染概率则较高,如红细胞为1:143 000,单采血小板为1:2000~1:8000。血小板易被细菌污染的主要原因就是血小板的保存温度$(22\pm2)$℃比较适合细菌生长。

## (一)病因和发病机制

血液的采集、成分血制备、保存及输注等环节都可能发生细菌污染:①献血员献血时可能存在菌血症;②采血时献血员局部皮肤细菌可能进入血袋;③输血器材存在细菌污染等。总之,血液分离、制备、运输、发放及临床输血过程中未严格执行操作规程均可能导致细菌污染血制品。污染血制品的细菌谱相当广泛,其中革兰阳性菌占49%,革兰阴性菌占46%,其他混合杂菌占5%。

## (二)临床表现

细菌性输血反应的临床表现取决于污染细菌的种类、进入人体的细菌数量、患者的原发病以及免疫功能状况等。输注受革兰阴性菌污染的全血或红细胞,通常在输血30分钟后出现症状,重者输入10~20ml血后即可发生输血反应,主要症状包括面色潮红、寒战、高热、烦躁不安、干咳及呼吸困难等。严重者可出现休克、急性肾衰竭及DIC。在全麻状态下的患者可能仅出现血压下降、手术创面渗血不止等体征而不表现出寒战高热。输注受革兰阳性菌污染的血制品发生输血反应的临床表现相对较轻,有时可无输血反应表现,有时仅有发热反应,可能与革兰阳性菌不产生内毒素有关。

### (三)实验室检查

细菌性输血反应的实验室检查主要包括直接涂片镜检和细菌培养。

### (四)诊断和鉴别诊断

根据输血后短时间内出现高热、休克及皮肤黏膜充血等细菌性输血反应的症状、体征,结合实验室检查,细菌性输血反应的诊断比较容易建立。它应与发热性非溶血性输血反应(FNHTR)、急性溶血性输血反应(AHTR)等疾病相鉴别。

### (五)治疗

1. 立即停止输血,保持静脉通道通畅。
2. 尽早联用大剂量广谱抗生素。
3. 治疗并发症如急性肾衰竭、休克及 DIC 等。
4. 对症支持治疗等。

### (六)预防

1. 选择正规厂家生产的合格的一次性采血、输血器材产品。
2. 采血、成分血制备、贮存、运输及输注过程中严格执行无菌操作。
3. 可疑细菌污染的血制品不得发出、不能输注。
4. 存在感染病灶的献血员应暂缓献血。
5. 输血过程中应严密观察,必要时及时终止输血。

## 八、含铁血黄素沉着症

含铁血黄素沉着症(hemosiderosis)又称血色病,是体内铁负荷过多的一组疾病。输血所致的含缺血黄素沉着症是由于长期反复输注全血、红细胞制剂使体内铁负荷过重的一种输血不良反应。

### (一)病因和发病机制

每毫升血约含铁 0.5mg,如果长期反复输血(红细胞),不可避免地引起体内铁负荷过重。这些过剩的铁以含铁血黄素的形式沉积在单核-吞噬细胞和其他组织细胞中,引起多个器官包括肝脏、心脏、胰腺、下丘脑及甲状腺等的损害,表现为皮肤色素沉着、心肌炎、甲状腺功能亢进、下丘脑性腺激素分泌不足、关节痛、关节变形以及肝硬化等。

### (二)临床表现

输血所致的含铁血黄素沉着症常发生于长期接受输血治疗累计输血量超过 10 000ml 的慢性贫血患者,其临床表现与其他含铁血黄素沉着症相似,包括:

**1. 皮肤色素沉着** 常为首发表现,全身皮肤黑灰色或青灰色,尤以暴露部位、瘢痕组织表面及外生殖器为甚。

**2. 肝脏病变** 早期表现为肝大、肝纤维化,病情进展后可表现为肝硬化及肝性脑病等。

**3. 心脏病变** 表现为心律失常、心脏扩大和心力衰竭等。

**4. 胰岛病变与糖尿病** 约65%患者表现多饮、多食、多尿、体重减轻、血糖增高及尿糖阳性等糖尿病的症状、体征。糖尿病严重程度与铁负荷成平行关系。

**5. 其他脏器病变** 包括下丘脑-腺垂体、肾上腺、甲状旁腺、甲状腺、性腺以及关节滑膜等。

### (三)实验室检查

**1. 铁负荷过重的实验室检查** ①血清铁升高;②血清转铁蛋白饱和度升高:可高达80%~100%;③血清铁蛋白:往往 >700μg/L。

**2. 组织器官受累的实验室检查** 根据患者受累器官的情况分别出现相应的实验室检查表现,例如肝损害失代偿期时出现肝功能异常,胰岛受累时出现血糖增高等。

## （四）诊断

根据患者的病史、输血史、临床症状体征和实验室检查结果,含铁血黄素沉着症的诊断比较容易建立。必要时可行皮肤活检及肝组织活检协助诊断。

输血所致含铁血黄素沉着症应与原发性含铁血黄素沉着症相鉴别,后者的特点是患者常有含铁血黄素沉着症家族史,多见于中年以上的男性,无输血史或所输的血量不多。

## （五）治疗

含铁血黄素沉着症的治疗原则主要包括铁螯合剂治疗和对症治疗。可用去铁胺或乙二胺四乙酸,每天肌内注射去铁胺 10mg/kg,可使机体每天从尿中排铁 10~20mg。另外,根据患者的临床表现可相应进行护肝、降糖及强心等治疗。

# 第二节 输血传播疾病

尽管近几十年来,全世界在保证血液制品的安全性、病原体检测及灭活等方面做了大量的工作,但输血传播疾病仍然无法避免,新的疾病还在出现,如 2002 年发现西尼罗病毒(West Nile virus,WNV)可通过输血、器官移植而使受者发生致命性感染。到目前为止,通过输血传播的疾病与感染已知有二十几种,其中最严重的是艾滋病、乙型肝炎和丙型肝炎。输血传播疾病与病原体如下(表 13-3)。

表 13-3 输血传播疾病与病原体

| 病原体 | 英文缩写 | 引起的输血传播疾病 |
| --- | --- | --- |
| 乙型肝炎病毒 | HBV | 乙型肝炎 |
| 丙型肝炎病毒 | HCV | 丙型肝炎 |
| 丁型肝炎病毒 | HDV | 丁型肝炎 |
| 戊型肝炎病毒 | HEV | 戊型肝炎 |
| 人类免疫缺陷病毒 1 型/2 型 | HIV-1/2 | 艾滋病 |
| 人类 T 淋巴细胞病毒 Ⅰ/Ⅱ型 | HTLV-Ⅰ/Ⅱ | 成人 T 淋巴瘤/T 细胞白血病<br>热带痉挛性下肢瘫(tropicalspasticparaparesis,TSP)<br>HTLV 相关脊髓病(HTLV associated myelopathy,HAM) |
| 西尼罗病毒 | WNV | 脑炎、脊髓炎 |
| 巨细胞病毒 | CMV | 巨细胞病毒感染 |
| Epstein-Barr 病毒 | EBV | 传染性单核细胞增多症、EBV 感染 |
| 微小病毒 B19 | B19 | 再障贫血危象、传染性红斑、胎儿肝病 |
| 疟原虫 | malaria | 疟疾 |
| 梅毒螺旋体 | syphilis | 梅毒 |
| 朊病毒 | prion | 变异克-雅病(variant Creutzfeldt-Jakob disease,vCJD) |

# 一、艾滋病

艾滋病是获得性免疫缺陷综合征(acquired immunodeficiency syndrome,AIDS)的简称,是由人类免疫缺陷病毒(human immunodeficiency virus,HIV)所致的侵犯 T 淋巴细胞为主的严重全身性传染病。临床表现为严重的免疫缺陷,常以淋巴结肿大、慢性腹泻、厌食、体重减轻、发热、疲乏等全身症状起病,逐渐发生各种机会性感染、继发性恶性肿瘤、精神与神经障碍而死亡。HIV 感染传播速度快、波及范围广、病死率高,其预防和控制受到全世界的高度关注。世界 5% ~ 10% HIV 感染者是经输血传播。

**1. 病原学** HIV 是一种单链 RNA 病毒,属于逆转录病毒科、灵长类慢病毒亚科,分为HIV-1 和 HIV-2 型,目前世界各地 AIDS 多由 HIV-1 型所致,HIV-2 型则主要在西非流行。HIV 主要感染人体内 CD4$^+$T 细胞、单核-巨噬细胞、B 淋巴细胞、小神经胶质细胞和骨髓干细胞等。HIV 对酸、热均敏感,pH 6 时 HIV 数量大幅度下降,56℃ 30 分钟可破坏病毒中的酶,60℃ 3 小时或 80℃ 30 分钟可使其感染性消失。HIV 对一般消毒剂比较敏感,1% 戊二醛处理 5 分钟,5% 次氯酸钠、70% 乙醇处理 1 分钟均可灭活病毒。但是,HIV 对碱及紫外线均不敏感。

**2. 流行病学** HIV 传播途径包括性接触传播、母婴传播和血液传播。血液传播途径包括输注各种血液制剂、静脉吸毒、器官移植、创伤、采血、拔牙和各种手术等,使 HIV 进入人体血液。输入 HIV 污染血时感染 HIV 的概率高达 95% 以上。通过输血传播而发生的艾滋病称输血相关艾滋病。

HIV 感染的全过程包括急性 HIV 感染、无症状 HIV 感染和艾滋病三期。感染全过程短则半年,长则达 20 年以上。艾滋病属于 HIV 感染的最后阶段。输血传播性 HIV 感染,50%左右患者 7 年内转变成艾滋病,比其他途径感染 HIV 的人发展成艾滋病的周期要短。输血所致艾滋病,其临床表现复杂,症状严重,死亡率极高。

**3. 实验室检查** 主要包括 HIV 病原学检查和血清学检查即 HIV 抗体检测。①病原学检查:包括病毒分离、原位杂交、P24 抗原检测及 HIV 核酸检测四种方法。病毒分离用于HIV 感染的诊断一般用于科研,原位杂交用于诊断 HIV 感染的特点是可以显示病毒感染的原始部位,P24 抗原和 HIV 核酸检测能早期发现 HIV 感染。②HIV 抗体检测:包括初筛试验和确认实验。初筛试验包括 ELISA 法、胶体金快速试验及颗粒凝集法等;确认试验如免疫印迹法等。HIV RNA、P24 抗原和抗体分别在 HIV 感染后第 11 天、第 16 天和第 22 天可检测到。

**4.** 当发生 HIV 职业暴露时,应进行紧急处理。如皮肤有伤口,应对局部反复轻轻挤压,尽可能挤出伤口处血液,用大量清水或盐水冲洗伤口,然后用消毒液(如 75% 乙醇、0.5% 碘伏、2000mg/L 次氯酸钠)消毒伤口并包扎。对暴露物的传染性和受伤者暴露程度应进行评估,并及时报告上级部门以及寻求医疗机构或艾滋病防治机构及时救治,根据情况确定是否服抗病毒药。医疗机构和实验室应备有洗眼装置或急救药箱。

## 二、病毒性肝炎

病毒性肝炎是由肝炎病毒所致的病毒性传染病,包括甲、乙、丙、丁、戊、庚型肝炎病毒(hepatitis A, B, C, D, E, G viruses、HAV、HBV、HCV、HDV、HEV、HGV)等。各型病毒虽然在流行病学和临床表现上各有特点,但都有类似的临床表现,如发热、乏力、食欲减退、恶心、黄疸、肝大、肝区压痛及肝功能异常等,鉴别主要靠血清标志物检查。凡是由于输血及血液制品引起受血者发生肝炎,或者虽无肝炎的临床表现,但有阳性的血清学标志者,统称为输血后肝炎(post-transfusion hepatitis,PTH)。病毒性肝炎是目前最常见的输血传播疾病,主要是乙型肝炎和丙型肝炎,近年来研究发现甲型肝炎和戊型肝炎也可通过输血传播。

### (一)乙型肝炎

乙型肝炎是世界范围的病毒性传染病,全球携带 HBsAg 的人数超过 3 亿人。我国是乙型肝炎的高发区,人群中 40% ~ 60% 感染过 HBV,8% ~ 10% 为 HBsAg 携带者。

**1. 病原学**　乙型肝炎病毒(hepatitis B virus,HBV)为双链 DNA 病毒。HBV 的抵抗力很强,对温度、干燥、紫外线及一般浓度的消毒剂均能耐受。121℃高压灭菌 20 分钟,100℃干烤 1 小时、100℃直接煮沸 2 分钟、0.5% 过氧乙酸溶液、3% 漂白粉溶液及 5% 次氯酸钠溶液直接处理均能灭活 HBV。

**2. 流行病学**　HBV 传播途径包括母婴传播、血液传播和性接触传播。血液传播途径包括输血、使用污染的注射器、刺伤、共用牙刷和剃刀、污染的外科器械等方式,经微量血液也可传播。输血是感染 HBV 的途径之一,根据文献报道,血制品感染 HBV 的概率在发达国家约为 1:31 000 ~ 1:205 000,而在一些非洲国家如肯尼亚等则高达 1:74 ~ 1:1000。

**3. 实验室检查**　包括:①肝功能检查:出现血清胆红素、ALT 和 AST 等的改变;②HBV 抗原、抗体检测:HBsAg、抗-HBs、HBeAg、抗-HBe 及抗-HBc;③HBV DNA 检测:是 HBV 早期感染的最直接证据;④其他检查:包括凝血酶原时间、尿常规及血氨检测等对其诊断均有一定指导意义。

### (二)丙型肝炎

**1. 病原学**　丙型肝炎病毒(hepatitis C virus,HCV)属于黄病毒科丙型肝炎病毒属。HCV 分 6 个基因型及不同亚型,其基因组为一线状单正股 RNA。HCV 对有机溶剂敏感,终浓度为 10% 氯仿溶液可杀灭 HCV;1:1000 甲醛溶液 37℃熏蒸处理 6 小时、100℃ 5 分钟或 60℃ 10 小时均可使其传染性丧失;血制品中的 HCV 可用 80℃ 72 小时或加变性剂使之灭活。

**2. 流行病学**　HCV 的感染率在世界各地差异显著。欧洲和美国一般人群与供血者中抗-HCV 阳性率为 0.4% ~ 1.8%,但在受血者、血友病患者及静脉吸毒者中 HCV 感染率都非常高。我国 1994 年第二次全国病毒性肝炎流行病学调查,HCV 抗体流行率为 3.2%。

丙型肝炎的传播途径类似于乙型肝炎。HCV 存在于血液、精液、阴道分泌物、唾液及泪液等,人类对 HCV 普遍易感,急、慢性患者和无症状 HCV 携带者均具有传染性。输血后非甲非乙型肝炎患者血清抗-HCV 阳性率高达 80% 以上,已成为大多数输血后肝炎的原因。目前认为,反复输入多个献血员血液或血液制品者更易发生丙型肝炎,输血 3 次以上者感染 HCV 的危险性增高 2 ~ 6 倍。大多数 HCV 感染无症状,但易慢性化,发生肝硬化和肝癌的风险较高。

**3. 实验室检查**　包括:①HCV 抗原检测:感染 HCV 后 40 天左右即可检测出 HCV 抗原;②抗-HCV 检测:利用 ELISA 法检测抗-HCV 的窗口期平均为 70 天;③HCV-RNA 检测:HCV 感染后血清 HCV-RNA 要比抗-HCV 早出现数周,检测血清 HCV-RNA 已成为早期 HCV 病毒血症的"金指标";④其他实验室检查包括肝功能、尿常规及血氨检测等。

## 三、巨细胞病毒感染

巨细胞病毒(cytomegalovirus,CMV)是人类疱疹病毒属的一种 DNA 病毒。CMV 感染在人类非常普遍,在正常人群中抗-CMV 阳性率高达 40% ~ 90%。CMV 感染很少或不引起临床症状,但将含 CMV 的血液及血液制品输给早产儿、造血干细胞移植、器官移植、恶性肿瘤、AIDS 等免疫功能缺陷或抑制的患者,即可引起输血后 CMV 感染的临床症状,甚至可导致死亡。

CMV 在体内分布广泛,唾液、尿液、精液、子宫颈分泌物、乳汁、血液及内脏器官均可存在。CMV 的传播途径包括母婴传播、器官移植传播、性接触传播和输血传播等。

**1. 对免疫功能正常受血者的影响**　不论输血前 CMV 抗体阳性或阴性的受血者,输入潜伏性或活动性 CMV 感染的血液或血液制品,都可引起输血后 CMV 感染,但一般不出现临床症状,CMV 在组织及白细胞中可潜伏多年。有部分患者可发生类似传染性单核细胞增多症表现,包括发热、咽痛、淋巴结肿大、淋巴细胞增多、肝炎等。

**2. 对免疫功能低下受血者的影响** 对免疫功能低下的早产儿、骨髓移植、组织器官移植、恶性肿瘤、AIDS 等患者,输注 CMV 抗体阳性的血液制品,可能引起 CMV 感染,出现发热、间质性肺炎、肠炎、心肌炎、脑膜炎、肝炎、脉络膜炎等,并可增加细菌和真菌感染的机会,严重者可导致死亡。

**3. 实验室检查** 包括:①脱落细胞及组织病理学检查:尿液、唾液、气管分泌物、胃洗液、乳汁及脑脊液等均含 CMV,均可检出特征性巨细胞;肝、脾和胃等组织可通过病理活检方法检出此种细胞。②病毒分离和抗原检测:CMV 分离可借助人胚成纤维细胞进行,但需时较长,不宜用于临床。CMV 抗原检测有利于 CMV 感染的早期诊断。③CMV-DNA 检测:可利用 PCR 对尿液、血液等标本检测 CMV-DNA。④血清学检查:CMV 抗体是检测 CMV 感染比较常用的检测方法。

**4. 输血传播 CMV 的预防** 包括:①输用 CMV 抗体阴性献血者的血液;②输用去除白细胞的血液;③输用贮存血液;④静脉注射 CMV 免疫球蛋白;⑤其他预防措施如应用 CMV 疫苗等。

## 四、人类 T 淋巴细胞病毒感染

人类 T 淋巴细胞病毒(human T-lymphotropic virus,HTLV)是最早发现的人类逆转录病毒。HTLV 为 RNA 病毒,分为 HTLV-Ⅰ、Ⅱ型。HTLV-Ⅰ型流行广泛,对人类危害较大,在人体内主要感染 CD4$^+$T 细胞,血液、乳汁及精液均含有 HTLV-Ⅰ。

**1. 流行病学** HTLV-Ⅰ/Ⅱ的传播途径包括母婴传播、性接触传播及输血传播等。输注 HTLV-Ⅰ阳性的血液及血液制品、使用未彻底消毒的注射器、针头等均是 HTLV-Ⅰ传播的重要途径。

HTLV-Ⅰ感染主要分布在日本南部、加勒比海地区、非洲中部、美洲中部和南部、巴布亚新几内亚和澳大利亚等。根据文献报道,HTLV-Ⅰ在人群中的感染率:日本南部为 8.1%、加勒比海地区为 2% ~12%。我国 HTLV-Ⅰ 感染率比较低,人群中 HTLV-Ⅰ/Ⅱ抗体阳性率约为 0.3%。据调查,美国献血人群中的 HTLV 感染者约 50% 为 HTLV-Ⅱ型。

HTLV 感染后大部分没有任何临床症状,大约 2% ~5% HTLV-Ⅰ感染者在 20~30 年后发展为成人 T 淋巴细胞白血病/淋巴瘤,更小比例的感染者发展为 HTLV 相关脊髓病或热带痉挛性下肢轻瘫。HTLV-Ⅱ相关疾病目前还不清楚。

**2. 输血传播 HTLV 的预防** 包括:①严格掌握输血指征,尽量减少或避免输注血制品;②输用去白细胞或贮存时间≥14 天的血液制剂;③在 HTLV-Ⅰ/Ⅱ流行区,可根据情况考虑对献血员和血制品进行 HTLV-Ⅰ/Ⅱ抗体筛查。

## 五、梅　　毒

梅毒(syphilis)是由梅毒螺旋体(treponema pallidum,TP)引起的以性接触传播为主的传染病,也可通过母婴传播和输血传播。

**1. 病原学** 梅毒螺旋体在体外生存能力较差,煮沸、干燥和一般消毒剂很容易将其灭活。加热 39℃ 5 小时,40℃ 3 小时,60℃ 3~5 分钟死亡,100℃立即死亡。但对寒冷有较强的抵抗力,在 0℃可存活 48 小时,在 -78℃其致病力可保存数年。一般认为其在 4℃冷藏血液中 3~6 天失去活力,不再有传染性。

**2. 实验室检查** 主要有梅毒螺旋体检查和血清学检查,前者包括暗视野显微镜检查、免疫荧光染色检查等;后者包括:①不加热血清反应素(unheated serum reagin,USR)试验;②梅毒螺旋体血凝试验(treponema pallidum hemagglutination assay,TPHA);③荧光螺旋体抗体吸收试验(fluorescent treponemal antibody absorption, FTA-ABS);④明胶凝集试验(pallidum particle assay,TPPA);⑤蛋白印迹试验(Western blot,WB);⑥ELISA 法;⑦PCR 技术;⑧金标法。

## 六、疟　　疾

疟疾(malaria)的病原体为疟原虫,可感染人类的疟原虫包括间日疟原虫、卵形疟原虫、三日疟原虫和恶性疟原虫。疟原虫进入人体后在肝细胞内寄生、繁殖(红细胞外期),成熟后侵入红细胞繁殖(红细胞内期),因此所有含有红细胞的血液成分均可传播疟疾,而无症状携带者是输血传播的主要传染源。由于疟原虫在室温或4℃贮存的血液成分中可存活1周,因此输注贮存2周以上的血液制剂,经输血传播的风险就很低了。

**1. 流行病学**　在全球致死的寄生虫病中,疟疾居第一位。其传播媒介为雌性按蚊,经叮咬人体传播;少数病例可因输入带有疟原虫的血液或经母婴传播后发病。献血人群中疟原虫隐性携带率在不同国家、不同地区存在很大差异。根据文献报道,1990 年印度献血人群中疟原虫携带率为 0.02%,而部分非洲国家献血人群中疟原虫携带率高达 10%。我国也曾有输血相关性疟疾的报道,个别地区曾出现疟疾在献血人群中流行。

**2. 输血相关性疟疾**　通过输注含有疟原虫滋养体、裂殖体或裂殖子的各种血液成分引起,临床过程与自然感染的疟疾有所区别,由于输入的疟原虫不能在肝脏定居,没有红细胞外期,所以输血相关性疟疾只有红细胞内期,不会因为潜伏在肝脏中的疟原虫再次进入血液循环而引起复发。

**3. 实验室检查**　包括:①血液涂片检查:血液薄、厚涂片经吉姆萨染色后镜检是诊断疟疾的简单方法。在寒战早期采取血标本常可发现环状体,发作数日后可发现配子体。②间接免疫荧光试验(indirect immunofluorescence assay,IFA):敏感性较高,但耗时长,不适用于疟疾流行地区大规模献血员的筛检。③其他检查方法:包括检测疟原虫 DNA 的 PCR 技术,检测疟原虫特异性抗原、抗体的 ELISA 法和放射免疫测定法等。

**4. 预防**　输血相关性疟疾的预防主要是严格审查献血员的疟疾病史,疟疾患者 3 年内不要献血。此外,尽可能不输用新鲜血,因为4℃贮存2周的血液传播疟疾的可能性很小。

## 七、弓 形 虫 病

弓形虫病是一种人畜共患的寄生虫病。其病原体的滋养体形似弓形,故名弓形虫,弓形虫是细胞内寄生的原虫,可侵犯除红细胞以外的各种组织细胞。人、哺乳类、鸟类、爬行类动物均为中间宿主,猫科动物为终末宿主。弓形虫病的传播途径包括母胎传播、经口传播、接触传播、输血和器官移植传播。弓形虫病可经消化道、胎盘以及密切接触传播,输入含弓形虫的血液也可引起感染。

## 八、其他输血传播疾病

尚有其他一些可能通过输血传播的疾病和病原体,如锥虫病、绦虫病、埃博拉出血热(Ebola hemorrhagic fever)、西尼罗病毒病(West Nile virus disease)、变异克-雅病(variant CJD,vCJD)、科罗拉多蜱热、莱姆病、人疱疹病毒 6 型和 8 型、微小病毒 B19(human parvovirus B19)、戊型肝炎病毒(hepatitis E virus,HEV)、中东呼吸综合征冠状病毒(Middle East respiratory syndrome coronavirus,MERS-CoV)、登革病毒(dengue viruses)、基孔肯雅病毒(chikungunya virus)等。

近年来在美国流行的西尼罗病毒病,或称西尼罗热(West Nile fever),是由西尼罗病毒(West Nile virus,WNV)引起的一种急性传染病。在 2003 年美国大约有 500 万份血液做了 WNV 核酸检测,约1000 名献血者被确证为 WNV 病毒血症,为保证输血安全,美国于 2003 年已将 WNV 核酸列为献血者筛查项目。

此外,尚有许多微生物感染的疾病迄今没有被认识。因此应当高度重视输血可能传播疾病的危险性,采取有效对策积极预防和控制输血传播疾病的发生,以保障临床输血安全。

## 九、输血传播疾病的预防和控制

### (一)严格筛选献血者

根据国内外经验,输用无偿献血者的血液,受血者发生输血传播疾病的危险性大大低于输用有偿献血者的血液,因此必须大力推行无偿献血和严格按标准挑选献血者。献血者筛查包括询问病史、体格检查以及相关血液指标的检测。

### (二)严格进行血液病毒标志物的筛选检测

病毒标志物的筛选检测是排除病毒阳性血液、避免带病毒血液用于临床而使受血者感染、提高输血安全性的有效手段。

### (三)加强采血和血液制品制备的无菌技术操作

采血、血液成分制备和血浆蛋白分离过程复杂,发生细菌和病毒污染的机会很多,一定要严格按照技术操作规程进行。

### (四)对血液制品进行病毒灭活

对血液制品的病毒灭活是保证输血安全的另一道防线。在病毒感染的初期,机体尚未产生相应抗体,或抗体水平很低未达到检出水平,还受实验方法、试剂的敏感性和准确性限制以及人为差错的影响;另外,还有些可引起输血传播的病毒与微生物,尚无检测的方法,或根本还没有被发现。因此,对血液制品进行病毒灭活,可以最大程度上保证输血安全。

### (五)合理用血,大力提倡成分输血和自体输血

对于确实需要输异体血的患者,应充分权衡输血利弊,严格掌握输血适应证,在恰当的时机选择正确的血液制品和合适的剂量输注给患者,科学合理用血,尽量减少不必要输血,珍惜宝贵的血液资源,保障临床安全、有效输血。另外,应积极开展围术期血液保护、术前储备自体血、术中急性等容血液稀释、术中/术后血液回收等措施,大力推广各种自体输血技术,不断加强患者血液管理。

(王　琳)

---

**本章小结**

输血是临床上的重要治疗手段,但任何血液成分都可能会给受血者带来输血风险,主要有输血不良反应和输血传播疾病两大风险。轻者可出现各种输血不良反应,严重者可危及生命。输血不良反应发生率可高达 1%～10%,按发病机制可分为免疫性和非免疫性两大类,其中以红细胞血型不合导致的溶血性输血反应尤为严重,主要有 ABO 血型不合导致的急性溶血性输血反应和 Rh 等血型不合导致的迟发性溶血性输血反应,因此输血前必须对患者和供血者作免疫血液学检查,包括血型鉴定、抗体筛查和交叉配血试验等。

输血传播疾病中最重要的是艾滋病、乙型肝炎、丙型肝炎、梅毒和 HTLV 感染。此外,对当前国内外已知可能通过输血传播的疾病或新发现的输血相关传染病,如变异克-雅病、人类微小病毒 B19 感染、西尼罗病毒病、戊型肝炎等都应高度重视。输血传播疾病的预防和控制策略包括:①严格筛选献血者;②严格进行血液病毒标志物的筛选检测;③加强采血和血液制品制备的无菌技术操作;④加强对血液制品的病毒灭活;⑤合理用血,大力提倡成分输血和自体输血等。

# 第十四章
## 造血干细胞移植

通过本章学习,你将能够回答下列问题:

1. 什么是造血干细胞?
2. 造血干细胞的特性有哪些?
3. 造血干细胞移植常用于治疗哪些疾病?
4. 造血干细胞移植分哪几类?
5. 造血干细胞有哪几种来源?
6. ABO 血型不相合的造血干细胞移植有哪几种?
7. ABO 主侧不相合造血干细胞移植患者输血时如何选择血型?
8. ABO 主次侧不相合造血干细胞移植患者输血时如何选择血型?

造血干细胞移植研究始于 20 世纪 40 年代末,发展至今已成为临床重要的有效治疗方法,可用于治疗造血系统的多种疾病及实体肿瘤患者大剂量放疗、化疗后的造血系统重建。自动化干细胞采集设备的广泛应用,使得自体及异体外周血造血干细胞(peripheral blood stem cells,PBSC)移植迅速发展起来,并成为目前主要的造血干细胞移植技术。本章将重点介绍不同来源造血干细胞的采集、干细胞的保存、干细胞移植的临床应用情况和造血干细胞移植患者的输血。

## 第一节　概　　述

造血干细胞(hemopoietic stem cells,HSC)是存在于造血组织中的一群原始造血细胞,具有自我更新和分化为各种血细胞的能力。造血干细胞移植(hemopoietic stem cell transplantation,HSCT)指对患者进行全身照射、化疗、免疫抑制剂处理后,输入从供者骨髓、外周血或脐带血中分离出的 HSC,以使其重建造血及免疫功能。

HSCT 已有 50 多年的历史,目前已取得较好的疗效,移植患者无病生存最长者已超过 30 年。急性髓细胞白血病(acute myeloid leukemia,AML)、急性淋巴细胞白血病(acute lymphoid leukemia,ALL)、慢性髓细胞白血病(chronic myeloid leukemia,CML)患者接受 HLA 相合的异基因 HSCT 后长期无病生存率分别为 70%、65%、75% 左右。

HSCT 过程包括:①大剂量化疗或化疗加放疗,以清除肿瘤细胞并使植入的造血细胞能够植活;②输入 HSC;③在 HSC 植活前的支持治疗;④免疫抑制剂预防移植物抗宿主病。

### 一、HSC 的生物特性及 HSCT 治疗疾病的机制

血细胞来源于共同的 HSC。HSC 具有不断自我更新及分化能力,随着 HSC 的分化成

熟,HSC 逐渐定向为一个或多个细胞系并逐渐丧失自我更新能力。HSC 的自我更新和成熟分化能力使受者造血系统能够得到重建,包括红细胞、粒细胞、淋巴细胞、血小板、固定吞噬细胞如肝脏 Kupffer 细胞、肺泡巨噬细胞、破骨细胞、皮肤朗格汉斯细胞、大脑小胶质细胞等。HSC 还具备归巢能力,从静脉输入的 HSC 能够进入骨髓中进行增殖分化,因此通过静脉输入 HSC 即可达到移植目的。此外,冷冻、融解过程对 HSC 损伤很小,HSC 对冷冻及融解的耐受性使其能够长期保存。

HSCT 能够治疗多种疾病,包括血液、免疫、代谢、肿瘤性疾病,但主要用于治疗恶性疾病,特别是造血系统的恶性疾病。抗肿瘤化学药物治疗及放射治疗效果与放化疗剂量呈正相关,大剂量放化疗能够大量杀灭肿瘤细胞并能克服轻度耐药。然而,大剂量化疗或放疗可造成严重骨髓抑制,必须有 HSC 作为拯救措施,才能进行过大剂量的化疗或放疗。HSCT 是经过大剂量放疗、化疗或其他免疫抑制预处理,清除受者体内的肿瘤细胞、异常克隆细胞,阻断发病机制,然后把自体或异体 HSC 移植给受者,使受者重建正常造血及正常免疫,从而达到治疗的目的。此外,allo-HSCT 还可以产生免疫介导的移植物抗肿瘤(graft versus tumor, GVT)效应,GVT 效应可以逐渐清除体内残余的肿瘤细胞,达到长期缓解甚至治愈的目的。

## 二、HSCT 分类

按照 HSC 取自患者自身还是健康供体,HSCT 分为自体造血干细胞移植和异体造血干细胞移植,后者又分为同基因造血干细胞移植和异基因造血干细胞移植;按照 HSC 来源,HSCT 还可分为骨髓移植、外周血造血干细胞移植、脐带血干细胞移植;按照供者和受者间有无血缘关系,HSCT 可分为血缘移植和无血缘移植;按照人类白细胞抗原(human leukocyte antigen,HLA)相合程度,又分为 HLA 相合、部分相合、单倍型相合移植。

### (一)自体造血干细胞移植

自体造血干细胞移植(autologous hemopoietic stem cell transplantation,auto-HSCT)使用患者自身 HSC,在移植前进行采集并贮存。auto-HSCT 又被称为"大剂量治疗 + 拯救",其原理是通过大剂量化疗或放疗最大限度地清除体内肿瘤细胞。由于骨髓受抑制是放化疗剂量的限制因素,输入自体 HSC 能够缩短放化疗后全血细胞减少的时间,减轻其不良反应。由于自体干细胞中常混有少量肿瘤细胞,这些细胞可以导致肿瘤复发。因此,auto-HSCT 的目的是延长缓解期而并非治愈。auto-HSCT 不适合遗传性疾病,如地中海贫血等,也不适用于患者造血干细胞本身异常的情况,如骨髓增生异常综合征、再生障碍性贫血等。

### (二)同基因造血干细胞移植

同基因造血干细胞移植(syngeneic HSCT,syn-HSCT),HSC 来源于同卵孪生者,此种移植可能性很小,不足 1%。由于供者和受者基因完全相同,不出现排斥反应或移植物抗宿主病。syn-HSCT 移植物中不含肿瘤细胞,故其效果优于自体移植。syn-HSCT 只适用于获得性造血干细胞疾病,不适合遗传性疾病。此外,由于 syn-HSCT 不能产生移植物抗肿瘤或移植物抗白血病效应。

### (三)异基因造血干细胞移植

异基因造血干细胞移植(allogeneic HSCT,allo-HSCT)的 HSC 来源于和受者有血缘关系或无血缘关系的供者。受者和供者细胞间的组织相容性是移植能否成功的主要决定因素。宿主(患者)和移植物的相容性取决于其主要组织相容性复合体(major histocompatibility complex,MHC)是否相同,人类 MHC 又称为人类白细胞抗原(human leukocyte antigen, HLA),通过 HLA 配型即可了解供者和受者间 MHC 是否一致。

按照供者和受者有无血缘关系以及 HLA 配合情况,异基因造血干细胞供者可分为:

1. HLA 相合亲缘供者,即供者是受者同胞兄弟姐妹,供-受者间 HLA 完全相合。

2. HLA 不完全相合亲缘供者,如供-受者间 1 个、2 个、3 个 HLA 抗原不相合。

3. HLA 相合无血缘供者,即供-受者 HLA 抗原完全或大部分相合,但无血缘关系。

4. HLA 单倍型相合,当供者和受者 1 条染色体上 HLA 三个位点等位基因完全相同,而另一条染色体上 HLA 位点等位基因不相同时,称为半相合。

HLA 在遗传时,以单倍型作为一个遗传单位遗传给子代,同胞间 HLA 相合概率为 25%。由于 HLA 基因多态性,从无血缘关系的群体中找到 HLA 表型完全相同的供者概率约 1/10 万,如果供者人群和患者种族不同,则找到的概率更小。为解决无血缘供者来源问题,需建立庞大的骨髓库。

allo-HSCT 失败的主要原因之一是排斥反应。供者和受者间主要或次要组织相容性抗原不同都可造成排斥反应。其他因素如疾病种类(再生障碍性贫血患者较白血病患者更易发生)、移植前免疫抑制剂剂量偏小、移植物是否去除 T 细胞等也会增加免疫性移植失败的风险。非免疫因素如植入干细胞数量不足、患者病情太重等,也可能造成移植物被排斥。

移植物抗宿主病(graft versus host disease,GVHD)是异基因造血干细胞移植的并发症。GVHD 是由 T 细胞介导的供者细胞对受者靶器官直接进行破坏或通过细胞因子诱导靶器官损伤。供-受者间 HLA 不相合会增加 GVHD 风险,去除移植物中的 T 细胞可减轻 GVHD,但同时也会减弱移植物抗白血病(graft versus leukemia,GVL)作用,增加疾病复发危险;去除 T 细胞还可能延缓受者免疫重建,增加感染风险以及移植后淋巴增殖性疾病的危险。不同 HSCT 的优缺点见表 14-1。

表 14-1 三种造血干细胞移植的优缺点

| 移植种类 | 优点 | 缺点 |
|---|---|---|
| 自体造血干细胞移植 | 无需寻找供者<br>无 GVHD | 干细胞中可能混有肿瘤细胞<br>前期化疗可能损伤干细胞,使得干细胞采集数量不足,或造成移植后骨髓增生异常<br>无移植物抗肿瘤效应 |
| 同基因造血干细胞移植 | 无 GVHD | 难以找到供者<br>无移植物抗肿瘤效应 |
| 异基因造血干细胞移植 | 有移植物抗肿瘤效应<br>干细胞中无肿瘤污染<br>可采用减低剂量预处理方案以减少毒副反应 | 可能找不到合适供者<br>GVHD<br>排斥反应 |

## 第二节 造血干细胞采集与处理

HSC 可以从骨髓、外周血、脐带血中进行采集分离,采集后可在液体状态下保存数小时到数天,但长时间保存必须冷冻。不同来源的 HSC 冷冻处理大致相同。这三种来源的造血干细胞的优缺点见表 14-2。

表 14-2 不同来源造血干细胞的优缺点

| 干细胞来源 | 优点 | 缺点 | 备注 |
|---|---|---|---|
| 骨髓 | 含丰富的 HSC;<br>含淋巴细胞比外周血干细胞少<br>GVHD 较少 | 采集时需要麻醉;<br>祖细胞含量比外周血中的少 | 是传统的 HSC 来源,已有丰富经验 |

续表

| 干细胞来源 | 优点 | 缺点 | 备注 |
|---|---|---|---|
| 外周血 | 含大量 HSC；<br>含大量淋巴细胞,移植物抗肿瘤效果更强 | 供者需要 G-CSF 进行动员,花费时间较长 | 更多用于自体 HSCT；<br>多用于减低剂量预处理方案的异基因 HSCT |
| 脐带血 | 采集对母亲及婴儿均无危险；<br>传播感染性疾病的可能性较小容易获得,不要求 HLA 完全相合；<br>淋巴细胞免疫功能不成熟,GVHD 发生率及严重程度低 | 干细胞数量有限,对大体重儿童及成人来说细胞数量不足；<br>需要更长时间才能产生移植物抗肿瘤效应 | 越来越多地作为儿童无血缘供者移植的首选；<br>从寻找供者到移植所需时间短 |

## 一、外周血造血干细胞的采集与处理

正常人外周血中存在少量造血干细胞,称为外周血造血干细胞(peripheral blood stem cells,PBSC)。采集 PBSC 有几大优势:采集不需要麻醉,无需住院,术后无明显疼痛,痛苦小,供者耐受性好;经过充分动员,细胞成分分离法所采集的干细胞多于骨髓;PBSC 移植术(PBSC transplant,PBSCT)后,白细胞和血小板的恢复较骨髓移植快;根据干细胞需要量,可多次采集 PBSC,而骨髓一般不能多次采集;自体造血干细胞移植时,PBSC 比较容易采集,且肿瘤细胞污染较少。自动化干细胞采集设备的广泛应用,使得自体及异体 PBSC 移植迅速发展起来,并成为目前主要的造血干细胞移植技术。

### (一) PBSC 动员

PBSC 动员是指将造血干/祖细胞从骨髓中动员到外周血的过程。动员方法包括应用造血生长因子、骨髓抑制性化疗,或骨髓抑制性化疗 + 造血生长因子。

骨髓抑制性化疗最早用于 PBSC 的动员,许多抗肿瘤药物具有动员 PBSC 的作用,目前最常用的是大剂量环磷酰胺或大剂量阿糖胞苷。化疗后 PBSC 的增多与骨髓抑制后造血功能恢复一致,PBSC 产生高峰是在血象恢复最快的时候,随后迅速下降。化疗后使用造血生长因子如粒细胞集落刺激因子(granulocyte colony stimulating factor,G-CSF)、粒细胞巨噬细胞集落刺激因子(granulocyte-macrophage colony stimulating factor,GM-CSF)能增加动员效果并减轻化疗对骨髓细胞的毒性。PBSC 动员效果受患者既往放化疗历史、骨髓受累程度、患者年龄等因素影响。化疗动员 PBSC 只限于肿瘤患者自体造血干细胞移植。异体供者只能单独使用造血生长因子进行动员,剂量为 G-CSF $10g/(kg \cdot d)$,皮下注射,连续注射 4~8天,一般于用药第 4 或第 5 天采集 PBSC,应做 CD34$^+$ 计数,以掌握采集时机。肿瘤患者自体 PBSC 移植一般采用化疗 + 造血生长因子进行动员,化疗结束后第 1 天开始用 G-CSF 或 GM-CSF,连续应用直至 PBSC 采集结束。

PBSC 动员的不良反应包括造血生长因子引起的骨痛、发热等不良反应;使用造血生长因子后如白细胞过高,可能发生白细胞淤滞;有些人可能会发生过敏反应,出现荨麻疹,甚至严重过敏反应;有些患者还可能出现乳酸脱氢酶增高、肝酶增高等。自体 PBSC 动员中患者因化疗引起全血细胞减少而可能发生感染、出血、贫血。

### (二) PBSC 的采集和处理

**1. PBSC 采集** PBSC 的采集方法与血细胞单采技术相同,采用全自动血细胞分离机连续分离外周血中单个核细胞。供者一般不需要住院。一般情况下较大静脉穿刺即可保证分离时血流速度。如果周围静脉血管较细,则需要中心静脉插管。成人 PBSC 单采时血液流速一般为 50~70ml/min,循环总量为 10~15L(2~3 倍自身血液容量)。

PBSC 采集时机与动员方案有关。单纯用造血生长因子进行动员时,采集时机一般为用药开始后的第5、6、7 天。单纯化疗或化疗联合集落刺激因子进行动员时,应检查外周血 CD34$^+$细胞计数,CD34$^+$细胞达到$(20 \sim 40) \times 10^6$/L 时开始采集。为保证植活,所采集的 CD34$^+$细胞数量应达到$2 \times 10^6$/kg 受者体重。异体供者一般采集一次即可,而经过多次化疗的患者可能需要多次动员、采集。

PBSC 采集相关不良反应主要有造血生长因子引起的骨痛、头痛、乏力、肌肉疼痛、失眠、厌食、恶心、呕吐、脾大等;静脉插管者静脉导管可能引起出血、血肿、感染、血栓形成;采集过程中可能出现柠檬酸中毒,低钙引起麻木、抽搐、震颤、口腔异味等不良反应,重者可能发生心律失常。用对乙酰氨基酚、非甾体类抗炎药等可缓解疼痛。采集过程中的柠檬酸中毒可通过减慢流速、口服含钙食品而缓解,少数人需要静脉补钙。PBSC 采集后可能发生血小板减少,采集自体 PBSC 时要特别注意,必要时,考虑输血小板。

**2. PBSC 处理** 每次采集 PBSC 的总体积为 150 ~ 400ml,循环血量 15L 时采集有核细胞数约为$(10 \sim 80) \times 10^9$,其中90%以上为单个核细胞,CD34$^+$细胞占 0.1% ~ 5%,还有少量分叶核细胞、红细胞。肿瘤患者的自体 PBSC 中,还可能混有少量肿瘤细胞。异体 PBSC 采集工作和患者的预处理基本可以同步进行,所采集的 PBSC 一般不需要冷冻,可以在液体状态下保存数小时到数天。

随着存放时间延长,HSC 会进行性减少,长时间保存必须冷冻。冷冻前一般采用离心浓缩法去除血浆及成熟细胞,可采用转移袋离心、细胞洗涤机洗涤,或血细胞分离机进行处理。冷冻 HSC 时,先要准备好冷冻保护液,其组成为70% 组织培养液、20% DM-SO、10% 同型血清或 AB 型血清,也可以用白蛋白代替血清,冷冻保护液配好后4℃保存备用。HSC 在冷冻前需将细胞浓度调整至$4 \times 10^7$/ml 左右,按照1:1 容积,将冷冻保护液在2 ~ 5 分钟内缓慢加入 HSC 中,使 DMSO 终浓度为10%。HSC 加入冷冻保护液后应立即进行程控降温,降温速度为 1 ~ 3℃/分钟,降至 - 80℃时取出置 - 80℃冰箱或液氮罐保存, - 80℃可保存 1 年, - 196℃可长期保存。冷冻保护剂 DMSO、羟乙基淀粉、甘油等通过不同的机制防止细胞在冷冻过程中损伤,如进入细胞以增加细胞内渗透压防止细胞脱水、在细胞外形成保护膜防止细胞内水分流失、在低温下形成玻璃体降低细胞外液体的流动性等。

PBSC 回输时一般不需要特殊处理。输注解冻的 PBSC,应考虑冷冻保护剂二甲亚砜(dimethyl sulphoxide,DMSO)的毒性问题,每次输入 DMSO 的剂量不能超过 1g/kg,如果 DMSO 剂量较大,应分 2 天输注。

## 二、骨髓造血干细胞

骨髓是传统的 HSC 来源,CD34$^+$细胞在骨髓细胞中约占 1% ~ 3%。骨髓采集一般在手术室进行,由于骨髓中血管较多,采集过程中会伴随外周血液丢失,每次骨髓采集总量不能超过 15ml/kg 供者体重。

### (一)骨髓 HSC 采集

骨髓采集的麻醉方法可选择全麻、脊髓麻醉或硬膜外麻醉。在国外,骨髓供者一般不需要住院,在采集骨髓当天即可带止痛药物回家休息,供髓者离开医院前要指导其注意观察局部敷料情况,避免污染,女性供者还需要口服补铁。

一般从髂后上棘进行骨髓采集。如髂后上棘采集量不足,或因供者过度肥胖而无法从髂后上棘采集,可以从髂前上棘采集骨髓。胸骨靠近心脏及大血管,一般不作为采集部位。骨髓采集体位一般采取俯卧位,也可以采取侧卧位,如妊娠者。左右侧各有 2 人同时采集骨髓,以缩短手术及麻醉时间。局部用含碘消毒液进行消毒,使用较大直径的骨髓采集针,抽取骨髓的注射器内盛有抗凝剂及无菌电解质或组织培养液,每次抽取骨髓 3～5ml。采集过程中要不断更换穿刺针在骨髓腔内位置,或将穿刺针从骨髓腔内拔出,在皮下换另一部位进行穿刺,以获得更多的骨髓细胞并减少外周血液的混入,一般通过数个皮肤穿刺点共抽取骨髓 200～300 次。骨髓采集一般使用肝素作为抗凝剂,骨髓液中肝素终浓度为 10U/ml。每次抽取骨髓后将注射器中的抗凝骨髓装入一个较大的容器中,必须过滤,以去除骨小粒、血凝块、脂肪。

骨髓采集量取决于受者体重,每 kg 受者体重需要 $(2～4)×10^8$ 个有核细胞;异基因骨髓移植(allogeneic bone marrow transplantation,allo-BMT)至少需要 $3×10^8/kg$。自体骨髓移植(autologous BMT,ABMT)采集量视骨髓是否需要进行体外处理而异,不需要任何处理者采集 $1×10^8/kg$,需要分离单个核细胞冻存或进行体外净化则需要 $(2～3)×10^8/kg$ 以上。亲缘供者异基因骨髓移植时,采集 1L 骨髓足以达到植活目的。供者骨髓中的有核细胞含量随年龄增加而减少,60 岁以上正常人骨髓中有核细胞数约为 $2.2×10^7/ml$,10 岁以下儿童为 $3.2×10^7/ml$,应根据供者和受者的不同情况确定骨髓采集量。

多数供髓者能够耐受骨髓采集,不良反应发生率为 6%～20%,且一般较轻。骨髓采集不良反应包括乏力、咽喉疼痛、恶心、呕吐、头昏、晕厥、脊髓麻醉后头痛、穿刺部位疼痛、出血、感染等,多数供者 2 周内完全恢复。严重并发症非常少见,约为 0.1%～0.3%,包括麻醉药物过敏、麻醉所致心血管并发症、骨穿或静脉穿刺部位严重感染、吸入性肺炎、深静脉血栓、脂肪栓塞,骨、骶髂关节、坐骨神经机械性损伤等。

### (二)骨髓 HSC 处理

采集的骨髓 HSC 含大量血浆、成熟血细胞、抗凝剂、脂肪、同种抗体等,体积较大,必须进行浓缩处理。通过离心即可去除大部分血浆、红细胞、血小板,可以采用血液转移袋、细胞洗涤机、血液成分分离机等方法对骨髓进行离心浓缩,加入羟乙基淀粉能帮助去除红细胞。经过离心处理后,骨髓中有核细胞、单个核细胞、髓系祖细胞回收率约为 80%。

保存时间不超过 60 小时,可将骨髓保存在 4℃冰箱中。冷冻保存,应对骨髓进一步处理以去除血浆及成熟血细胞。干细胞中混合的大量成熟血细胞可能凝集成块,增加骨髓处理的难度;成熟细胞在冷冻过程会被破坏,产生毒性,对受者造成不良影响,如引起急性肾衰竭;大量的成熟细胞也会增加冷冻保护剂的使用量,而冷冻保护剂对受者会有一定毒性。

采集的骨髓中由于混有大量外周血及骨髓保养液,体积较大,移植前至少应离心分离出血浆及保养液,以免对受者心脏、肾脏造成过度负担。如果骨髓体积超过 10ml/kg 供者体重,可上、下午各输 1/2 或分 2 天输注。如果供者、受者 ABO 血型不同,还必须去除骨髓中的红细胞及血浆(详见本章第三节)。

## 三、脐带血干细胞

脐带血是胎儿娩出后残留在胎盘及脐带中的血液,其体积约为 50～200ml,脐带血中含有大量 HSC,采集方便并且对母亲和胎儿无危险,可供儿童或体重 40kg 以下的成年人移植。冷冻的脐带血干细胞可以作为异基因 HSC 供其他患者使用,也可以长期保存,待将来需要时用于自体造血干细胞移植(autologous hematopoietic stem cell transplantation,auto-HSCT)。近年来,脐带血干细胞移植(cord blood transplantation,CBT)已广泛应用于治疗恶性疾病及遗传性疾病。

### (一)脐带血干细胞采集

一般采用密闭式采集方法进行脐带血采集。为采集到足够量的脐带血,应在胎盘娩出过程中或娩出后 15 分钟内进行采集,脐带血量取决于胎儿血液循环和胎盘血流的分布。在婴儿出生后 3 分钟内,胎盘、脐带血容量占全部胎儿/胎盘血容量的比例从 33% 下降到

13%。在胎盘娩出过程中早期夹闭脐带进行采集,可充分利用子宫收缩的挤压作用,采集到更多的脐带血,一般能采集90ml以上,而较晚夹闭脐带只能采集60ml左右。脐带血采集是在胎儿娩出、夹闭脐静脉后进行的,其采集过程对新生儿并无明显影响。过早夹闭脐静脉会影响胎儿红细胞容量,但对于足月新生儿来说,并不会造成严重问题。

### (二)脐带血干细胞处理

可用肝素、CPD或ACD抗凝,一般的采血袋20ml CPD可保存170ml脐血,25ml CPD可保存200ml脐血。脐带血的组成和外周血相似,含有大量红细胞、白细胞及血小板。因脐血库需要冷冻大量脐血干细胞,占用大量空间,应去除红细胞以减少体积,节约空间,经处理后脐血干细胞回收率可达90%。脐带血中干细胞含量以CD34$^+$细胞或CFU-GM表示,采集量越大,所含CFU-GM及CD34$^+$细胞越多。

# 第三节 造血干细胞移植输血

HSCT患者在造血重建前会出现全血细胞减少,持续约2周或更长时间。贫血患者应输红细胞;粒细胞缺乏的患者,一般不输粒细胞,可以用G-CSF或GM-CSF加速粒细胞恢复;血小板减少可能引起严重出血,必须输血小板以预防出血。为预防输血造成CMV感染,所有血液制品应去除白细胞,为预防输血相关性移植物抗宿主病(transfusion-associated graft versus host disease,TA-GVHD),应对所有含细胞的血液成分进行射线辐照。注意,输入的HSC不能辐照,也不能用去除白细胞滤器进行过滤。准备做造血干细胞移植的患者,特别是重型再生障碍性贫血患者,移植前应尽量避免输血,输血应经过辐照、白细胞过滤。

## 一、红细胞输注

绝大多数HSCT患者红细胞系统恢复需要6周或更长时间。目前尚无HSCT患者红细胞输注指征的临床研究,患者贫血并有贫血症状时应考虑输血,无症状患者可参照其他贫血患者的输血指征;Hb < 70~90g/L可根据情况考虑输血。auto-HSCT患者移植后需要输血支持的时间较短,输血量较少;allo-HSCT患者由于体内促红细胞生成素(erythropoietin,EPO)水平较低,需要较长时间的输血支持,可能长达红细胞系统植活后1年以上,目前还没有证据证明使用外源性EPO能减少红细胞输注或缩短红细胞系统恢复时间。

## 二、粒细胞输注

HSCT后粒细胞缺乏期间患者可能发生严重感染,粒细胞输注对合并真菌感染而且抗真菌治疗无效的HSCT有明显帮助,输注剂量为$(5~10)×10^{10}$个,输注后外周血白细胞可提高$(2~5)×10^9$/L。

## 三、血小板输注

HSCT术后患者血小板的恢复时间受多种因素影响,无血缘供者HSCT、患者年龄较大、合并GVHD、感染等因素均可使血小板恢复延迟,CBT后血小板恢复时间明显长于PBSCT或BMT。HSCT术后血小板一般采用预防性输注,传统的血小板输注指征是血小板计数低于$20×10^9$/L,对于病情稳定且未合并感染、出血的患者,输注指征也可为血小板计数低于$10×10^9$/L,一般每次输注量为1个标准治疗量。

## 四、血浆、冷沉淀、其他凝血因子输注

HSCT患者可能由于出血而需要输注血浆、冷沉淀等,输注指征及输注量和其他疾病患

者相同。

## 五、ABO 血型不相合 HSCT 输血

HSC 上不表达成熟红细胞表面抗原,供-受者间红细胞血型不相合一般不会增加移植失败或 GVHD 的风险。供-受者间红细胞血型不合分为主侧不合、次侧不合及主次侧不合。表14-3 为供-受者 ABO 血型的配合情况。主侧不合指受者血浆中含有针对供者红细胞的抗体;次侧不合指供者血浆中含有针对受者红细胞的抗体;主次侧不合指供者、受者血浆中均有针对对方红细胞的抗体。主侧不合的骨髓 HSC 输入时可能发生急性溶血反应,移植前可对受者进行血浆置换以去除抗体或降低抗体效价,更常用的方法是去除骨髓中的红细胞。次侧不合时,骨髓中的血浆可引起供者红细胞的急性或迟发性溶血,处理方法是分离骨髓中的血浆,主次侧均不合时,需要去除骨髓中的红细胞及血浆。

表 14-3 供-受者 ABO 血型及配合情况

| 受者血型 | 供者血型 | | | |
| --- | --- | --- | --- | --- |
| | O | A | B | AB |
| O | 相合 | 主侧不合 | 主侧不合 | 主侧不合 |
| A | 次侧不合 | 相合 | 主次侧不合 | 主侧不合 |
| B | 次侧不合 | 主次侧不合 | 相合 | 主侧不合 |
| AB | 次侧不合 | 次侧不合 | 次侧不合 | 相合 |

供-受者的 ABO 血型不同,受者血型在移植后会逐渐转变为供者血型,在移植的不同时期,输注红细胞、血小板的血型可能不一样,临床医师应与血库密切配合,为每一位患者制订输血方案。在移植过程中,ABO 血型主侧不合的 HSCT 可能出现造血恢复延迟,特别是红细胞系统恢复延迟,甚至发生单纯红细胞再生障碍性贫血(pure red cell aplasia,PRCA),使患者依赖输血的时间延长。此外,在移植后 40~60 天可能出现迟发性溶血,这是患者体内残余的抗 A 或抗 B 抗体破坏新生成的、供者来源的红细胞所致。ABO 次侧不合时,移植物中的淋巴细胞可产生针对受者红细胞的抗体,在移植后 1~3 周发生迟发性溶血。ABO 血型不合 HSCT,要根据供者、受者的血型,根据患者血清抗-A、抗-B 效价,选择相应血型的红细胞、血小板、血浆。主侧不合时,输红细胞与受者血型相同,输血小板或血浆时应与供者血型相同或选择 AB 型血小板、血浆;次侧不合时,应输供者血型红细胞、受者血型或 AB 型血小板、血浆;主次侧不合时,输 O型红细胞、AB 型血小板或血浆。患者血型完全转为供者血型后,可按供者血型输各种血液制品。表 14-4 为供-受者 ABO 血型不相同的移植患者输血时血型的选择。

表 14-4 ABO 血型不同的 HSCT 输血血型选择

| 不合类型 | 移植阶段 | 红细胞 | 血小板、血浆/冷沉淀 |
| --- | --- | --- | --- |
| 主侧 | 预处理 | 与受者血型相合 | 与供者血型相合 |
| | 移植 | 与受者血型相合 | 与供者血型相合 |
| | 受者血浆中存在抗体 | 与受者血型相合 | 与供者血型相合 |
| | 受者血浆中已无抗体 | 与供者血型相合 | 与供者血型相合 |
| 次侧 | 预处理 | 与供者血型相合 | 与受者血型相合 |
| | 移植 | 与供者血型相合 | 与受者血型相合 |
| | 血液中仍有受者细胞 | 与供者血型相合 | 与受者血型相合 |
| | 血液中已无受者细胞 | 与供者血型相合 | 与供者血型相合 |

续表

| 不合类型 | 移植阶段 | 红细胞 | 血小板、血浆/冷沉淀 |
|---|---|---|---|
| 主次侧 | 预处理 | O 型 | AB 型 |
| | 移植 | O 型 | AB 型 |
| | 血液中有抗体或受者红细胞 | O 型 | AB 型 |
| | 血液中无抗体或受者红细胞 | 供者血型 | 供者血型 |

（秦 莉）

## 本章小结

　　HSCT 的原理是从供者体内采集一定的 HSC 作为移植物，采用化疗或化疗＋放疗预处理清除受者患病的造血及免疫系统，然后将供者的 HSC 移植到受者体内，重建受者的造血和免疫系统。根据造血干细胞的不同来源，HSCT 分为 BMT、PBSCT 以及 CBT。还可以根据供者和受者的关系将 HSCT 分为 auto-HSCT、allo-HSCT、syn-HSCT。PBSC 采集方便，已成为目前主要的 HSC 来源。HSC 保存时间较长时必须加入冷冻保护液进行冷冻保存。供-受者 ABO 血型不同时可能需要对所采集的 HSC 进行处理，如去除血浆或去除红细胞。输血时要根据供-受者的 ABO 血型选择不同血型的红细胞、血小板、血浆。

# 第十五章
## 临床输血实验室质量管理

> 通过本章学习,你将能够回答下列问题:
>
> 1. 临床输血实验室建立应当具备哪些条件?
> 2. 输血相容性试验主要包括哪些项目?
> 3. 为什么强调输血相容性试验的过程质量管理?过程质量管理如何实施?
> 4. 临床输血实验室室内质量控制具有哪些重要意义和特点?
> 5. 如何进行输血相容性试验的室内质量控制?
> 6. 输血相容性试验室间质量评价具有哪些重要意义和特点?
> 7. 如何实施输血相容性试验室间质量评价计划?
> 8. 如何实施差错识别和管理?
> 9. 内部质量审核实施要点包括哪些内容?
> 10. 如何进行质量改进?

质量管理是临床输血实验室(blood transfusion laboratory)管理的极其重要部分,是保证血液相容性试验及其他免疫血液学试验结果准确可靠的基本条件。临床输血实验室只有进行严格的质量管理,才能为患者提供安全的血液,保证输血治疗的安全、及时、有效。

## 第一节　临床输血实验室的基本要求

临床输血实验室指的是在医疗机构输血科(血库)中设置的实验室,提供临床输血服务的各级血站,同样可以设置。实验室的设置必须具备一定的条件,以保证试验结果能够满足质量要求。

### 一、临床输血实验室的任务和功能

临床输血实验室属于医学实验室范畴,除了常规开展红细胞相容性试验外,可以根据医疗机构或采供血机构实验室条件和技术水平开展血小板相容性试验(血小板特异性抗原、HLA 等相容性试验)、白细胞相容性试验(粒细胞特异性抗原、HLA 等相容性试验)以及器官、骨髓移植配型。有条件的实验室可以开展其他免疫血液学相关试验,为临床相关疾病提供实验室诊断依据等;条件允许可以开展血清学参比试验,解决本单位临床输血实验室常规工作中或其他医疗机构输血科(血库)不能解决的血清学相关问题以及经相关机构授权开展亲子鉴定等。

### 二、临床输血实验室设置的基本要求

无论是独立设置的输血科(血库)还是非独立设置的血库,都应当设置临床输血实验室。

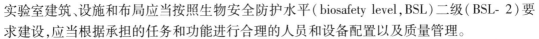

实验室建筑、设施和布局应当按照生物安全防护水平(biosafety level,BSL)二级(BSL-2)要求建设,应当根据承担的任务和功能进行合理的人员和设备配置以及质量管理。

#### (一)临床输血实验室建筑、设施和布局的基本要求

临床输血实验室如果布局和流程设计合理,生物安全及其他相关设施齐全,将有助于工作流程顺畅,提高工作效率,减少错误的发生,避免或减少生物安全和其他安全事故。由于不同实验室承担的工作量和试验项目差别较大,因此应当根据自身工作范围和工作量大小来确定实验室建筑面积,一般以是否满足工作需要作为判定实验室面积是否合理的标准。临床输血实验室属于生物安全防护水平二级,因此实验室生物安全相关设施和设备应当满足 BSL-2 要求。

临床输血实验室布局设计应当做到工作流程合理,人物流分开,最好建立医疗废弃物专用通道,防止医院感染的发生。实验室内应当明确划分分析前、分析中和分析后以及专门临时存放医疗废物区域。

#### (二)人员

临床输血实验室人力资源配置应当数量适宜,能够满足承担的各项试验需要。临床输血实验室工作人员都应具备必要的学历和资质以及业务技术水平和能力。实验室负责人最好具备医学实验室相关专业高级技术职称,具有医学实验室工作经历和管理能力。负责临床输血咨询人员最好具备输血医师资格、中级专业技术职称并具有从事输血工作经历。一般技术人员至少具备医学或相关专业中专以上学历和国家认可的卫生技术职称。

#### (三)设备及物料

临床输血实验室基本配置的设备主要应当满足红细胞相容性试验需要,至少包括:普通标本处理离心机、血型血清学专用离心机、显微镜、标本储存冰箱、试剂储存冰箱、低温标本储存冰箱、水浴箱、通讯设备以及计算机系统等。每种设备最好配置 2 台,当某台设备发生故障时,可以使用另 1 台设备,不会影响实验室的正常工作,不至于中断整个实验室输血相容性试验和血液的发出。配备以上设备可以手工完成输血相容性试验,满足输血科(血库)基本工作需要。条件允许或输血相容性试验工作量较大的实验室可以配置全自动血库检测系统,可以批量进行输血相容性试验,使试验标准化和自动化。如果实验室承担其他特殊试验,应当增加配置相应的专用设备。

临床输血实验室根据本实验室开展的项目准备适宜的物料,至少满足红细胞相容性试验的需要。这些物料主要包括:ABO 血型鉴定试剂、RhD 血型鉴定试剂、意外抗体筛选试剂红细胞、交叉配血试验试剂等。根据本实验室室内质量控制规则和方法配置适宜的室内质控品,保证输血相容性试验的室内质量控制顺利实施。

#### (四)质量管理文件

为了保证临床输血实验室在遵照国家相关的各项法律、法规和标准前提下执业,顺利开展各项工作,其中最重要的措施之一就是制定充分、可执行的各种文件。制定和执行各种文件将使质量形成过程具有可重复性和可追溯性,有利于提供证据、满足服务对象要求和质量改进。临床输血实验室如果建立质量管理体系,就应当制定完整的质量体系文件,这些文件包括:质量手册、各项规章制度、程序文件、作业指导书(SOP)以及各种质量记录。在输血相容性试验过程中,员工应该严格按照事先制定的文件作为依据进行各项活动,以保证试验的质量。

质量手册是阐明一个组织的质量方针并描述质量体系的文件,内容包括:质量方针和质量目标;组织结构、各级人员与不同岗位职责、权限及相互关系;质量管理体系描述;质量管理体系实施要点及质量管理体系文件的管理。所谓质量方针就是由组织最高管理者正式发布的关于质量方面的全部意图和方向。根据《质量管理体系 要求》GB/T 19001—2008/ISO

9001:2008 规定,质量管理体系文件中至少需要编写文件控制程序、质量记录控制程序、内部审核程序、不合格品控制程序、纠正措施控制程序和预防措施控制程序 6 个程序文件。临床输血实验室应当建立各项规章制度,至少应包括交接班制度、紧急输血制度、血液储存管理制度、血液出入库管理制度、各种登记、记录管理和保存制度、血液标本交接、留样、保存管理制度、输血不良反应处理及回报制度、差错登记、报告和处理制度、血液报废审批与处理制度、仪器设备采购、使用、维护、校准制度以及其他相关制度(如科研、计算机信息管理、档案保管、污物处理、试剂管理等)。SOP 包括各种试验操作规程,设备使用、保养、维护和校准操作规程以及质量控制和室间质评操作规程。SOP 需要根据本实验室承担的试验项目、配置的设备、开展的质量控制项目以及参加的室间质评项目编写,不同的实验室之间可能具有较大差别。为完成的活动或得到的结果提供客观证据的文件称为质量记录(quality records)。质量记录和 SOP 相同,要结合本实验室具体情况编制。

## 第二节 输血相容性试验过程控制

目前,国内外实验室一般都遵循 ISO 的管理模式进行质量管理,在《质量管理体系 要求》GB/T 19001—2008/ISO 9001:2008 中强调鼓励组织使用过程方法来建立、实施和持续改进质量管理体系。在整个输血相容性试验过程中,需要有效控制试验过程使用的资源,包括人力资源、设备和物料以及试验使用的方法;明确管理职责和实施有效管理;使用符合各种法律法规、标准的质量体系文件,有效的监控和持续改进过程。我们可以通过对临床输血相容性检测过程控制(process control)与管理达到为患者提供安全、及时和有效输血目的,以满足临床医生和患者需要。

### 一、基 本 原 则

临床输血实验室应当建立方法和程序,进行输血相容性试验过程控制,保证所有过程改变时能够有效管理,确保试验涉及的人员、物料、设备、方法和环境能够满足预期的要求。输血相容性试验全过程都应当得到有效识别和追溯,出现质量问题时,可以追溯到涉及的环节、具体使用的试剂、方法、操作者和使用的设备,以便寻找出现问题的原因,具体的责任人,有利于采取针对性的纠正和预防措施,使试验质量持续改进。

#### (一)过程改变控制

临床输血实验室必须制定程序来控制因需要而制定的新流程或新程序,或者修改现有的流程或程序。这一程序必须包括识别相关要求和规定,验证这些要求和规定是否已经得到满足。在实施这些改变的流程或程序前,必须经过确认。必须确保在受控状态下实施新的或修改的流程或程序。

#### (二)质量控制

临床输血实验室需要制订完整的质量控制计划,确保试剂、设备和方法满足预期的质量要求。开展的各种相容性试验和其他试验应当进行室内质量控制,参加省级或卫生计生委临床检验中心组织的室间质评活动。适时评审室内质控和室间质评结果,当未能达到预期结果时,应当分析原因,采取相应的纠正和预防措施,持续改进存在的问题。

#### (三)识别和可追溯性

应当识别输血相容性试验过程的关键控制点并采取有效的控制方法,才能保证试验结果准确可靠。试验整个过程应当有详细的记录,有助于实现试验过程的可追溯性(traceability)。试验涉及的患者标本以及给患者输注的血液都要有清晰的标识,易于识别,需要时可以追溯到相应的标本和血液。

**1. 过程识别和可追溯性** 临床输血实验室必须建立方法来识别血液相容性试验以及其他试验过程的每个关键步骤,采取必要的控制方法,保证试验的结果满足要求。在血液相容性试验过程中,应当完整地记录员工是如何、何时和何人完成每个或每批试验,以便于今后可以追溯到每个或每批试验过程。

**2. 血液和标本的标识及可追溯性** 患者的标本可以采用条形码标签或传统手写标签进行标识,试验后的剩余标本应当按照要求保存7天。对于完成了血液相容性试验准备发出的血液可以采用打印标签然后粘贴的形式标识,标识内容至少应当包括患者所在的科室、病区、床号和姓名等信息。标识标本或血液前必须仔细进行核对和检查,核对无误,检查合格后方可进行标识。血液输注结束后的空余血袋应当按照要求保存24小时。在规定时间内,需要时可以追溯到相应的标本或血袋。

### (四)人力资源控制

制定文件,明确规定实验室工作人员应当具备资质和能力,各不同岗位任职资格要求以及岗位职责、权限和沟通途径。实验室人员的配置数量和人员结构应当满足工作和学科发展的需要。根据各级、各岗位员工的培训需求并与国家规定的专业技术人员年度继续教育相结合开展培训工作。按实际情况需要制订培训计划,保证员工得到持续有效继续教育和培训。新进人员或转岗员工必须接受拟任岗位职责等相关文件和实践技能的培训,并且经过评估表明其能够胜任方可上岗。在新文件、新设备和新方法使用前也应当培训。培训结束后,应当进行培训效果的评估,判定培训是否达到预期效果,以便培训能够持续改进。

### (五)文件控制

临床输血实验室建立的文件必须确保符合国家相关的法律、法规和标准,保证文件的充分性和适宜性。如果要达到这些要求,只能通过文件定期审核,及时发现问题,持续改进。实验室质量管理体系文件中需要建立文件控制程序,规定如何进行各种文件的标识、分发、贮存、保护、检索、保存期限和处置,以便文件保存完好,易于识别和检索。文件控制程序特别需要规定如何控制记录,包括如何建立并保持各种记录,以提供符合要求和质量管理体系有效运行的证据。如果实验室没有建立质量管理体系,也应当根据文件控制程序的要求编写规章制度,保证实验室文件能够有效控制。

### (六)设备控制

设备的配置应能满足临床输血实验室业务工作的需要。建立和实施设备的确认、维护、校准和持续监控等程序文件或管理制度,以保证设备符合预期使用要求。计量器具应符合检定要求。大型和关键设备均应以唯一性标签标识,明确维护和校准周期;设备有使用、维护和校准记录,档案应有专人管理。有故障或者停用的设备应有明显的标示,以防止误用。各种冰箱和血小板保存设备每天需要进行温度监测,这些设备自带的温度数字测量装置每年进行至少2点的温度测量范围的校准;离心机每年进行校准;水浴箱或干式孵育器每天进行温度检查,每年进行校准;移液器每年进行加样量的校准。如果实验室配置全自动血库检测系统,应当每年由厂商或其他有能力的第三方进行一次加样能力的校准和其他必要的保养和维护。新进关键设备使用前应当进行确认,通过确认提供客观证据对特定的预期用途或使用要求证明已得到满足后,设备方可投入使用。

### (七)物料控制

临床输血实验室使用的所有试剂及其他物料应当符合国家相关标准,必须"三证"齐全。应制定程序或管理制度,对物料的购入、验收、储存、发放、使用等进行规范管理和有效控制。对新进或更换厂家的新试剂使用前应当依据相关国家标准(如果没有国家标准,应当根据行业标准或生产厂家的标准)进行质量检查和确认,确保只有符合质量标准的物料才能使用。

新进的抗-A、抗-B 单克隆试剂,应当进行抗体效价、特异性和亲和力测定。根据《中国药典》2010 年版规定,抗-A、抗-B 单克隆试剂应当满足以下标准:①效价标准:抗-A 血型试剂对 $A_1$、$A_2$、$A_2B$ 血型红细胞的凝集效价应分别不小于 128、32、16;抗-B 血型试剂对 B 血型红细胞的凝集效价应不小于 128。②特异性:抗-A 血型试剂应与 $A_1$、$A_2B$ 血型红细胞产生凝集,与 B、O 血型红细胞不产生凝集;抗-B 血型试剂应与 B 血型红细胞产生凝集,与 $A_1$、O 血型红细胞不产生凝集;且均不应出现溶血和其他不易分辨的现象。③亲和力:抗-A 血型试剂与 $A_1$、$A_2$、$A_2B$ 血型红细胞出现凝集的时间应分别不长于 15 秒、30 秒、45 秒;抗-B 血型试剂与 B 血型红细胞出现凝集的时间应不长于 15 秒,且在 3 分钟内凝集块必须达到 $1mm^2$ 以上。对于抗-D、试剂红细胞和微柱卡等试剂,应当依据试剂厂商提供的标准进行试剂的质量检查,确保试剂符合质量要求。

## 二、输血相容性试验过程控制

使用资源,使输入转化为输出的一组彼此相互关联的活动称为过程(process)。输血相容性试验就是一个过程,输入端是输血科(血库)的库存血液及临床医生开具的输血申请单和血标本,输出端是交叉配血试验报告单和相应的血液,通过许多活动完成整个试验过程。临床输血实验室应当有效的控制输血相容性试验分析前、分析中和分析后的各项活动,包括从输血申请和标本接受开始,到血液的发出结束,使试验质量能够得到有效保证。

### (一)输血申请和标本接收

临床医生根据患者病情需要决定进行输血治疗,首先应当征得患者同意,受血者或被授权的亲属签署输血治疗知情同意书。临床医师需认真填写输血申请单中的各项内容,必须包含充分且唯一的受血者识别信息和其他必要的信息。临床医生下达输血医嘱后,由护士进行输血相容性试验的标本采集,在进行标本采集过程中,必须保证患者及其标本得到准确的识别。

**1. 输血申请**　临床医师应当在输血申请单中准确填写患者个人基本信息、诊断、输血性质(备血、急诊或平诊输血)、患者既往输血史、妊娠史等,临床输血实验室只接受信息完整、准确和清晰的输血申请。

**2. 标本采集**　采集用于输血相容性试验或其他试验标本前,试管应当首先粘贴标签,标签上必须包含必要的和唯一的患者信息。床边采集患者标本时,执行护士必须仔细、完整的核对试管标签内容和输血申请单信息是否一致,输血申请单信息与患者本人的信息是否一致,无误后方可采集标本。标本采集结束后,采集者应当在输血申请单上签字。

**3. 标本的接收**　接收标本时,必须确认输血申请单的所有识别信息与血样标本试管标签上的信息一致。当出现信息不一致时,应当拒绝接受标本和输血申请,通知用血科室重新采集标本。应当进行标本质量检查,包括标本量是否能够满足申请输血量的要求;如果需要抗凝标本,应当检查标本是否充分抗凝;标本是否溶血;标本是否是从静脉输液通道中抽取;试管是否破损等,如果标本不合格,应立即退回,重新抽取合格标本。不能使用不合格标本进行输血相容性试验。

### (二)输血相容性试验

患者输血前应当进行输血相容性试验,至少应当包括 ABO 血型鉴定、RhD 血型鉴定、红细胞意外抗体筛选和交叉配血试验。输血相容性试验的目的就是通过体外试验来判定受血者和献血者血液是否相容,避免发生溶血性输血反应。输血相容性试验应当建立室内质量控制,使用适宜的室内质量控制方法和规则,确保试验结果可靠,确保受血者输血后能够达到预期的疗效。

**1. ABO 血型鉴定**　进行 ABO 血型鉴定时,最好采用试管法或微柱法,不宜使用玻片法。必须进行 ABO 血型正反定型,不能只采用正定型或反定型试验结果作为 ABO 血型的依据。建立 ABO 血型鉴定试验的室内质量控制方法和规则,确保试验结果的准确、可靠。

**2. RhD 血型鉴定**　目前市场提供的抗-D 试剂分为 IgM 型单克隆抗-D 试剂和 IgM + IgG 混合型单克隆抗-D 试剂,使用后者结合间接抗人球蛋白试验技术基本可以检测出目前已知的绝大多数 RhD 血型,包括弱 D、不完全型 D 等。受血者只需要使用 IgM 型单克隆抗-D 试剂做直接凝集试验,一般不需要做弱 D 确证试验,因为无论是弱 D 型还是不完全型 D 的受血者只能输注 RhD 阴性的红细胞、血小板或全血。建立 RhD 血型鉴定试验的室内质量控制方法和规则,确保试验结果的准确、可靠。

**3. 红细胞意外抗体筛选试验**　红细胞意外抗体筛选试验(以下简称抗体筛选试验)所采用的方法必须保证能够检测出有临床意义的意外抗体,为了达到这一目的,试验应当在 37℃孵育条件下进行。选用的筛选红细胞至少应表达的抗原包括:D、C、c、E、e、K、k、$Fy^a$、$Fy^b$、$Jk^a$、$Jk^b$、S、s、M、N、P1、$Le^a$、$Le^b$。筛选红细胞中,其中 1 个细胞是 $R_1R_1$,另外 1 个细胞是 $R_2R_2$。筛选红细胞应当在有效期内使用,如果发生溶血等异常现象,不能使用。建立抗体筛选试验的室内质量控制方法和规则,确保试验结果的准确、可靠。

**4. 交叉配血试验**　进行交叉配血试验前应当仔细核对输血申请单中信息与受血者血标本试管标签上信息是否一致,核对无误后方可进行试验。临床输血实验室采用的交叉配血试验方法必须能够检测出 IgM 和 IgG 两种红细胞抗体,以证实 ABO 血型是否相同或相容,是否存在针对红细胞抗原 IgM 或 IgG 类意外抗体。交叉配血试验结果不出现红细胞凝集和(或)溶血现象,血液方可发出。交叉配血试验同样需要建立室内质量控制方法和规则,试验在控状态下,可以保证试验结果可靠。

**5. 与过去的记录核对**　临床输血实验室最好建立采用计算机系统进行自动比对程序,至少确保本次住院期间再次输血与上次输血的相关信息进行比对,包括 ABO 血型、RhD 血型和意外抗体检测结果。通过比对的方法可以有效发现临床科室抽错标本。

**6. 献血者血液 ABO 血型和 RhD 血型复核**　全血、各种红细胞成分、机采或手工采集的血小板发出前,应当进行 ABO 血型鉴定,标识为 RhD 血型阴性,需要进行 RhD 血型复核,检测结果与血袋标签标识一致时,方可进行交叉配血试验。

**7. 输血相容性试验注意事项**

(1)注意影响试验结果的重要环节控制,包括血清和红细胞比例、红细胞悬液浓度、试剂的选择和使用、试验温度和孵育时间、离心、准确判读并解释凝集和(或)溶血反应等。

(2)进行交叉配血试验时,应当由一个人完成整个试验过程。只有受血者和献血者 ABO 血型复核无误后,方可进行交叉配血试验。

(3)对于 3 个月以前输过血或输注含有红细胞血液成分的患者、妊娠 3 个月以上的孕妇、病史不清或不能提供相关病史者,应当使用在输血申请前 3 天内采集的标本进行交叉配血试验,这是国际公认的做法。我国原卫生部制定的《临床输血技术规范》要求:"受血者配血试验的血标本必须是输血前 3 天之内的。"国外要求 3 ~ 12 天内曾经有输血史患者,应当使用输血前 24 小时内采集的血液标本进行血液相容性试验。原则上进行交叉配血试验使用离体时间越短的血标本越好。

(4)使用试管法进行交叉配血试验时,不得忽略盐水介质直接离心试验。

(5)发现抗体筛查阳性时,应当进行抗体鉴定,明确抗体所针对的是哪种抗原,一般情况下选择缺少相应抗原的血液给患者输注。

（6）发出的血液其血袋表面必须进行标识，可以使用标签标识，标识内容主要包括受血者重要个人唯一性信息，以便护士在输血前进行核对。

### （三）血液选择及紧急用血

患者无论输注全血或者各种血液成分，最佳的选择是与自身ABO血型和RhD血型相同。在不能得到相同ABO血型的血液成分，不输血可能危及患者生命时，可以考虑相容性输注。一般情况下，输注相容的红细胞或血浆不影响疗效。红细胞和血浆相容性输注时，血型选择要求分别见表15-1和表15-2。

表15-1　红细胞相容性输注血型选择

| 患者血型 | 相容性红细胞 |
| --- | --- |
| O | O |
| A | A,O |
| B | B,O |
| AB | AB,A,B,O |

表15-2　血浆相容性输注血型选择

| 患者血型 | 相容性血浆 |
| --- | --- |
| O | O,A,B,AB |
| A | A,AB |
| B | B,AB |
| AB | AB |

RhD阴性的受血者在不能得到RhD阴性的血液成分，不输血可能危及患者生命时，可以考虑输注RhD阳性的血液成分。在决定输注RhD阳性血液成分时，应当遵循下列原则：①RhD阴性育龄妇女原则上不能输注RhD阳性的血液成分；②输注RhD阳性红细胞时，应当确定受血者没有产生抗-D并经过交叉配血试验证明血液相容；③由于机采血小板红细胞残留较少，血小板表面没有RhD抗原，RhD阴性受血者可输注RhD阳性机采血小板。如果发现受血者血液中存在有临床意义的红细胞意外抗体或受血者有此类抗体病史且需要输注全血或红细胞时，应当选择缺少相应抗原并且交叉配血试验相容的血液。

紧急用血（urgent transfusion of uncrossmatched blood）是指若延误输血将危及受血者的生命安全，在未完成交叉配血情况下，发出并输用同型或相容血液的应急措施。医疗机构应当制定程序，规范紧急用血。启动紧急用血程序前，临床医生要告知患者或其家属，并在病历中记录。ABO血型未知的受血者只能接受O型红细胞；ABO血型已知，但未能完成交叉配血试验时，患者只能接受同型全血和红细胞或血型相容的红细胞。必须在输血过程中尽可能早采集患者的血标本，如果得到患者血标本，对已经发出的血液尽快进行补救性交叉配血试验，把试验结果及时告知临床科室。如果发现某份血液与受血者不相容，实验室工作人员应尽快通知临床科室，立即终止该份血液的输注，临床医生应当依据患者是否出现急性溶血性输血反应来决定是否需要采取相应的治疗措施。

## 第三节　临床输血实验室室内质量控制

### 一、室内质量控制的定义及基本内涵

室内质量控制指的是实验室内为了达到质量要求所进行的操作技术和活动，致力于满足质量要求。所谓的室内质量控制就是实验室工作人员执行的一套程序，连续并与试验同步地评估实验室的检测工作，评估检验结果是否可靠，是否可以发出。室内质量控制的目的在于监测试验过程，评价及排除质量环节的所有阶段中导致不满意的原因，确保试剂、设备和方法发挥功能达到预期效果，控制实验室检验结果的精密度。

## 二、临床输血实验室室内质量控制意义及特点

临床输血实践中,输血导致受血者死亡事件时有发生,虽然原因很多,但 ABO 血型不相容输注是主要原因之一。在发达国家中,特别是欧美等国家发生 ABO 不相容输血的比例是 1∶12 000～1∶135 000 单位红细胞,因此而造成受血者死亡的比例是 1∶800 000～1∶1 800 000 单位红细胞。值得注意的是,ABO 血型不相容输血几乎都是人为错误造成的,临床输血实验室错误主要包括使用错误标本、试验错误、交叉配血单书写错误和发血错误等,占 ABO 血型不相容输血 30% 左右。Maurizio(2000 年)明确提出了"通过减少人为错误来增加输血安全"的观点,他认为应当通过质量管理进行临床输血全过程质量控制,以杜绝或减少人为错误所造成的输血事故的发生。通过临床输血实验室质量管理和室内质量控制,可以有效防止或减少实验室人为错误的发生。

临床输血实验室的质量管理与其他医学实验室相比有自己的特点,首先是学科的特点所决定,例如在紧急情况下输血,可以不进行血液相容性试验,直接将血液发出,其他任何实验室是绝对不允许的;其次,血液相容性基本试验主要是以细胞凝集试验为主,属于免疫学的定性试验范畴,因此不能照搬生化、临床检验等实验室的定量试验质量控制方法和规则。依据免疫学定性试验的室内质量控制原则,主要是检测能力控制和特异性控制。检测能力控制是保证能检出分析物中的最小值,对于输血相容性试验可以通过采用描述最大检测能力情况的判断标准来监测检测能力。在输血相容性试验中,由于交叉配血试验和抗体筛选试验不能监测特异性,所以不宜采用特异性控制,这种控制方法仅适用于血型鉴定试验。鉴于输血相容性试验的特殊性,室内质量控制应当贯穿试验全过程以及涉及的人员、设备、物料、试验方法和环境。通过完整的室内质量控制过程,保证试验结果的可靠性,向服务对象提供实验室检测结果一致性的证据。

## 三、临床输血实验室室内质量控制的实施

室内质量控制是在实验室范围内,根据试验项目的质量要求设定标准,测量结果,判定是否达到预期要求,对质量形成的所有重要环节或关键控制点进行有效控制,对质量问题采取措施进行补救并防止再发生的过程。临床输血实验室的最基本功能就是进行输血相容性试验,确保受血者能够输注安全的血液。因此,如何有效的控制输血相容性试验过程至关重要,试验涉及的操作人员、设备、试剂和使用文件也应当得到有效的控制,最终才能使试验达到预期的质量要求。临床输血实验室可以承担的试验很多,但本段仅重点讲述国内外通行的输血相容性试验的室内质量控制。

### (一) ABO 血型和 RhD 血型鉴定室内质量控制

我国目前尚未建立统一的 ABO 血型鉴定试验的室内质量控制方法和标准,国内很多临床输血实验室只是对试验部分环节进行了控制,因此,我国临床输血实验室应当进行规范的 ABO 血型和 RhD 血型鉴定室内质量控制,确保试验结果的可靠。

**1. ABO 血型和 RhD 血型鉴定基本要求和试验方法选择** ABO 血型鉴定应当采用正反定型,只有正反定型结果一致,或正反定型不一致,但进行补充试验例如 A 亚型鉴定、红细胞吸收放散试验,唾液血型物质检测后,有确凿证据证明是某种血型后,方可发出血型鉴定报告。对于临床输血实验室而言,ABO 血型和 RhD 血型鉴定应当选择可靠、稳定、干扰因素少和易于标准化的试验方法,最好选择试管法或微柱法。

**2. ABO 血型和 RhD 血型鉴定试验室内质量控制方法和规则** 进行 ABO 血型鉴定和 RhD 血型鉴定试验应当同时设置阳性和阴性两种对照,控制抗 A 的检测能力是使用 A 型质控试剂红细胞作为阳性对照,使用 B 型质控试剂红细胞作为阴性对照;控制抗 B 的检测能力

是使用 B 型质控试剂红细胞作为阳性对照,使用 A 型质控试剂红细胞作为阴性对照;控制抗-D 的检测能力是使用 RhD 阳性细胞做阳性对照,使用 RhD 阴性细胞做阴性对照。控制频率应当根据工作模式决定,手工 ABO 血型鉴定和 RhD 血型鉴定模式采用每批次设置对照的方法,进行室内质量控制。每次进行血型鉴定试验时的标本为 1 个批次,可以是仅检测 1 人份,也可以是一次同时检测多个人份。使用全自动设备进行自动化 ABO 血型鉴定和 RhD 血型鉴定时,应当注意对照和待检标本同时放置设备内,同步进行检测。控制频度为每天进行 2 次,两次间隔时间应当根据实验室试验时间而定,如果上下午都做试验,可以上午和下午各进行一次质控。ABO 血型鉴定试验时,为了防止由于溶血造成 ABO 血型的错误判定,推荐使用含有 EDTA 的红细胞悬浮液来稀释红细胞,用以反定型。对于已经发现患者血标本中存在自身冷凝集素或怀疑患者标本可能存在高效价的冷凝集素,进行 ABO 血型和 RhD 血型鉴定试验时,应当建立患者自身红细胞对照。这种情况下,使用温生理盐水洗涤患者红细胞后再进行血型鉴定试验,可能有助于问题的解决。

由一位员工独自完成 ABO 正反定型试验,判读和发布血型鉴定结果,这种操作模式容易发生错误。可以通过把 ABO 血型鉴定试验程序分解为正定型和反定型 2 个独立的试验,由不同的工作人员各自完成试验,采用这种操作模式可以避免由一个人独立完整的完成试验而可能造成的记录错误和主观误判。设计和实施可以有效控制试验的工作模式和流程十分重要,可以采用同一份标本分别由 2 位员工进行 ABO 正反定型和记录,再由其中一人或第三者审核两人的试验结果,最终发布 ABO 血型鉴定结果,也可以采用其他模式。总之,无论采用哪种模式,目的就是通过两位操作人分别进行试验,然后相互验证试验结果,控制人为错误,尽可能避免或减少血型鉴定错误。有些国家明确规定手工进行 RhD 血型鉴定需要进行 2 次试验,采取与 ABO 血型相同的试验模式控制人为因素造成的血型鉴定错误。我国目前没有明确规定受血者输血前需要进行 2 次 RhD 血型鉴定试验,为了防止血型鉴定人为错误,国外的做法值得借鉴。使用全自动设备进行血型鉴定可以有效避免人为错误,出现混合外观设备难以识别时,应当使用人工肉眼判断,必要时应当补充使用手工方法进行血型鉴定试验,确保血型鉴定结果正确。

血型鉴定结果发布前应当了解患者是否有以往血型鉴定结果记录,需要使用计算机 Lis 系统自动与以往的血型记录比对,如果出现不一致,应当重新抽取患者血标本,再次进行血型鉴定。

**(二)意外抗体筛选试验室内质量控制**

国外报道意外抗体筛选试验假阴性率大约 0.5%～3.2%,为了避免或减少意外抗体筛选试验的错误,临床输血实验室应当建立有效的室内质量控制规则和方法,规范进行此项试验。

**1. 意外抗体筛选试验方法选择** 抗体筛选试验的方法很多,目前国际公认的试验方法是采用间接抗人球蛋白技术,鉴于这种技术的敏感性和特异性,使用这种方法最有利于检测出具有临床意义的抗体,因此临床输血实验室最好选择使用抗人球蛋白试管法或微柱法。两种方法的灵敏度基本相同,但试管法需要仔细洗涤红细胞和判读结果,操作较繁琐,但成本较低;微柱法操作简单、结果可靠,但成本较高。前者只能采用手工方法,后者可以采用手工方法或全自动设备。不同的实验室可以根据自身实验室条件、标本量大小、成本等选择试管法或微柱法。英国《输血实验室血液相容性试验程序指南》2004 版指出,可以采用聚凝胺方法进行意外抗体筛选试验,但对于某些有临床意义抗体而言,聚凝胺方法检出能力低于间接抗人球蛋白法。国内也有一些实验室使用聚凝胺方法进行抗体筛选试验,可以检出绝大多数的有临床意义的抗体,且操作方便和价格低廉。这种方法对 Kell 血型系统抗体不能有效检出,但汉族人群中的 K 基因频率几乎为零,kk 型几乎为 100%,因此除在维吾尔族等少数民族人群较多的地区外,在我国一般内地实验室使用这种方法进行抗体筛选试验是可行的。

**2. 意外抗体筛选试验室内质量控制方法和规则** 美国和英国推荐的意外抗体筛选试验的质量控制方法相近,要求在进行批量红细胞意外抗体筛选试验时,应当使用弱的抗-D质控血清或含有抗-D<0.1U/ml的质控液加试剂红细胞作为质控,进行同步平行试验,以确保整个试验程序和过程有效;同时推荐使用已知具有临床意义和特异性(例如抗-Fyᵃ)且呈弱反应(一般在间接抗人球蛋白试验反应为++)的人源性血清作为附加质控血清,加入试剂红细胞作为附加质控,进行同步平行试验,以确保试验的灵敏度和试剂红细胞抗原表达的完整性。无论使用手工方法还是全自动方法进行抗体筛选试验,都应遵循上述质量控制原则。进行意外抗体筛选试验时,一般不需要自身对照,可以在意外抗体鉴定试验时设立自身对照,以判断是自身抗体还是同种抗体或两种抗体同时存在。选择使用抗人球蛋白试管法进行意外抗体筛选时,出现阴性反应结果,需要加入 IgG 抗体致敏的红细胞,重新离心,如果加入的红细胞凝集,表明试验结果可靠;如果加入的红细胞不凝集,必须重新做抗体筛选试验,可以有效控制试管法洗涤红细胞过程的质量。如果进行批量且标本量较多的意外抗体筛选试验时,可以根据本实验室制定的程序,按照一定规律选择本批内部分标本加入 IgG 抗体致敏的红细胞,进行控制。

某份标本检测出红细胞意外抗体时,应当进行红细胞意外抗体鉴定,以确定抗体针对的是何种抗原,选择缺少相应抗原的血液进行输血治疗,才能保证输血安全。进行意外抗体鉴定试验时,应当建立自身对照。假如自身对照阳性,应当进行直接抗人球蛋白试验,如果直接抗人球蛋白试验阳性,表明存在自身抗体,为了排除同时存在同种抗体的可能,应当进行吸收放散试验。

### (三)交叉配血试验室内质量控制

1908 年 Ottenberg 首次应用 Landsteiner 发现的 ABO 血型为理论依据,使用受血者血清和献血者红细胞进行交叉配血试验。交叉配血试验的方法很多,近年来国际输血领域已经把使用盐水介质和抗人球蛋白介质进行交叉配血试验作为输血相容性试验最重要的内容和方法。无论使用何种方法进行交叉配血试验,必须保证能够发现受血者和献血者 ABO 血型不相容和意外抗体导致的血液不相容。为了确保交叉配血试验结果能够达到预期的质量要求,应当开展室内质量控制。试验涉及的操作人员、设备、试剂和使用文件的控制同样需要遵循临床输血相容性试验过程控制与管理原则。

**1. 交叉配血试验方法学选择** 交叉配血试验的方法很多,但应当选择最敏感的技术和方法,保证检测出受血者体内存在的可以破坏输入的献血者红细胞的各种同种抗体。目前美国、英国和法国等发达国家主要推荐使用经典的盐水介质直接离心加抗人球蛋白试管法或微柱法(含有抗人球蛋白试剂)进行交叉配血试验;我国目前许多规模较大、技术水平较高的临床输血实验室开始使用发达国家推荐的方法进行交叉配血试验,原卫生部医政司制定的《全国临床检验操作规程》(2006 年第 3 版)已经不再介绍盐水介质直接离心加聚凝胺交叉配血试验方法,因此临床输血实验室最好选择盐水介质直接离心加抗人球蛋白法或微柱法进行交叉配血试验。由于使用的微柱内含有抗人球蛋白试剂,其实微柱法就是一种抗人球蛋白试管法的替代方法,因为具有许多优点而被广泛应用。近年来,国内外许多临床输血实验室开始使用全自动设备进行红细胞相容性试验,全自动设备一般采用微柱技术,可以标准化、自动化,成批地进行试验。

研究发现抗体筛选试验阴性的受血者,通过标准交叉配血试验发现只有 0.06% 的受血者存在较弱的具有潜在临床意义抗体,而这些低频抗体几乎或者根本不破坏红细胞。因此随着抗体筛选试验灵敏度不断提高,目前美国、英国和澳大利亚等国家一些临床输血实验室已经开始对抗体筛选试验阴性并且以往没有抗体筛选试验阳性史的患者使用计算机配血,可以不做血清学交叉配血试验。使用计算机配血后,既能减少血液浪费,又能明显减轻实验室员工的工作负荷。但计算机配血对于可能遗漏造成严重后果的低频抗体或新近产生的抗体风险仍然不能忽视,有些学者认为计算机配血目前仍然不能完全替代血清学交叉配血试验。

**2. 交叉配血试验室内质量控制方法和规则** 临床输血实验室可以根据各自使用的交叉配血试验方法、设备,工作量大小等综合考虑,建立自己实验室的交叉配血试验室内质控规则和方法。Harvey 认为以往交叉配血试验主要是在室温下进行,为了避免自身抗体与同种抗体混淆,需要建立自身对照;现在由于广泛使用 37℃ 条件下抗人球蛋白法进行交叉配血试验,不再主张使用自身对照。美国和英国同样不再要求交叉配血试验时建立自身对照。因此进行交叉配血试验时,只有出现交叉配血试验不相容的情况下,需要建立自身对照,以判别是否存在自身抗体。临床输血实验室应当根据工作模式选择合适的交叉配血试验质控方法和规则,如果采用手工试管法进行单个人份交叉配血试验的工作模式,可以在每天上午和下午试验前使用含有抗-D 质控血清(与抗体筛选试验要求相同,且呈弱反应)加试剂红细胞(RhD 阳性)遵照 SOP 进行交叉配血试验,出现预期的试验结果后,方可进行正式的交叉配血试验。如果采用批量手工试管法、微柱法或使用全自动设备进行交叉配血试验时,应当每批都要进行室内质控,质控方法及规则与单个人份交叉配血试验的模式相同。无论采用何种工作模式,一旦出现失控的现象,立即停止试验,及时调查分析和处理并记录。问题解决后,重新进行室内质控,结果符合要求后,再进行交叉配血试验。

# 第四节 输血相容性试验室间质量评价

在实验室质量管理中,室间质量评价(external quality assessment,EQA)是重要内容之一,目前越来越受到国内外临床输血实验室的重视。室间质量评价是指多家实验室分析同一份标本并由外部独立机构收集、分析和反馈各实验室上报结果,评价每个实验室操作的过程。室间质量评价也被称为能力验证,其定义为通过实验室间的比对判定实验室的校准/检测能力的活动。它是为确定某个实验室进行某项特定校准/检测能力以及监控其持续能力而进行的一种实验室间的比对。临床输血实验室通过 EQA 可以提高血液相容性检测能力,有助于确保给患者提供合适的、相容的血液,为临床安全输血奠定了坚实的基础。

## 一、输血相容性试验室间质量评价的
## 发展、目的及作用

医学实验室的室间质量评价可以追溯到 20 世纪 30 年代,美国疾病控制中心首次在一定范围内开展室间质量评价。1979 年英国开始开展国家血型血清学室间质量评价活动,1982 年已经发展成比较完整的血液相容性试验室间质量评价计划,项目包括:ABO 血型、RhD 血型和红细胞抗体筛选试验;1984 年同时把红细胞抗体鉴定也纳入了计划,形成了比较完整的血液相容性试验室间质量评价体系。WHO 2004 年制定了《建立血型血清学室间质量评价计划指南》(Guidelines on Establishing an EQA Scheme in Blood Group Serology),希望通过这一指南指导如何去设计、计划以及开展国家血型血清学室间质量评价工作,帮助一些国家,特别是发展中国家建立国家血型血清学室间质量评价体系。

我国室间质量评价开始于 20 世纪 70 年代末期,国家成立了卫生部临床检验中心专门负责全国的室间质量评价工作。2008 年,卫生部临床检验中心委托北京医院组建卫生部临床检验中心血型室负责开展全国输血前相容性试验 EQA 工作。

输血相容性试验室间质量评价作为一种质量控制工具,有助于识别不同实验室之间的差异,客观评价实验室的检测能力;帮助实验室识别存在的问题并采取相应的改进措施;有利于改进实验室分析能力和试验方法;提供实验室检测质量的客观证据;增强实验室用户对实验室的信心;是实验室认可和我国医院等级评审的要求,也有助于卫生行政主管部门和医院对实验室质量管理实施监管。虽然输血相容性试验室间质量评价意义重大,但也存在有些局限性,例如参评实验室没有把室间质评标本按照要求与常规试验同步进行检测,且选择最好的技术人员,使用最好的设备单独进行试验,难以反映实验室真实的检测能力;结果录入时的人为错误,甚至质控品本身存在问题等。因此,参与单位应当严格按照要求检测质控品,客观评价偶然失误,最终才能达到开展室间质量评价的目的。

## 二、我国输血相容性试验室间质量评价的特点及实施要点

### (一)我国输血相容性试验室间质量评价特点

国家卫生计生委、省级临床检验中心组织开展的全国或辖区内的室间质量评价具有权威性。国家级输血相容性试验室间质量评价活动由卫生计生委临床检验中心血型室分别制定输血相容性试验室间质量评价组织者工作程序与流程和参加者的流程(图 15-1 和图 15-2),组织者依据相关流程组织与实施室间质量评价计划,参加者依据相关流程正确地参与此项活动,避免人为因素干扰整个室间质量评价活动的某个或多个环节,确保室间质量评价成绩能够真实地反映实验室的检测能力。根据我国现阶段临床输血实验室技术条件和检测状况,采用分样标本,仅限于分析质控品试验结果,不进行综合结果分析的室间质评模式。卫生计生委临床检验中心在全国的实验室(包括输血相容性试验项目)EQA 方案中,在用户和组织者之间引入了基于 WEB 方式的电子数据交换过程系统。这是一种使用标准化格式,以实验室熟悉的单位表示结果,可与实验室 Lis 接口,快速分析数据,缩短报告时间的计算机管理系统。此种运行模式,用户采用浏览器方式访问检验信息网(clinet),通过用户名和密码的方式直接进入到 EQA 界面,输入每次室间质量评价活动的信息及查询统计结果。

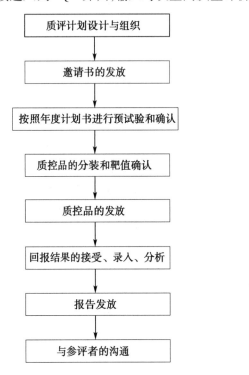

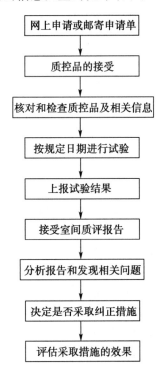

图 15-1　室间质量评价组织者工作流程图　　图 15-2　室间质量评价参加者工作流程图

### （二）实施输血相容性试验室间质量评价计划要点

由于输血相容性试验室间质量评价活动是一个系统工程,在实施过程中,组织者应当着重关注 EQA 结果靶值的合理确定,EQA 成绩判定与证书发放标准的制定和把握,EQA 结果的及时和准确反馈;参与者应当着重关注如何正确进行室间质评样本的检测、不及格室间质量评价结果的分析与改进等。组织者和参与者只有对输血相容性试验室间质量评价实施要点进行有效控制,才能保证质量评价本身的质量。

**1. EQA 靶值的确定**

（1）EQA 评估实验室对靶值的确认:相容性试验项目的靶值应当按照室间质量评价计划目标确定,制备完成的质控品首先应当进行目标靶值测试,同时通过 EQA 评估实验室严格按照要求进行全方法验证,必要时对靶值进行修正,最终严格按要求完成靶值确认。

（2）参评者的公议值作为靶值:参评者与 EQA 评估实验室的检测结果出现严重偏离时,由 EQA 负责人召开输血相容性试验室间质评专家组会议,依据组织者事先制订的程序来确定靶值的真实度和检查数据的分布情况,最终确定是否采用参评者的公议值作为靶值。

**2. EQA 成绩判定与证书发放标准**

（1）EQA 项目合格要求:目前输血相容性试验 EQA 设定是每年 3 次,每次 5 个检测项目,每个项目均设置 5 个样本。项目合格判定标准是每个项目分别 3 次检测 3 个批次的共 15 个样本,结果全部正确才可通过此项目。

（2）EQA 证书发放标准:对全年全部 3 次且 5 个 EQA 项目均通过时,颁发年度合格证书。参评实验室如果某个或几个检测项目未通过时,颁发不含此检测项目的其他检测项目的合格证书。

**3. 输血相容性试验 EQA 结果的反馈**

（1）EQA 组织者及时发布参评实验室的 EQA 检测结果反馈单。

（2）通过率低于 80% 的检测项目时,EQA 组织者需要提供该项目的质评小结。

**4. 室间质评样本的检测要求**

（1）参评实验室收到质控样本后,应当及时检查样本外观是否合格并核对各种相关信息是否与质评计划一致,如果有误,应当及时与组织者联系。

（2）参评实验室对质控样本应与临床患者标本进行同样的处理,不能特殊对待。质控样本的检测必须采用本实验室常规方法并与日常患者输血相容性试验同步进行。

（3）参评实验室必须按照 EQA 计划进行相关项目的检测与回报。

（4）参评实验室应制定本实验室的室间质量评价样本检测程序,记录整个检测过程,并保留原始记录。

**5. 不及格室间质量评价结果的分析与改进**　导致室间质量评价结果不合格的因素很多,临床输血实验室应当建立识别、分析和纠正室间质量评价活动中出现任何不合格项的程序。重点是收集、分析和审核相关数据;分析可能造成不合格项的原因,例如是否存在书写错误、方法学问题、技术问题、样本问题和结果评价问题等;同时也应当分析组织者是否也存在问题,例如不适当的靶值和数据录入错误等。针对不同的原因,采取不同的纠正和预防措施,最终达到提高实验室检测能力和技术水平的目的。

# 第五节　监控与持续改进

监控和持续改进是临床输血实验室质量管理的最重要内容之一,是质量管理的灵魂。通过差错识别与管理、室内质量控制与室间质量评价、服务对象满意度调查、内部质量审核以及管理者日常的监督和检查等各种监控技术和方法确认产品是否符合要求,及时发现问题,以便采取纠正和预防措施,达到持续改进的目的。

## 一、差错识别和管理

Breanndan 指出,任何与标准操作规程或程序相偏离的事件称为差错(error)。差错可能带来严重不良后果,给受血者带来巨大伤害,甚至可能导致其死亡。因此,临床输血实验室应当建立和实施差错识别和管理程序,以便及时识别、报告、调查和纠正差错。对发生的差错要及时分析产生的原因,采取纠正措施和预防措施,防止此类差错再次发生。

### (一)差错识别

应当识别、分析和确定输血相容性试验过程中所有可能发生差错的环节,对这些环节应当重点监控,定期或不定期监控员工是否遵从和执行质量体系文件。定期质量审核也是识别差错的重要手段和工具,特别是现场审核,可以观察员工是否真正执行文件,是否做和写一致。质量体系文件应当描述清晰且容易理解,当员工错误执行文件时易于被发现。许多发达国家可以借助国家输血不良反应监测系统(haemovigilance),了解本国已经发生的差错原因和类型,提高差错识别能力。除了管理者和质控小组成员应当关注差错识别外,同样应当注意发挥所有员工在差错识别方面作用,形成整个实验室良好的质量文化氛围。

### (二)差错报告和分析

在工作中发生差错应当报告,员工不仅要理解为什么他们要警惕任何哪怕是极小的差错并及时报告,而且知道无论他们报告自己的差错或者别人的差错都不会得到惩罚。差错分析前,最重要的是应当采集差错有关的完整信息。差错分析时,首先确定差错类型,可以分为输血申请科室错误、试验操作过程错误和解释错误等;然后分析差错发生的时间,是在白天还是晚上,是正常常规工作时间还是非常规工作时间(只有值班人员留守);分析发生差错的人的经验和技术水平,以及发生差错是偶然事件还是经常发生。差错分析由实验室负责人主持,质控小组成员、全体实验室员工均应参加,分析和讨论差错形成的原因、可能造成的后果、今后如何避免等。只有进行差错报告和分析,才能总结经验,采取必要措施,防止类似错误再次发生。

### (三)差错管理

实施实验室质量管理时,可以建立程序,规定出现任何差错都能有相关责任人及时报告、记录并描述其特征。差错记录应当详细,包括:发生时间、类别、产生原因、解决方法、及时补救措施及今后预防措施。差错管理应当系统,差错发生后,需要对差错进行趋势分析和根本原因分析。根据分析结果需要采取以下措施:收集更多的相关资料;必要时进行相关重点范围的质量审核;进行差错分类;制订纠正措施的计划和确认纠正措施;执行纠正措施;重新评估纠正措施实施的结果;吸取差错教训,举一反三,必要时检查其他环节,注意是否存在同样或类似差错隐患。通过采取这些措施,能够更加有效地进行差错识别、预防和管理。

## 二、临床输血实验室内部质量审核

内部质量审核(internal quality audit)是临床输血实验室质量管理体系以及质量改进循环中的重要组成部分,目的在于识别需要改进的地方,是对建立的质量管理体系符合性、充分性和有效性进行评价,以确定质量管理体系是否满足相关标准要求以及组织所确定的质量管理体系要求。可以定期审核,例如每年一次;也可以不定期,例如发现重大质量问题,可以随时进行审核。

## （一）审核策划

成立审核小组,确定审核组长人选。由审核组长制订审核计划,主要包括年度审核计划和审核活动计划,前者是审核策划的总纲,后者是每次审核活动的具体安排。根据审核活动计划,决定审核内容,根据审核内容、审核对象的工作职责和范围来编制审核检查表。

## （二）审核实施

审核分文件审核和现场审核。文件的审核重点是临床输血实验室质量管理体系文件与标准的符合性、充分性和可操作性;现场审核重点是审核质量管理体系文件执行过程中的符合性,就是指所有与形成质量有关的活动是否符合国家关于临床输血有关的法律法规、标准,是否符合质量管理体系要求。在审核过程中,审核员搜集审核证据,进行分析判断,得出审核发现,确定审核项目中哪些是合格项,哪些是不合格项。

## （三）审核报告

现场审核结束应当提交审核报告,审核报告就是对审核中的审核发现(不合格项)的统计、归纳、分析、评价。应当对审核对象的质量活动及结果做综合评价,与受审核方共同制订纠正和预防措施和实施方案。

## （四）跟踪审核

审核结束后,仍然要求对审核过的部门、过程以及针对审核发现制订的纠正措施和实施情况进行跟踪审核。在新一轮的质量审核时对上一次质量审核提出的纠正措施及实施情况进行复查评价,使临床输血相容性试验质量得到持续改进。

# 三、服务对象满意

质量管理最终目的是让服务对象满意,临床输血实验室的服务对象主要是临床医生、护士和患者,只有让他们满意才能表明实验室工作质量达到要求。因此,实验室应当建立相应的程序或制定规章制度,定期进行服务对象的满意度调查,掌握和了解服务对象对实验室工作存在的意见;同时应当对服务对象的日常投诉或抱怨及时接待;确保服务对象意见或投诉能够及时得到调查、分析和处理。这些过程应当及时记录。

# 四、持续改进

根据《质量管理体系 要求》(GB/T 19001—2008/ISO 9001:2008)规定,产品实现过程管理是质量管理的核心,因此所有的质量管理活动都应当围绕产品实现过程。临床输血实验室最基本、最重要的"产品实现"过程是指交叉配血单形成和与相应的血液同时发出的整个过程,这个过程应当得到有效的监控和管理,确保产品符合质量标准和要求。在产品实现过程中,出现不合格,应当立即纠正;寻找不合格产生的原因,采取纠正措施,消除不合格原因,防止不合格再次发生;采取预防措施,以消除潜在的不合格原因,防止不合格的发生。实验室应当利用质量方针、质量目标、审核结果、差错管理、服务对象满意度和投诉、纠正和预防措施以及管理评审,持续改进质量管理体系的有效性。

《质量管理体系 基础和术语》(GB/T 19000—2008/ISO 9000:2005)对质量改进规定了一套完整的方法。首先应当分析和评价现状,以识别需要改进区域;确定改进目标;寻找可能的解决方法,以实现这些目标;评价这些解决方法并作出选择;实施选定的解决方案;测量、验证、分析和评价实施的结果,以确定这些目标已经实现;正式采纳更改。必要时,对结果进行评审,以确定是否需要进一步改进。由于改进同样需要遵循"P、D、C、A"原则,从这种意思上说,改进是一种持续活动。

（张循善）

## 本章小结

　　临床输血实验室是医疗机构或采供血机构提供临床输血服务的实验室,主要承担输血相容性试验。实施临床输血实验室质量管理,重点应当对输血相容性试验过程进行有效的控制与管理。过程改变应当得到有效控制,试验过程应当能够完整的追溯,患者标本和发出的血液应当明确标识。临床输血实验室质量管理实施时,应当有效地控制试验过程中使用的资源,包括人力资源、设备、物料等;明确质量职责;确保试验过程中使用的质量体系文件符合国家相关的法律、法规和标准,保证文件的充分性、有效性和适宜性并正确使用;采取室内质量控制、室间质量评价、差错识别和管理、内部质量审核、服务对象满意度调查等监控手段和技术评价质量管理体系运行是否有效,以确保产品满足质量要求,试验质量得到持续改进。随着人们质量意识的不断提高,临床输血实验室质量管理的不断完善和发展,将为患者提供更为安全、及时、有效的输血治疗。

# 第十六章
## 输 血 管 理

通过本章学习,你将能够回答下列问题:

1. 采供血机构和临床用血管理的依据是什么?
2. 采供血质量管理的流程和内容是什么?
3. 采供血机构的设置和管理内容是什么?
4. 临床用血管理的过程和内容是什么?
5. 医疗机构用血管理委员会的职能和作用是什么?
6. 输血科、血库的作用和工作范围是什么?
7. 血液管理的内容是什么?
8. 血液管理与血液保护的区别是什么?
9. 血液预警的内容是什么?

道格拉斯·麦格雷戈定义管理主要职能为计划、组织、经营、指引、监督,在现代管理体系强调系统管理、权变管理、人本管理及创新管理的有机组织体系。输血的管理就是要依托国家现行的法律法规,结合采供血和临床用血的特点,在实际工作中不孤立地看问题,正确处理输血行业组织内部与外部、局部与全局、眼前与长远利益的关系,对血液这一人类稀缺资源,要在质量管理体系和完善的评价体系架构下,利用循证医学理论原则,确保从"血管到血管"全过程的安全。

## 第一节　采供血管理

血液安全是永恒的主题,有效的管理是确保血液安全的必要环节,其内容涵盖从献血宣传招募、血液采集、血液检测到向临床供血的全过程管理体系的建立和持续改进。

### 一、管 理 依 据

卫生行政部门为加强采供血管理,确保血液质量出台了一系列管理文件。采供血管理必须依照《中华人民共和国献血法》《血液制品管理条例》《血站管理办法》《采供血机构设置规划指导原则》《血站质量管理规范》和《血站实验室质量管理规范》等法律法规,并结合我国采供血实际情况进行有效管理。

#### (一)《中华人民共和国献血法》

1998 年 10 月 1 日开始实施。主要内容:共 24 条,是我国首次以法律形式确定了在我国实行无偿献血制度,同时明确了献血工作中各级人民政府及有关部门的职责。

### (二)《血站管理办法》

2006年3月1日起施行。主要内容:共6章,67条,为第二次发布,为了确保血液安全,规范血站执业行为,促进血站的建设与发展,根据《献血法》制定本办法。主要包括血站的分类设置及行政管理的要求。

### (三)《血站质量管理规范》

2006年6月1日开始实施。主要内容:规范共20款,其中分为:管理职责:质量管理职责、组织与人员、质量体系文件;资源管理:组织与人员、建筑、设施与环境、设备、物料、计算机管理系统;过程控制:安全与卫生、血液的标识及可追溯性、献血服务、血液检测、血液制备、血液隔离与放行、血液保存、发放与运输、血液库存管理、血液收回、投诉与输血不良反应报告;监控和持续改进:记录、监控和持续改进。

### (四)《血站实验室质量管理规范》

2006年6月1日开始实施。主要内容:规范共15款,包括实验室质量管理职责、实验室质量体系文件、实验室资源管理、实验室安全与卫生、计算机信息管理系统、检测过程的管理、监控与持续改进等实验室过程管理内容。

### (五)国家标准及行业标准

目前发布的采供血相关的国标及行业标准有:

1. 《献血者健康检查要求》(GB 18467—2011)。
2. 《全血及成分血质量要求》(GB 18469—2012)。
3. 《输血医学常用术语》(WS/T 203—2001)。
4. 《血液储存要求》(WS 399—2012)。
5. 《血液运输要求》(WS/T 400—2012)。
6. 《献血场所配置要求》(WS/T 401—2012)。

# 二、采供血机构设置

### (一)采供血机构的分类

根据《采供血机构设置规划指导原则》,采供血机构分为血站和单采血浆站。

**1. 血站** 包括一般血站和特殊血站。

一般血站:分为血液中心、中心血站和中心血库。

特殊血站:包括脐带血造血干细胞库和卫生计生委根据医学发展需要设置的其他类型血库。

**2. 单采血浆站**

### (二)设置标准

**1. 一般血站**

(1)血液中心:在省、自治区人民政府所在地的城市和直辖市,应规划设置一所相应规模的血液中心。

(2)中心血站:在设区的市级人民政府所在地的城市,可规划设置一所相应规模的中心血站。

(3)中心血库:在血液中心或中心血站3个小时车程内不能提供血液的县(市),可根据实际需要在县级医疗机构内设置一所中心血库。

**2. 特殊血站** 全国统一规划设置脐带血造血干细胞库。符合规划的省级行政区域范围内,只能设置一个脐带血造血干细胞库。

**3. 单采血浆站** 单采血浆站应设置在县(旗)及县级市,采浆区域选择应保证供浆员的数量,能满足原料血浆年采集量不少于30吨;单采血浆站不得与一般血站设置在同一县行政区划内;经血传播的传染病流行或高发的地区不得规划设置单采血浆站。

## 三、采供血机构人员管理

### (一)人员组织结构要求

1. 人员组织结构必须与其业务相适应,设置满足献血宣传和献血者招募、献血服务、成分制备、血液贮存和供应、质量管理等功能需求的机构。

2. 配备数量适宜、且接受过良好培训,具有专业知识、采供血工作经验及相应能力的管理和技术等人员。

3. 明确各部门、各类岗位的职责与权限,以及报告和指令传递的途径。权限必须与职责相适应。

### (二)人员组成要求

1. 具有国家认定资格的卫生技术人员应占职工总数的75%以上,具有高、中、初级卫生技术职称的人员比例要与血站的功能和任务相适应。

2. 技术人员均应具有相关专业初级以上技术职称,并应经过专业技术培训,能够胜任所分配的职责。

3. 实验室人员的配备和岗位设置应满足从血液标本的接收到实验室报告的发出整个血液检测过程及其支持保障等需求。

4. 传染病现患者和经血传播病原体携带者,不得从事采血、血液成分制备、供血等业务工作。

5. 血液中心、中心血站法定代表人或主要负责人应具有高等学校本科以上学历,中心血库负责人应具有高等学校专科以上学历。均须接受过血站质量管理培训,并经过考核合格。

6. 设置专人分别主管采供血业务和质量。业务主管与质量主管应具有医学或者相关专业本科以上学历,经过质量管理培训,具备采供血业务管理和质量管理的专业知识和实践经验,经法定代表人授权,分别承担采供血业务管理和质量管理的职责。

## 四、采供血设备物料管理

### (一)管理基本要求

1. 设备的配置应能满足血站业务工作的需要。

2. 采供血所用的物料符合国家相关标准,不得对献血者健康和血液质量产生不良影响。

### (二)设备管理

1. 建立和实施设备的确认、维护和校准等管理制度,以保证设备符合预期使用要求。计量器具应符合检定要求,有明显的定期检定合格标识。

2. 大型和关键设备及其档案应有专人管理,有使用、维护和校准记录。有故障或者停用的设备应有明显的标识,以防止误用。

3. 制定采供血过程中的关键设备发生故障时的应急预案,应急措施应不影响血站的正常工作和血液质量。

### (三)物料管理

1. 应制定管理制度,对采供血物料的购入、贮存、发放、使用等进行规范管理。

2. 关键物料的生产商和供应商具有国家法律、法规所规定的相应资质,每年应对其进行一次评审,从经过批准的供应商购进物料。

3. 对关键物料的质量进行控制,保证只有合格的物料才能投入使用。

4. 对合格、待检、不合格物料应严格管理,分区存放,有明显和易于识别的分类标识。

对温度、湿度或其他条件有特殊要求的物料,应按规定条件贮存。

5. 物料应按规定的使用期限存放,遵循先进先出的原则,保证在物料的有效期内使用。未规定使用期限的,其贮存期限自入库之日起一般不超过3年。

## 五、采供血设施环境管理

### (一)管理基本要求

1. 具备整洁的采供血作业场所。采供血作业、生活、管理、后勤和辅助区域的总体布局应合理,不得互相干扰。

2. 采供血作业场所的布局应满足业务需求,流程要合理有序,防止人员和血液受到污染。至少应单独设置作业区并满足相应的功能要求。

3. 具有安全有效的应急供电设施。实验室应配备不间断应急电源,以保证血液检测业务正常进行。

4. 消防、污水处理、医疗废物处理等设施符合国家的有关规定。

5. 对于危险品如易燃、易爆、剧毒和有腐蚀性的物质,应按规定存放和使用。

### (二)采供血分区要求

**1. 献血者征询体检区** 能对献血者进行保密性征询和体检,以正确判定献血者资格。

**2. 采血区和献血后休息区** 能避免污染和差错,并保证献血者得到适当休息。

**3. 采血车** 布局要满足卫生学要求,配备必要的照明、空调等设备,方便献血者,保证采血工作流程。

**4. 血液成分制备区** 尽量采用密闭的方式制备血液成分。如果采用开放的制备方式,应严格防止污染。

**5. 血液存放区** 应分别设置待检测血液隔离存放区、合格血液存放区和报废血液隔离存放区。

**6. 实验室** 建筑与设施应符合《实验室生物安全通用要求》(GB 19489—2004)和《微生物和生物医学实验室生物安全通用准则》(WS 233—2002)的规定。

**7. 检测作业区** 应根据检测流程和检测项目分设检测作业区,至少包括样本接收、处理和贮存区,试剂贮存区,不同类型检测项目作业区。

**8. 员工生活区** 应具配备适宜的生活设施,包括卫生、休息、更衣等场所和设施。员工休息区与作业区应相对独立。

## 六、献血服务管理

### (一)管理基本要求

实施、监控和改进献血服务质量体系,确保为献血者提供安全优质的献血服务,从低危人群中采集血液,确保血液的质量。

### (二)献血服务程序管理

**1. 献血场所管理** 献血场所应有充足的设施,布局合理,能满足献血工作和献血者以及员工的健康和安全要求。献血前征询和体格检查应对献血者的隐私和相关信息进行保密。应具有处理献血不良反应的设施每个采血工作位应有独立的采血、留样、记录、贴标签的操作设施,消除导致献血者记录或标识差错的潜在原因。

**2. 献血者招募指南** 以自愿无偿的低危人群作为征募对象,确保献血者教育、动员和招募工作的实效性,鼓励自愿定期无偿献血。

**3. 献血者健康征询** 由接受过培训的医护人员依据《献血者健康检查要求》,对献血者进行健康征询和评估,保证不影响献血者健康以及血液的安全性和有效性。检查者应做出献血者是否能够献血的判断。

**4. 献血者献血后回告受理和保密性弃血的处理** 建立和实施高危献血者的屏蔽和永久淘汰机制,以避免高危献血者献血。

**5. 血液采集管理**

(1)采血前应对献血者资料进行核查,确保从符合《献血者健康检查要求》的献血者中采集血液。

(2)在采血前对血袋和血液保存液外观进行检查,以确保血袋无破损、无霉变,在有效期内;血液保存液外观符合要求。

(3)应采用唯一的条形码标识献血记录、血袋、标本管。应对贴标签过程进行严格控制,确保同一献血者的血袋、标本管、献血记录一一对应。

(4)严格采用无菌操作技术进行静脉穿刺。血液采集过程中必须将血液与抗凝剂充分混合均匀,血液采集量应采用称量方法加以控制。

(5)采血结束时,再次核查献血者身份、血袋、血液标本和相关记录,确保准确无误。

(6)执行血液标本留取程序,保证标本应来源于相对应的血液。

(7)献血记录至少应包括献血者的个人资料、健康征询结果及献血者和征询者签名、健康体检结果及检查者签名、献血日期、献血量、献血反应及其处理和员工签名。

**6. 血液成分单采管理**

(1)血液成分献血者应满足《献血者健康检查要求》及相关的特定要求。

(2)血液成分单采工作必须由接受过充分有效培训的医学专业技术人员担任,应有接受过培训的医护人员负责监护。血细胞分离机应得到维护和监控,确保安全有效。必须使用符合国家食品药品监督管理局批准注册的一次性血液成分分离管路。

(3)应记录血液成分献血者的健康检查结果以及血液成分单采过程的关键指标,应包括采集时间、品种、体外循环的血量、抗凝剂的使用量、交换溶液的量,血液成分的质量以及献血者的状态等。

# 七、血液成分制备管理

## (一)管理基本要求

执行血液制备的质量体系,血液制备环境应当整洁卫生,应进行环境温度控制,保证血液的安全性和有效性;血液制备应尽可能在密闭系统中进行。如果只能在开放系统进行制备的,则应严格控制,避免微生物的污染。血液制备的程序和方法必须经过确认,确保血液安全有效,符合《全血和成分血质量要求》。执行血液常规抽检程序,并对抽检结果进行统计分析和偏差调查,并采取纠正措施和预防措施。

## (二)过程管理

1. 执行血液制备、贴签、包装、入库程序。

2. 对血液制备的关键设备应按规定进行维护和校准,确保运行可靠和稳定。

3. 血液制备过程中所使用的一次性塑料血袋的质量及其生产商的资质应符合相关法规的要求;一次性使用塑料血袋须经过质控部门确认合格后方可投入使用。

4. 在整个制备过程中,所有血液及其包装均应正确标识。对合格血液进行贴签时,应对标签中的信息再次进行核对。

5. 每袋血液在其制备的每一个环节都应经过严格的目视检查,对于血袋有渗漏、损坏和缺陷迹象,疑似细菌污染或其他异常的血液,必须实施标识、隔离和进一步处理。

6. 血液制备记录应确保对血液制备过程的人员、设备、血液来源和原材料、方法步骤、环境条件及相关信息的追溯,记录应有操作执行人员的签名。

## 八、血液检测管理

### （一）管理基本要求

实施、监控和持续改进实验室质量体系。质量体系应覆盖血液检测和相关服务的所有过程,保证与血液检测相关的所有活动符合国家法律、法规、标准和规范的要求。

### （二）过程管理

**1. 血液检测的标识及可追溯性**　实施血液检测标识的管理程序,确保所有血液检测可以追溯到相应标本采集、运送、接收、检测方法与过程、检测结果、检测报告整个过程,以及所使用的检测设备、检测试剂和相应责任人。

**2. 实验室记录**

（1）应建立和保持完整的血液检测相关记录。记录的种类至少应包括标本登记、处理、保存、销毁记录,试剂管理及使用记录,检测过程和结果的原始记录,质量控制记录,设备运行、维护和校验记录,实验室安全记录、医疗废弃物处理记录等。

（2）实验室的文件和记录应由所隶属血站的档案管理部门集中统一归档管理,符合国家法规的要求。

**3. 标本送检申请**　应包括受检者身份的唯一性标识、检测申请者的标识与联系方式、标本类型、标识、采集和接收时间、申请检测项目、缓急的状态、检测结果送达地点等。

**4. 标本采集管理**　对标本采集前的准备、标本的标识、标本采集、登记和保存过程实施有效控制,确保标本质量。采集标本应征得受检者知情同意。防止标本的登记和标识发生错误。

**5. 标本运送管理**

（1）确保标本运送安全和标本质量并建立标本运送、接收和处理记录。

（2）标本接收和处理,应包括标本的质量要求、标本的接收时间和质量检查、标本标识和标本信息的核对、标本的登记、标本的处理,以及拒收标本理由和回告方式。

**6. 检测管理**

（1）确定血液检测项目和方法,并符合法规和用户的要求。

（2）血液检测方法和检测程序应经过确认后才能投入使用。确认内容应包括人员、设备、试剂、检测条件、检测结果判读和检验结论的判定,确保其符合预期的要求。

（3）严格遵从既定的检测程序。应对检测过程进行监控,确保检测条件、人员和操作、设备运行、结果的判读以及检测数据的传输等符合既定要求。

（4）实施与检测项目相适应的内部质量控制。

**7. 检测后管理**

（1）实施检测报告签发的管理,对检测报告的责任人及其职责、检测结果分析和检测结论判定标准、检测报告的时间、方式和内容等做出明确规定。

（2）实施检测报告收回和重新签发的管理,明确规定应收回和重新签发的检测报告和责任人,收回和重新签发的程序,以及负面效应的处理程序。

（3）实施标本的保存管理,检测后标本的保存时间应符合国家有关规定。应建立标本的保存记录。

（4）根据国家相关法规要求,制定疫情报告程序,应在规定时间内向有关部门报告疫情。

## 九、血液隔离与放行管理

### (一)管理基本要求

实施血液的隔离及合格血液的放行管理,将待检测(包括可能存在质量问题但尚未最后判定的)的血液和不合格血液进行物理隔离和相应的管理,防止不合格血液的误发放。

### (二)过程管理

1. 建立血液的隔离管理,将待检测的血液和不合格血液进行物理隔离和相应的管理。清查每批血液中的所有不合格血液,准确无误并安全转移和处置后,才能放行合格血液。

2. 实施合格血液的放行管理,明确规定血液放行的职责,放行人员应经过充分培训和评估,并经过授权,才能承担放行工作,质量管理人员应该监控血液的放行。

3. 确定每批血液中所有制备的合格血液,并贴上合格血液标签,经过批准放行后,才能从隔离库转移到供临床发放的合格血液贮存库。

4. 对每批血液的放行进行记录,表明所有的血液成分得到识别和清点核实,所有不合格的血液经过了清点核实,并已被安全转移和处置;表明所有合格血液均符合国家标准。放行人应签署姓名、放行日期和时间。

## 十、血液的贮存与发放管理

### (一)管理基本要求

实施血液库存管理程序,既保证有充足的血液供应,又能最大限度控制血液的过期报废。应根据临床需求确定不同种类血液的最低库存水平,处于制备过程中的血液应纳入库存管理。

### (二)过程管理

**1. 血液保存** 血液的保存地点应具有防火、防盗和防鼠等措施,未经授权人员不得进入;血液的保存设备应运行可靠,温度均衡,有温度记录装置和报警装置;对保存状态进行监控,包括持续的温度及其他保存条件的监测和记录,确保血液始终在正确的条件下保存;根据贮存条件将不同品种和不同血型的血液分开存放,并有明显标识。

**2. 血液发放** 应遵循先进先出的原则。在发放前应检查血液外观,外观异常的血液不得发放。并建立和保存血液发放记录。

**3. 血液运输** 确保血液在完整的冷链中运输,使血液从采集直至发放到医院的整个过程中始终处于所要求的温度范围内。应对血液在整个运输过程中的储存温度进行监控。应建立和保存血液运输记录。不同保存条件以及发往不同目的地的血液应分别装箱,并附装箱清单。血液运输箱应有标识,标明血液种类、运输目的地。

**4. 血液库存** 应对血液库存定期盘点。应制定切实可行的血液应急预案,保证突发事件的血液供应。

## 十一、管理文件和记录

### (一)管理基本要求

建立和保存质量体系文件。质量体系文件覆盖所开展的采供血业务的所有过程。质量体系文件应包括质量手册、程序文件、操作规程和记录。

### (二)文件管理

1. 建立和实施形成文件及文件管理的程序,对文件的编写、审批、发布、发放、使用、更改、回收、保存归档和销毁等进行严格管理,并保持有关控制记录。所使用的文件应为经过批准的现行版本。

2. 文件应定期进行评审,列明文件修订状态清单,文件发放清单。作废文件的正本应加标记归档,并安全保存,副本全部销毁,作废的文件不得在工作现场出现。

3. 在文件正式实施前,应对相关的员工进行适当的培训,评价胜任程度及保持有关记录。保证员工能够在岗位范围容易获得与其岗位相关的文件并正确使用文件。

4. 建立和实施记录管理程序,记录并保存采供血过程所产生的结果和数据,使其具有可追溯性,以证实质量体系有效运行并满足特定的质量标准。

5. 记录保存期限应符合国家相关规定,献血、检测和供血的原始记录应至少保存十年。记录应安全保管和保存,防止篡改、丢失、老化、损坏、非授权接触、非法复制等。应对记录进行分类管理。

6. 应执行国家相应的法规,建立和实施电子签名和数据电文管理程序,确保数据电文和电子签名在生成、维护、保存、传输和使用过程中的可靠性、完整性、有效性以及机密性。

## 十二、管理措施

### (一)管理基本要求
建立和实施质量体系的监控和持续改进程序,以保证质量体系有效运行和持续改进。

### (二)过程管理
1. 建立和实施采供血过程和血液质量控制程序,以确保采供血和相关服务过程以及血液质量符合预期要求。

2. 建立和实施确认程序,对新的或者有变化的过程、程序、设备、软件、试剂或者其他关键物料进行系统检查,以保证在正式使用前符合预期的使用要求。确认应按预定的计划进行。确认完成后应形成确认报告。确认报告应包括确认计划、确认的数据和确认的结论。

3. 建立和实施不合格品控制程序,确保能够及时发现、标识、隔离、评价和处置不符合要求的血液和物料等,防止不合格品的非预期使用。

4. 建立和实施不合格项的识别、报告、调查和处理的程序,确保能够及时发现、识别不合格项,分析产生偏差的原因,采取措施消除产生不合格项的原因,防止类似不合格项的再次发生。

5. 建立和实施内部质量审核程序。内部质量审核应覆盖采供血及相关服务的所有过程和部门。内部质量审核应预先制订计划,规定审核的准则、范围、频次和方法。内部质量审核包括对质量体系的审核和对质量体系执行状况的审核。

6. 在质量体系内审完成后,组织管理评审,以确保质量管理体系持续运行的适宜性、有效性和充分性。管理评审的结果及其相应措施须予以记录,法定代表人就所涉及的内容作出总结,探讨持续改进契机,指示今后质量工作的方向和改进目标。

## 第二节 临床输血管理

临床输血是以关注患者输血治疗转归为目的,以节约人类稀缺资源、临床安全有效输血为原则,保证包括输血前评估、输血指征控制、输血申请、输血前血液相容性检测、血液贮存与发放、输注过程的监护及输血后疗效评价等输血全程质量的管理过程。

### 一、管理依据

从20世纪90年代开始逐步建立了以《中华人民共和国献血法》为代表的一系列法律、法规体系,临床输血相关法律法规,主要包括《医疗机构临床用血管理办法》《临床输血技术规范》等。

**（一）《医疗机构临床用血管理办法》**

2012 年 8 月 1 日起开始实施。主要内容为 6 章 41 条,主旨是树立血液是人类稀缺资源,临床需安全有效输血的理念;建立安全有效用血的保障体系;健全临床用血质量监控和改进机制。围绕如何更好地解决以上输血管理中存在的问题,管理办法主要对以下几个主要内容进行要求。针对临床用血管理中存在的问题;以加强管理组织建设和明确职能为基础;以健全管理制度为切入点;围绕"科学、合理利用血液资源确保临床用血安全、有效"的目标;"构建临床用血管理组织体系"和"对临床用血全过程的管理"两条主线。建立安全有效用血的保障体系。通过两条主线建立安全有效输血的保障体系,一条主线是组织机构的建设,在国家、省级卫生行政部门及医疗机构健全临床用血的管理组织,明确其管理职责,特别是在医疗机构,在管理办法正文中将医疗机构用血管理委员会和输血科或血库的建立要求及职责给予明确界定。另一条主线是临床用血全过程管理的制度建设,明确要求建立相关管理制度并监督落实。健全临床用血质量监控和改进机制。为保证管理制度及管理职能有效实施,利用持续改进的管理手段建立用血管理的监督保障机制,在法律责任和罚责中给予充分的体现和要求,确保管理办法实施效果。

**（二）《临床输血技术规范》**

2000 年 10 月 1 日起实施。主要内容共 7 章 38 条,为了规范、指导医疗机构科学、合理用血,根据《中华人民共和国献血法》和《医疗机构临床用血管理办法》(试行)制定本规范。包括从医生提出输血申请直到输血完毕全过程的一系列规范化要求,以确保《中华人民共和国献血法》和《医疗机构临床用血管理办法(试行)》的实施。内容包括输血申请、受血者血样采集与送检、交叉配血、血液出入库、发血、输血等过程管理。

同时文件有 9 个附件,分别是:成分输血指南、自身输血指南、手术及创伤输血指南、内科输血指南以及术中控制性低血压技术等实行规范化要求,并制定相应操作的指南和输血申请单、输血治疗知情同意书、发血单和取血单的标准样单。

## 二、临床输血管理组织结构及功能

**（一）医院用血管理委员会及其职能**

**1. 组织管理** 委员会由主管院长、医务处、输血科(血库)、麻醉科及相关科室的主任或专家组成。负责指导、管理和监督临床科学合理用血。临床输血管理委员会每年应召开一次以上的工作会议,若遇特殊情况,可由主任委员或副主任委员召集临时会议,常设机构在医务处。

**2. 委员会职能**

(1)认真贯彻临床用血管理相关法律、法规、规章、技术规范和标准,制定本机构临床用血管理的规章制度并监督实施。医疗结构应根据相关规定,结合医院实际情况,制定本医疗机构涵盖临床用血全过程的管理制度。管理制度内容至少包括临床用血原则、输血指征、用血申请、知情告知、血液入库、发血、取血、相容性检测、配合性输血、急救输血、大量输血、输血记录、输血不良监测、用血评估等相关管理要求或原则,是本医疗机构各科室临床用血管理制度制定的原则和要求。

(2)评估确定临床用血的重点科室、关键环节和流程。医疗机构临床用血管理委员会需评估确定本医疗机构临床用血的重点科室,评估依据的要素包括存在的问题、工作重点、工作目标、行政管理要求等。

(3)定期监测、分析和评估临床用血情况,开展临床用血质量评价工作,提高临床合理用血水平。医疗机构要建立临床用血质量评价制度,定期监测、分析和评估临床用血情况,开展临床用血质量评价工作,从而提高临床合理用血水平。评估的内容应至少包括以下关键参数和要求:评估目前医院各科室用血模式,针对血液的来源、数量、质量进行血液保障安全性评估,探讨减少异体输血机会的方案,评估现有输血指征控制标准,评估术前贫血管理的有效方法,评估自体输血采用标准,医院及重点科室年度用血分析,评估控制目标和管理措施的效果。

(4)分析临床用血不良事件,提出处理和改进措施。临床用血不良事件是指医疗机构中与临床用血相关的任何未预期或不适的症状、体征、疾病或可能导致身体伤害的事件。临床用血不良事件包括输血差错、各种输血不良反应、输血传播疾病、超申请量输血、过度输血以及其他可能导致严重后果输血相关事件,目的是通过持续改进降低输血风险。

(5)指导并推动开展自体输血等血液保护及输血新技术。血液保护是指在围术期的各个不同阶段采取不同的技术或联合使用多种技术进行血液质和量的保护,减少失血,做到少输异体血,甚至不输异体血。具体包括:样本采集控制(医源性贫血控制)、术前预储式自体输血技术、术前通过药物治疗(如促红细胞生成素和铁剂的应用)纠正贫血、术中等容(高容量)血液稀释、术中(术后)自体血的回输技术、血液代用品的使用、合理把握输血指征、成分输血技术、控制性低血压技术、体温保护技术、术中体位的调整、术中止血技术(微创、激光、超声刀等)、止血药物的合理使用等。

(6)承担医疗机构交办的有关临床用血的其他任务。临床用血管理委员会或者临床用血管理工作组还应当承担医疗机构交办的有关临床用血的其他任务。

### (二)输血科、血库设置

1.医疗机构根据其临床输血业务需求设置输血科或血库。

**2.设置要求** 三级综合医院、三级肿瘤医院、三级心血管病医院、三级血液病医院等用血量较大的各级各类医院应设置输血科;三级中西医结合医院、三级儿童医院、三级传染病医院、二级肿瘤医院、二级综合医院等医院设置血库,用血量较小的医院可与检验科合并设置。

### (三)输血科、血库的任务

输血科或血库在医院用血管理委员会的管理架构内,在医院行政部门的指导和授权下,实施具体的输血管理工作。其工作的内容决定临床安全有效输血开展的水平。同时工作内涵也同样对学科的发展意义深远。

**1.建立临床用血质量管理体系,推动临床合理用血** 此为输血科和血库工作的重中之重,是科室工作的核心,是保证临床安全有效输血的基础。质量管理体系应涵盖输血相关实验室及临床用血两个方面。

在《质量管理体系 基础和术语》(GB/T 19000—2008)中质量管理体系的定义是在质量方面指挥和控制组织的管理体系。临床用血质量管理体系的定义即为指挥和控制输血科或血库建立临床用血质量方针和质量目标并实现这些质量目标的体系。质量管理体系构成包括:组织结构、程序、过程、资源和质量管理体系文件。组织结构包括技术管理组织结构和质量管理组织结构。

**2.负责制订临床用血储备计划,根据血站供血的预警信息和医院的血液库存情况协调临床用血** 血液储备是输血科或血库的基本功能之一,是保证正常医疗秩序和安全的重要环节,用血管理委员会依据本医疗机构的医疗实际制定的血液储备指导原则是输血科或血库制订血液库存的重要依据。血液库存的设定主要依据是医院三日用血量的平均数或高发急救用血的最大量等相关技术指数并参考供血机构与医院的距离等因素综合制订。

在供血紧张常态化的状况下,保障医疗安全成为用血安全的第一要务,在保证正常的医疗秩序和安全的情况下,如何调配有限的血液资源成为血液储备的核心。输血科血库应在用血管理委员会的指导下设置适宜本医疗机构急救和诊疗安全的库存模式,确立急救库存及安全库存的储血数量和种类并建立库存分级管理及权限分配,特别是在供血紧张的情况下配合血站的供血预警建立安全协调的供血模式,确定医疗机构内的库存预警及响应机制。

**3. 负责血液预订、入库、储存、发放工作**　输血科(或血库)应当根据本院临床用血需求和计划,向血站上报用血计划、进行预订;需特殊稀有血型血液时,应提前预约、确认取血时间。血液入库前要认真验收核对并完成入库登记;血液应分类储存、按照先后次序整齐摆放,维持保存温度,严格按照各类血液及成分储存期限保存、严格执行报废的报批手续。输血科(或血库)接受临床医师的输血申请单,核对后进行血液发放工作。

**4. 负责输血相关免疫血液学检测**　输血科(或血库)应负责进行输血相关免疫血液学检测即指红细胞、血小板和白细胞血型血清学检测的质量管理。

**5. 参与推动自体输血等血液保护及输血新技术**　输血科(或血库)工作人员应当与麻醉科等临床医师合作,推动多种血液保护及输血新技术的开展,包括各种减少出血的措施(控制性降压、血液稀释、抬高手术部位、维持正常体温、止血药的应用、微创技术、外科止血技术的改进)、自体血输血(术前储备自体血、术中/术后自体血回输)以及术前纠正贫血及凝血功能障碍等。

**6. 参与特殊输血治疗病例的会诊,为临床合理用血提供咨询**　输血治疗会诊是临床安全有效输血的重要环节。但目前输血相关的会诊需要规范和建设,特别是输血医师的培养,不仅是输血工作的需要,也是输血医学学科发展的需要。注重输血医师的指导和会诊,确保输血安全有效。输血医学涉及面广,是基础医学和多学科交叉的领域。合格的输血医师应该是复合型人才,是集临床医学、输血医学、血库实验室、血液管理、科研为一体的人才,比临床专科医师或实验室技师标准要求更高。

**7. 参与临床用血不良事件的调查**　输血不良事件包括输血管理中发现的不符合相关规定,可能引发输血安全的隐患或已导致发生输血安全的相关管理问题及严重输血不良反应。

输血科工作人员应熟悉临床用血不良反应的类型、临床表现及应对措施。发生临床用血不良事件,应按程序立即处理,及时进行研究处理并做好相应记录,并应定期汇总报告相关职能部门。对临床用血不良事件要定期进行讨论,分析发生的原因,研究和总结防范措施、处理方法。

**8. 根据临床治疗需要,参与开展血液治疗相关技术**　血液治疗相关技术包括血细胞分离、血液成分去除及置换等技术,根据临床治疗的需要,输血科或血库工作人员需要与临床医师合作,参与开展相应的血液治疗技术。

## 三、设备、设施环境管理

### (一)设备管理要求

1. 设备应按科室相应职能配置,满足其任务、功能需要与预期使用要求。提供设备的生产商或供应商须具有国家法律法规所规定的相应资质。所有设备必须具有产品注册证、销售许可证和(或)生产许可证。

2. 建立和实施设备的确认、维护、校准等管理程序,明确维护和校准周期,使用前须确认设备处于校准正常状态。

3. 关键设备档案应有专人管理,有使用、维护和校准记录。记录包括设备的型号、唯一性标识、维护、校准地点、周期、时间、方法、验收准则、发现问题必须采取的措施等。

### (二)设施环境要求

具备与输血科、血库功能和业务相适应、布局合理的工作场所,并符合国家相关标准及生物安全要求。

1. 输血科(血库)应按照《医疗机构临床实验室管理办法》第四章医疗机构临床实验室安全管理及《临床实验室安全准则》(WS/T 251—2005)相关规定加强安全管理。

2. 建立消毒与清洁程序,规定消毒与清洁的区域、设备和物品及其消毒清洁方法和频次,保持工作区域卫生符合国家相应要求。

3. 输血科、血库工作场所的布局应满足业务需求,流程合理,采光明亮、空气流通、远离污染源,应单独设置生活区和工作区,且符合卫生学要求,便于手术取血。

4. 输血科工作区可根据实际工作需要设置如下室/区:入库前血液处置室、血液标本处理区、储血室、发血室、血型鉴定与配血室、血液治疗室、安全输血相关检测实验室、自身输血采集室、物料储存室、教学示教室、血液信息处理室、免疫血液学实验室、仪器分析室、资料档案室、污物暂存处置室等;生活区可根据实际工作需要设置如下室/区:学习室(小型会议室)、办公室、值班室、更衣室、卫生间、浴室等。

5. 血库必须明确入库前血液处置区、贮血区、发血区、自体血采集室,其他工作区和生活区可与其他科室共用。

## 四、科室人员管理

输血科、血库由于其工作特殊性,对工作人员的责任心和风险压力的承受能力要求相对较高,人员设置应满足计划用血、输血申请审核、血液接收、储存、发放、受血者标本接收、检测、输血治疗、临床输血指导及质量管理等岗位的需求。

### (一)人员设置原则

1. 从业人员应为具有国家认定资格的卫生技术人员,其中由高、中、初级不同职称人员按一定比例组成,三级医院输血科一般要求专职人员 8 人以上;血库专职人员 2 人,按工作量增加专兼职人员。

2. 承担临床用血指导评价中心的输血科应设有输血医师,负责开展辖区内医疗机构临床用血相关人员培训;承担辖区内临床用血疑难病例会诊工作;协助输血相关医疗事故调查处理;负责临床输血咨询服务。

### (二)人员要求

1. 输血科、血库从业人员应毕业于输血、检验、医疗、护理等专业,并接受相关理论和实践技能的培训和考核。

2. 输血科主任应具有大学本科以上学历、中级以上卫生技术职称,或中级以上卫生技术职称并从事输血专业工作十年以上,有丰富的输血相关临床专业知识及管理能力。

3. 从事输血科、血库工作人员应当符合下列健康标准:

(1)无精神病史。

(2)无色盲、色弱、双耳听力障碍。

(3)无影响履行输血专业职责的疾病或者功能障碍。

### (三)管理人员要求

1. 输血科(血库)主任为科室质量第一责任人。

2. 科室应设质量管理小组并设有质量主管负责临床输血质量。质量管理小组主要职能是对科室质量体系进行全面管理和持续改进,确保建立的质量体系有效运行。

3. 质量主管应具有医学或者相关专业本科以上学历,经过质量管理培训,具备临床输血质量管理的专业知识和实践经验。质量主管缺席时,应指定适当的人员代为行使其职责。

### （四）人员培训

1. 制订继续教育和新入岗人员培训计划,保证员工得到持续有效的教育和培训。

2. 从业人员必须接受与其所在岗位相关文件和技能的培训,并且经过考核表明能够胜任岗位工作。

## 五、质量管理文件

### （一）管理基本要求

输血科建立并实施持续改进质量体系。质量体系应覆盖临床输血的整个过程。质量管理文件应覆盖临床输血的整个过程。

### （二）质量管理内容

**1. 质量管理体系**

（1）输血科质量管理体系应符合相关的法律、法规、标准和规范的要求。

（2）所有科室人员对其职责范围内的质量负责。输血科主任须经质量管理培训,负责质量体系或质量管理文件的建立、实施、监控和持续改进。

（3）输血科应设专人负责临床输血质量管理。

（4）建立和实施临床输血质量体系的监控和持续改进程序,以保证质量体系有效运行。

**2. 质量体系文件**

（1）输血科必须建立质量体系文件。质量体系文件覆盖临床输血的全过程。质量体系文件应包括质量手册、程序文件、操作规程和记录。血库建立的质量管理文件应纳入所归属科室的质量管理体系。

（2）建立和实施形成文件及文件管理的程序。对文件的编写、审批、发布、发放、使用、更改、回收、保存归档和销毁等进行严格管理,并保留相关记录。使用的文件应为经过批准的现行版本。在实施过程变更前必须对新的或修改的流程和程序进行确认。文件应定期进行评审。

（3）建立实验室程序文件,应包括:标本、仪器、设备与试剂的管理、血液检测方法、质量控制、检测报告与相关记录。

（4）标准操作规程分为仪器操作规程和项目操作规程,内容应包括目的,职责,适用范围,原理,所需设备、材料或试剂,检测环境条件,步骤与方法,结果的判断、分析和报告,质量控制,记录和支持性文件等要素。

（5）在文件正式实施前,应对相关的人员进行培训,评价胜任程度及保存有关记录。保证人员能够在工作场所容易获得与其岗位相关的文件并正确使用。

## 六、血液库存管理

血液库存在医疗机构绝不是一个被动的单纯仓库作用的贮存模式,忽视对输血科血液库存问题的研究和管理不仅会影响医疗机构的正常运转,同时会对采供血机构血源的动员招募及应急状态下的血液供应及库存预测产生连锁反应。

### （一）优化血液库存要素

血液库存管理不仅仅是血液的出入库和贮存温度的监控,重要的是对血液库存的优化和血液短贮存天数用出率的提高。其统计评价指标为贮存天数用出率,贮存短天数用出的比率越高说明库存管理优化调控能力越好。库存优化的要素包括:安全储血量、用血调控、择期用血评估、相容性检测项目组合。

**1. 安全储血量** 是指库存各型血液的最低贮存量,该数量应能满足医疗机构向血站发出抢救用血申请后,至血站送血到达或取回血液,并完成血液相容性检测的时间段内抢救时对血液的需求。安全储血量一般不少于3天常规医疗用血量。

**2. 用血调控** 是根据申请用血的方式和病种对血液贮存时间要求,调配相应血液。原则是在保证治疗效果的前提下,按采血日期先进先出。

**3. 择期用血评估** 主要针对手术用血,是根据申请用血的各病种的实际用血情况对医生申请用血的数量及对血液贮存时间的要求进行测算,来确定由血站调配血液,平衡库存的评估手段。原则是按该病种既往用血数据统计的平均数和手术执行者的用血指征控制水平综合测算,再将全部备血总计后增加一个风险基数,确定为增加库存的血液数量和种类。

**4. 相容性检测项目组合** 主要是指是否开展抗体筛检检测。如对用血者和供应的血液均开展抗体筛检检测,则择期用血将对受血者进行抗体筛检检测阴性者,不将库存血液固定分配至申请备血的每个申请单进行提前交叉配血,而是在临床发出用血要求时,临时选取库存较长的血液进行交叉配血后优先发出,以确保在库血液贮存短天数用出率的提高。

### (二)血液预订、入库、贮存

建立并实施血液预订、入库、贮存管理程序,内容包括:

**1. 血液的预订** 根据择期用血量、安全库存量和实际库存量进行比较确定补库血液的品种和数量,电话或通过网络向供血机构预订血液,同时确定取(送)血时间。

2. 全血、血液成分入库前的核对验收。

**3. 血液入库的登记** 血液核对后,需将血液的相关信息进行入库登记。

**4. 血液贮存** 按A、B、O、AB血型将全血、血液成分分别贮存于血库专用冰箱不同层内或不同专用冰箱内,并有明显的标识。

### (三)血液贮存的温度监控

建立并实施血液温度监控程序。贮血冰箱应均有温度控制(或自动控制)记录和报警装置,其温度监控主要分为两大类,一是冰箱自备的温度显示和温度记录纸;二是为单独安装的数字化温度管理系统。

### (四)发血

建立并实施发血管理程序。内容包括:

**1. 输血记录单** 根据交叉配血结果,确定血液是相合或不相合;或相容与不相容。填写输血记录单后核对发血。相合则可随时发血,相容则应根据临床患者输血治疗的迫切程度和国家规范及本医疗机构临床用血管理规定来决定是否相容性发血,此属应急用血管理范畴。

**2. 发血前核对** 接到取血单后,按照输血记录单上献血员相关信息从贮血冰箱中取出相对应的血液成分。取出前首先通过血浆与红细胞分界来认真观察献血员血液有无溶血现象,确认无误后取出血液检查是否存在凝血块或有肉眼可见的细菌污染表现;检查血袋有无渗漏;认真核对血袋标识是否清晰,与输血记录单(发血单)是否完全对应。再次核对与受血者血型及与既往血型(电脑里存档)是否一致。无误后与输血记录单(发血单)一起放入专用运送箱(有保温功能的)内,等待取血。

### (五)血液库存统计

建立并实施血液库存统计程序,内容包括:血液库存、患者用血、血液入库、血液出库的详细信息。通过库存统计确定血液的分配、与血站预订血液的种类和数量。使用计算机管理后可通过库存管理统计完成相关的查询功能,如患者用血量、病种用血量、病房用血量等。

按天、月、年的时间间隔,对血液及成分的出入库及库存进行用血统计和核对并按以上分类进行汇总。

## 七、用血过程管理

### （一）管理基本要求

建立覆盖输血全过程的输血管理程序,确保临床安全有效输血。

### （二）过程管理

**1. 输血治疗决策**　临床医生在决定为患者进行输注异体血治疗时,除结合临床指征外还应综合考虑以下几个方面的因素:临床整体治疗进程的时限;对该患者最合适的治疗方法,输血是否为唯一可选择的决定;是否有其他有效方法替代异体输血;输血治疗的缺陷和血液成分疗法的潜在危害;血液成分的质量和安全性如何;输血危险的风险能否被避免或减少到最小;血液成分的剂量是多少;标示的是何种成分。应该如何管理和监控血液成分;在临床可接受的时限内纠正血液学的不足有无特效疗法;患者是否应完全知晓医疗决定,潜在的益处和风险,患者是否拒绝输血等。

**2. 输血知情告知**　建立并实施输血告知程序,签署《输血治疗知情同意书》。至少包括:输血目的、输血方式的选择、输血品种、风险、患者或受委托人是否同意等。无自主意识患者且无家属签字的紧急输血,以患者最大利益原则决定输血治疗方案,报医疗机构医务部门或主管领导批准后实施,备案并记入病历。在临床情况不确定时,以不输血为首选原则。签署《输血治疗知情同意书》是输血治疗过程中重要的医疗环节,一方面证明受血者或被授权人了解输血相关的不良反应,是对患者在医疗行为中个性化权利的尊重,是对患者自主权和自我决定权的保护;另一方面是医生履行对患者进行输血治疗说明的告知义务,对医疗机构和医护人员可起到减少纠纷,规避风险的作用。

**3. 输血申请**　《临床输血申请单》应由经治医师逐项填写,经主治医师以上主管医师核准签字,连同受血者血标本于预定输血日期前送交输血科(血库)备血。填写内容至少包括:受血者姓名、性别、年龄、病案号、科别、病区、床号、临床诊断、输血目的、继往输血史、妊娠史、受血者属地、预定输血成分、预定输血量、预定输血日期、受血者血型、血红蛋白、Hct、PLT、ALT、HBsAg、anti-HCV、anti-HIV 1/2、梅毒、申请医师签字、主治医师审核签字、申请日期。

**4. 输血申请单的审核**　建立并实施输血申请的审核程序。输血科应对输血申请单进行审核,内容包括:受血者个人信息,血型,临床诊断,输血指征、目的等。如果发现属于不合理输血或有其他疑问时,应当及时与临床联系。

**5. 血液成分的选择**　根据临床输血目的确定最适当的血液成分用于最需要的患者,同时根据病种选择相应库存时间的血液,对库存时间无要求的病种输血时,按采血日期采用先进先出的原则,避免血液过期而浪费血液。

**6. 发血与领血**　建立并实施发血与领血程序。取血人持取血单到输血科(血库)取血,发血人将核对完毕的输血记录单和相应血液成分移交给领血者,取血人认真核对相关内容全部无误后双方在输血记录单上签字,同时在发出血液后放行。

**7. 临床核对与输血**

(1)取血回病房后应当立即把血液送到临床输血护士手中,并做好交接手续。取回的血应尽快输用,不得自行贮血。

(2)输血前由两名医护人员核对交叉配血报告单及血袋标签各项内容,检查血袋有无破损渗漏,血液颜色是否正常,准确无误方可输血。

(3)输用前将血袋内的成分轻轻混匀,避免剧烈震荡。血液内不得加入任何药物,如需稀释只能用静脉注射生理盐水。

(4)开始输血时,由两名医护人员携带病历共同到患者床旁核对,确认与输血记录单相符,再次核对血液后,用符合标准的输血器进行输血。

(5)输血过程中应先慢后快,再根据病情和年龄选择适宜的输注速度,并严密观察受血者有无输血不良反应,如出现异常情况应及时处理。

(6)输血完毕,医护人员应认真填写输血反应回报单,对有输血反应的回报单应立即送达输血科(血库)保存。医护人员将输血记录单贴在病历中。

**8. 输血病历记录**　输血完成后,主管医生应对输血相关情况在病历中进行详细记录。包括输血时间、输注血液的血型、成分种类、血量、输注过程是否顺利、有否输血反应等。病程记录中应对输血疗效进行描述。护理记录中负责护士应对血液输注进行记录和签字。

**9. 输血指征控制及效果评价**　输血指征控制是通过对申请单的审核、输血前相关检测项目及对输注后输血效果指标的监测,对临床输血的恰当程度和患者输注效果的管理过程,目的是节约血液资源,控制输血风险。包括:输血决策条件分析,输血前相关指标检测,全血及成分血的适应证符合率,血液输注效果评价,单病种用血分析,临床专业科室用血分析等相关控制管理指标。

## 八、临床输血相容性检测管理

输血相容性检测是临床输血前最后一个关键环节,质量水平直接决定输血安全,高质量的检测能最大限度地减少输血风险。检测结果对临床医生来说,即为确诊结果,其检测结果决定临床是否进行输血治疗,其结果的正确性决定临床输血治疗能否成功。

### (一)管理基本要求

建立和实施血液相容性检测的程序。为确保输血安全有效,应根据临床诊断和治疗情况选择适宜的相容性检测项目和方法。常规选择输注全血,红细胞、白细胞、血小板、血浆等成分应进行 ABO 血型和 RhD 血型同型相容性检测。

### (二)过程管理

**1. 建立和实施检测项目组合管理程序**　内容包括依据预定输血成分决定的相容性检测组合,以及根据检测结果确定的继续增加检测的项目。其各种检测组合为:

(1)申请含有红细胞成分项目组合:受血者 ABO 正反定型、RhD 血型测定、抗体筛查;供血者 ABO 血型正反定型复核、RhD 血型复核;主次侧交叉配血。

(2)申请血浆时项目组合:受血者 ABO 正反定型、RhD 血型测定;供血者 ABO 血型反定型复核;次侧交叉配血。

(3)申请血小板时项目组合:受血者 ABO 正反定型、RhD 血型测定;供血者 ABO 血型反定型复核;血小板血清学交叉配血。

(4)抗筛阳性结果时,进行抗体鉴定,同时对供血者进行阳性抗体对应的抗原测定,抗原阴性的供血者与受血者进行主次侧交叉配血。

(5)ABO 正反定型不符时,进行疑难血型鉴定(含亚型),正定型增加抗- $A_1$ 和抗- H,反定型增加 $A_2$、O 细胞进行检测,确定血型后选择同型或交叉配血相容的血液进行输血。

**2. 建立和实施受血者血标本采集与送检标准操作规程**　包括患者采血前准备,标本采集、运送、接收与储存等影响检测质量的相关环节。

**3. 建立受血者血液检测实验的血标本采集程序**　根据受血者情况制订血液检测实验血标本采集时限。包括确定输血后,医护人员持输血申请单,床旁当面核对患者姓名、性别、病案号、病区床号、血型、试管标签;实施血标本采集时再次核对试管标签。由医护人员或专门人员将受血者血标本与输血申请单送交输血科(血库),双方进行逐项核对并签收。

**4. 建立标本的接收和保存管理程序** 包括标本的标识、状态、与申请单是否一致、重抽血液标本的条件,标本的保存条件及时限等。输血科(血库)必须只接收完整、准确和标识清晰的血标本,必须确认输血申请单的所有识别信息与血标本标签内容一致,当发现不一致或有疑问,必须另外抽取血标本。

**5. 建立和实施输血前相关检测管理程序** 选择正确的检测项目和方法,确保检测条件、人员、操作、设备、结果判读以及检测数据传输等符合要求。

**6. 建立和实施血液相容性检测的程序** 为确保输血安全有效,应根据临床诊断和治疗情况选择适宜的相容性检测项目和方法。常规选择输注全血,红细胞、白细胞、血小板、血浆等成分应进行 ABO、RhD 血型同型相容性检测。

(1)预期输血的患者应进行 ABO、RhD 血型检测。输血前受血者应再次进行 ABO 正定型、反定型,RhD 血型复核检测。

(2)交叉配血前对受血者血标本可进行抗体筛选检测,当受血者、供血者血标本抗体筛选检测均为阴性时,可采用盐水交叉配血方法。若未进行供血者或受血者抗体筛选检测,交叉配血试验必须采用能检出不完全抗体的配血方法。

**7. 建立和实施与检测项目相适应的室内质量控制程序** 以保证检测结果达到预期的质量标准,应包括:质控品的技术规则定义,质控品常规使用前的确认,实施质控的频次,质控品检测数据的适当分析方法,质控规则的选定,试验有效性判断的标准,失控的判定标准、调查分析、处理和记录。

8. 输血科(血库)应参加经卫生计生委认定的室间质量评价机构组织的输血前相关血液检测室间质量评价。

(1)输血科(血库)参加室间质量评价应当按常规检测方法与常规检测标本同时进行,不得另选检测系统,保证检测结果的真实性。输血科(血库)对于室间质量评价不合格的项目,应当及时查找原因,采取纠正措施。

(2)输血科(血库)应当将尚未开展室间质量评价的检测项目与同级别或上级别的输血科(血库)的同类项目进行比对,或者用其他方法验证其结果的可靠性。检测项目比对有困难时,输血科(血库)应当对方法学进行评价程序,包括准确性、精密度、特异性、稳定性、抗干扰性、参考范围等,并有质量保证措施。

**9. 建立和实施检测报告签发的管理程序** 对检测报告的责任人及其职责、检测结果分析、检测结论判定标准和检测报告的时间、方式和内容等做出明确规定。

(1)检测结果的分析和检测结论的判定应由经过培训和评估可以胜任并得到授权的技术人员进行。

(2)签发报告前,应对整个检测过程以及关键控制点进行检查,以确定检测过程的正确性和有效性。

(3)检测报告应完整、明晰。检测报告至少应包括检测实验室名称、受血者血标本信息、送检时间、检测项目、检测日期、检测方法、检测结论、检测者签名、复核者签名和签发时间。

**10. 建立和实施检测后标本的保存管理程序** 检测后标本的保存时间应符合国家有关规定。建立标本的保存记录。

11. 建立和实施标本的销毁程序,保存标本的销毁记录。

# 第三节 血液管理

血液管理(blood management)是整合现有的技术和方法,减少或完全不输异体血,是以患者转归为中心,对患者实施多学科、多模式和有计划的血液保护措施。患者血液管理不是一种"替代方案",而是针对患者治疗的准则,减少或避免异体输血,进而达到改善患者预后的目的,是一种以患者为中心,多学科、多形式、有计划的诊疗方法。血液管理需要全面理解血液和输血,除了掌握各种输血相关技术实际应用之外,还兼顾哲学、生物学、生理学和伦理学等方面的内容。

患者血液保护是随着输血医学的发展而出现的用血管理理念。随着人们对自身输血在血液安全及血液保障中意义的深入认识,20世纪90年代提出了血液保护(blood conservation)概念,血液保护是一个整体概念,是指采取所有可能的策略来全减少患者对异体血液及血液制品的使用。其目的是做到少出血、少输血、自体输血和不输血。血液保护并不完全排斥同种输血。

随着人们对安全有效输血认识的深入及输血风险防范的加强,无血外科、无血医院等管理项目开始出现,这些均是不同侧重面的血液管理项目,国外学者整合所有相关要素提出了血液管理的项目管理概念。血液管理是将合理的输血实践和血液保护工作整合在一起,通过避免不必要的失血或提高患者的血红蛋白水平以及改善患者对贫血和凝血障碍来改善预后,目的是让患者经受最小的风险和得到最大的利益。说到管理项目,就需要有组织地开展工作,设立输血管理项目最主要是取得医疗机构领导的重视和支持,依托医院用血管理委员会、医务处和输血科进行。其核心和灵魂是与医疗机构内各部门之间进行沟通协调的部门或人员,在国内目前状况下,最适合的部门和人选为输血科的输血医师。血液管理组织负责制定本医院的输血指征、输血相关的制度和规定以及临床各科室实施血液管理的具体措施;组织医护人员输血知识培训和输血观念更新;建立临床用血评价考核体系;定期检查、评估现有血液管理措施执行情况,并提出改进措施,始终保持管理措施有效运行。

血液管理团队成员应包括医院领导、管理人员、各学科专家、医师、护士、输血科及其他人员。血液管理组织应由专人负责。血液管理成功的关键是多部门的有效协作,共同参与,最终达到,减少失血、减少输血、降低并发症、改善患者预后的目的。

血液管理与血液保护的差别在于:①它的基本精神是以患者为中心,以改善患者预后为目的;②尽可能做到免输血医疗或无血医疗;③强调多学科联合,即外科、麻醉科、体外循环科、ICU、输血科和内科共同致力于血液保护,其中不仅有主治医师,还包括住院医师和护士等各层次人员;④它强调领导的组织、协调与监督,加大输血指南的执行力和输血风险管理;⑤强调多模式的血液保护干预,不断研究新方法的推广应用。

血液管理的主要技术包括造血的干预、液体疗法、止血、患者术前评估、医源性失血控制、围术期血液保护、自体输血、输血指征控制及用血评价。

**1. 造血的干预** 生血药物治疗进行性贫血及生长因子对不同血液成分的调节对血液管理至关重要,准确合理地使用此类药物可减少患者输血的风险。主要包括:红细胞生成素、红细胞生成刺激蛋白、合成代谢类固醇、催乳素、铁剂、铜剂、叶酸、维生素 $B_{12}$、造血细胞生长因子等。

**2. 液体疗法** 对生命而言,维持正常的循环血量至关重要,及时补充所需液体及电解质是挽救患者生命时首选的疗法。血管内液体除了能够扩充血容量外还具有运输、代谢、维持机体内水电解质平衡以及影响循环、凝集及血液流变学等作用。液体疗法主要包括血浆代用品、晶体液、胶体液的容量治疗。

**3. 止血** 止血是减少患者失血的最直接最有效的技术之一,主要包括药物性止血和物理性止血。药物性止血包括全身性止血药物和局部止血剂。

**4. 患者术前评估** 以尽量避免异体输血为目的,对患者进行的病史了解、检查、血容量及允许失血量计算、制订血液保护治疗计划及患者教育等的一系列活动。

**5. 医源性失血控制** 是指将由于医疗干预而失血,少量多次医源性失血累积导致患者贫血降到最低的方法。包括样本采集控制、卧床患者失血控制、患者应激性失血控制、介入诊断导致失血的预防、药物治疗造成失血的预防及失血时间的控制等管理方法。

**6. 围术期血液保护** 是术前、术中、术后以减少出血、降低输血的一系列技术和管理措施,包括术前血液保护措施、术中药物血液保护方法、术中血液制品应用的管理、指征控制、术中血液回收及术后管理等。

**7. 输血指征控制及用血评价** 是指以降低输血量为目的的对不同输血患者制定相应指征控制标准及建立患者用血后效果的评价指标的管理措施。

# 第四节 血 液 预 警

血液预警可分为血液预警系统和血液库存预警系统,血液预警系统更确切的可称为血液不良反应监测系统。

## 一、血液预警系统

血液预警系统是近年来在一些比较发达的国家和地区出现的为保障血液安全而建立的信息反馈系统。是由一系列通过共同认可的程序,来完成对献血及临床输血的指导与应用,献血及输血不良反应的报告、追踪、鉴定与处理的血液监控与管理系统,它涵盖从献血者到受血者整个过程的所有环节。

建立血液预警系统,可加强和规范血液管理,合理利用血液资源,通过监控临床输血反应,对输血不良反应进行数据收集、储存、分析与处理,从血液的采集到受血者追踪整个过程进行有效的监督和预警,逐步降低输血不良反应的发生率,提高社会公众对血液安全的信任度,体现政府对公共卫生事业的支持。通过监测、收集和分析输血反应信息,了解输血反应发生的频率和范围,提高对治疗结果的全面了解,有助于改进血站和医院的工作信息反馈,尽最大的努力提高输血的安全性和公众信任度。

血液预警系统的内容包括对献血及输血所产生的不良、意外反应的信息进行收集、查询和分析等。为了促进血液安全,血液预警系统还发挥以下的作用:①向有关部门提供来源可靠的发生输血不良反应的情况。②为预防在输血过程中再出现不良反应而提出纠正措施。③用较多不良反应的实例来警示医疗和输血服务机构,这些实例包括:与传播感染性疾病有关的;与血袋、保存液和血液加工过程有关的相关内容;指导临床合理用血及献血者流行病学调查等。

血液预警系统的有关组织不仅仅注重观察受血者发生的不良反应。由于输血不良反应可以由采供血过程中的任何一个环节引起,所以血液预警系统的范围应包括全部的采供血过程,即从选择献血者开始一直到为患者输血的整个过程。

**1. 血液监测网络的建立** 血液监测工作可由相应的国家级主管部门负责。血液监测的网络系统应能将主管部门与医院和输血服务机构各自有关的工作具体地联系起来。

**2. 血液信息溯源** 血液信息要求能够追踪溯源,确定发放的每一袋血液用于哪一位患者;反过来还能够确定用于患者的血液分别来自哪一位献血者。通过回顾分析表明,如果只知道分发成分血给患者是不能做好追踪工作的。临床在给患者输血之后,有必要向输血服务机构积极反馈信息,这种信息应是完整和可靠的,反映了患者输血的后果。溯源的资料还可以包括急性不良反应转归的信息。

**3. 输血服务机构之间的合作** 要做好对输血不良反应的报告和分析,就需要输血服务机构间紧密合作。合作的基础工作是确保对任何输血不良反应做完整的调查。在输血服务机构参与调查的人员可以是负责提供成分血的医生,或专门负责血液预警工作的医生;在医疗机构参与的人员可以是患者的主管医生,或负责实验室调查的医生,或专门负责血液预警工作的医生。需要强调的是,报告不良反应案例的责任不是指对患者治疗的责任。

**4. 报告内容及规范要求** 所有参加血液预警网络的机构所出具的报告应采用同一方式,这意味着不仅报告要使用同一格式,而且对报告人要进行相同内容的培训,以保证所有参与者都以同一方式来报告所遇到的案例。专门负责血液预警工作的医生应负责血液预警的报告。此外,为了在实际工作中做到报告规范,在建立网络之初就需要有积极的培训政策。

报告里必须包含的信息包括输血后患者的信息、血液成分信息、不良反应严重程度的分级及不良反应的原因等。

**5. 资料统计分析** 所有的报告都应在汇入血液预警资料库之前进行认真的分析,这些资料可供不同的层次使用:如供采供血机构使用;供地区水平使用;供国家水平或国际上使用。无论血液预警网络有多大,每个参与机构都应不断地积累自己的资料。

**6. 实施血液预警的相关原则** ①保密原则:数据采集是匿名方式,只对输血链成员按各自的权限开放和共享;②免责原则:输血事件相关信息的收集和处理是为了更好的改进工作、保证血液质量和安全,而不是为了处罚相关的单位/个人;③义务原则:须主动上报职责范围内所发生的输血事件,否则将追究故意瞒报和漏报的行为。

## 二、血液库存预警

血液库存预警是建立血液库存的动态预警机制,是指为提高血液应急保障能力,积极防范和及时处置各种风险因素,迅速、高效、有序、安全地满足日常临床用血的需求,保证正常医疗秩序和医院安全,血站根据采供血状况,如血液库存水平、临床订血的满足率及连续几天采血量的升降变化情况,确定预警的级别及启动时限,通过不同职能部门对用血医疗机构启动或关闭分级告警,用血医疗机构根据预警级别在临床采取不同调控措施进行响应的一种互动机制。

预警方案应涵盖组织机构及职责、预警监测指标、预警级别及管理、应急响应分级与管理等相关内容。

（宫济武）

本章小结

本章通过对采供血和临床用血管理依据、过程管理内容要求、质量管理体系建立、质量管理文件要求、患者血液管理及血液预警等内容的简述,使学习者了解管理的主要内容及行业管理需遵循的规范要求。

输血管理不是一种一成不变的固定模式,它是依托在国家大的法规架构下针对行业发展需要的一种持续改进的实践活动。在采供血机构,是在确保血液供应及血液安全的前提下的采供血质量体系的建立及持续改进,在临床用血方面,是在确保安全有效输血前提下的临床用血质量管理体系的建立及持续改进。在质量体系建立的实践过程中,对实际工作中诸多环节中现实问题的认识及现状的理性思索是输血管理的发展源泉,如供血紧张情况下的献血招募及血液库存预警就是输血管理发展的热点;随着信息化技术在输血管理中应用的成熟和发展,血液预警系统的建立将成为输血管理发展的方向。由于输血医学的专业特点,决定了输血管理在实现血液这一人类稀缺资源在临床治疗中做到针对适宜的患者、采用正确的血制品、在恰当的时机以适合的剂量进行输血这一安全有效输血目标中的作用和意义。

# 参考文献

1. 胡丽华. 临床输血学检验. 第3版. 北京:人民卫生出版社,2012.

2. 胡丽华. 临床输血检验. 第2版. 北京:中国医药科技出版社,2010.

3. 葛均波,徐永健. 内科学. 第8版. 北京:人民卫生出版社,2013.

4. 高东英. 血液管理学基础. 北京:人民卫生出版社,2011.

5. 李勇,马严学. 实用血液免疫学血型理论和实验技术. 北京:科学出版社,2006.

6. 刘仿,董群,李会强. 医学免疫学. 第2版. 武汉:武汉大学出版社,2010.

7. 王憬惺,严力行. 输血技术. 第3版. 北京:人民卫生出版社,2013.

8. 张印则,徐华,周华友. 红细胞血型原理与检测策略. 北京:人民卫生出版社,2014.

9. 张之南,郝玉书,赵永强,等. 血液病学. 第2版. 北京:人民卫生出版社,2011.

10. 王治国. 临床检验质量控制技术. 第2版. 北京:人民卫生出版社,2008.

11. 中华人民共和国卫生部. 献血场所配置要求. WS/T 401—2012. 北京:中国标准出版社,2013.

12. 中华人民共和国国家质量监督检验检疫总局. 献血者健康检查要求. GB 18467—2011. 北京:中国标准出版社,2012.

13. 中华人民共和国卫生部. 血液储存要求. WS 399—2012. 北京:中国标准出版社,2013.

14. 中华人民共和国国家质量监督检验检疫总局. 全血及成分血质量要求. GB 18469—2012. 北京:中国标准出版社,2012.

15. 中华人民共和国卫生部. 血站技术操作规程. 2012.

16. 中华人民共和国卫生部. 医疗机构临床用血管理办法. 2012.

17. 中华人民共和国卫生部. 临床输血技术规范. 2000.

18. Abbas AK,Lichtman AH. Cellular and Molecular Immunology. 5th ed. Melbourne:Elsevier, 2011.

19. Daniels G. Human Blood Groups. 3rd ed. New Jersey:Wiley-Blackwell, 2013.

20. Fung MK, Grossman BJ, Hillyer CD, et al. Technical Manual. 18th ed. Bethesda:American Association of Blood Banks (AABB), 2014.

21. McCullough J. Transfusion Medicine. 3rd ed. New Jersey:Wiley-Blackwell, 2012.

22. Hatton CSR, Hughes-Jones NC, Hay D, et al. Hematology lecture notes. 9th ed. Chichester:Wiley-Blackwell, 2013.

23. Australian and New Zealand Society of Blood Transfusion. Guidelines for pre-transfusion laboratory practice. 5th ed. Sydney:Australian and New Zealand Society of Blood Transfusion Ltd. , 2007.

24. Lichtman MA, Kaushansky K, Kipps TJ, et al. Williams Manual of Hematology. 8th ed. New York:McGraw-Hill Companies, 2011.

25. Wingard JR, Gastineau DA, Leather HL, et al. Hematopoietic Stem Cell Transplantation:A Handbook for Clinicians. Bethesda:American Association of Blood Banks(AABB), 2009.

26. Klein HG,Anstee DJ. Mollison's Blood Transfusion in Clinical Medicine. 12th ed. New Jersey:Wiley-Blackwell, 2014.

27. British Committee for Standards in Haematology. Guidelines for pre-transfusion compatibility procedures in blood transfusion laboratories. Transfus Med, 2013, 23(1):3-35.

# 中英文名词对照索引

223

32检